Orator - Köle

# Kurze Chirurgische Operationslehre

VICTOR ORATOR - WOLFGANG KÖLE

# GRUNDLINIEN ZUM CHIRURGIE-STUDIUM

---

Band I
ALLGEMEINE CHIRURGIE

Band II
SPEZIELLE CHIRURGIE

Band III
CHIRURGISCHE UNFALLHEILKUNDE

Band IV
KURZE CHIRURGISCHE OPERATIONSLEHRE

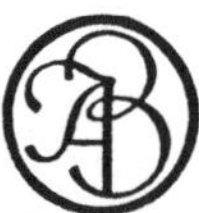

JOHANN AMBROSIUS BARTH · MÜNCHEN

# KURZE CHIRURGISCHE OPERATIONSLEHRE

**für Studierende und Ärzte**

**20., völlig neubearbeitete und ergänzte Auflage**

von

UNIV.-DOZ. DR. WOLFGANG KÖLE

tit. ao. Professor für Chirurgie an der Universität Graz
Vorstand der II. Chirurgischen Abteilung des Landeskrankenhauses Graz

Mit 263 Abbildungen

19 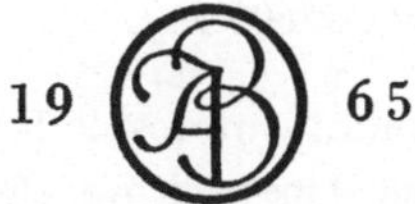 65

JOHANN AMBROSIUS BARTH · MÜNCHEN

|  |  | |
|---|---|---|
| 1. Auflage | 1935 | Erschienen unter dem Titel: Ein Operationskurs |
| 2. Auflage | 1936 | |
| 3. Auflage | 1936 | |
| 4. Auflage | 1937 | |
| 5. Auflage | 1939 | |
| 6. Auflage | 1940 | |
| 7. Auflage | 1941 | |
| 8. Auflage | 1941 | |
| 9. Auflage | 1942 | |
| 10. u. 11. Auflage | 1942 | |
| 12. u. 13. Auflage | 1944 | |
| 14. u. 15. Auflage | 1947 | |
| 16. u. 17. Auflage | 1950 | |
| 18., erw. Auflage | 1955 | unter dem Titel: Kurze chirurgische Operationslehre |
| 19., durchges. Auflage | 1960 | |

ISBN 978-3-642-93601-2 ISBN 978-3-642-93600-5 (eBook)
DOI 10.1007/978-3-642-93600-5



Softcover reprint of the hardcover 20th edition 1965

## Vorwort zur 20. Auflage

Innerhalb kurzer Zeit war die 19. Auflage vergriffen und damit am sinnfälligsten zum Ausdruck gebracht, daß die „Kurze Chirurgische Operationslehre“ von Professor Orator ihren Zweck erfüllt hat.

Die neubearbeitete Auflage, welche als Band IV der „Grundlinien zum Chirurgiestudium“ (Band I: Allgemeine Chirurgie, Band II: Spezielle Chirurgie, Band III: Chirurgische Unfallheilkunde) erscheint, weist gegenüber der 19. Auflage beträchtliche Änderungen auf. Da die operative Chirurgie in den letzten Jahren auf vielen Gebieten wieder gewaltige Fortschritte gemacht hat, wurde bei der neuen Bearbeitung eine verbesserte Einteilung und notwendige Erweiterung des Stoffes bei gleichzeitigem Verzicht auf Veraltetes vorgenommen.

Ich bin mir bewußt, daß es für den Einzelnen immer schwieriger wird, eine wenn auch nur „Kurze Chirurgische Operationslehre“ über die gesamte Chirurgie zu verfassen. Es ist dies nur möglich, wenn der ursprüngliche Aufbau des Buches und die Absicht Professor Orators, mit diesem „Fundament einer Operationslehre“ vor allem das für die Praxis Wesentliche darzustellen, erhalten bleiben. Überarbeitet und erweitert wurden u. a. die Kapitel über die spezielle Nahttechnik, über die Vorbereitung zur Operation und über die Eingriffe am Hals, am Brustkorb und im Bauchraum. Völlig neugestaltet wurden die Kapitel über die Eingriffe am Schädel und an den Harnwegen; neu hinzugefügt wurde ein kurzes Kapitel über die Osteosynthesen sowie über die Eingriffe an der Milz und beim Ileus.

Besonders genau wurden wieder die Grundlagen jedes operativen Vorgehens besprochen, die neben dem Handwerklich-Technischen auf der gründlichen Kenntnis der topographisch-anatomischen Beziehungen beruhen.

So hoffe ich, daß sowohl Studierende der Medizin wie auch junge chirurgische Assistenten aus dem Buche einiges für ihre Tätigkeit Nützliches lernen können; es wird dann an ihnen liegen, eigene Erfahrungen weiterzuentwickeln.

Voll Dankbarkeit gedenke ich meiner verehrten Lehrer in der operativen Kunst: An der Chirurg. Univ.-Klinik Innsbruck bei Professor Breitner und während der 16jährigen Ausbildungszeit an der Chirurg. Univ.-Klinik Graz bei Professor Winkelbauer und in der überwiegenden Zeit bei Professor Spath.

Die präzisen und einprägsamen Abbildungen wurden von dem Zeichner der medizinischen Fakultät der Universität Graz, Herrn MAX KOREN, neu angefertigt; ich bin ihm sehr zu Dank verpflichtet.

Möge das Buch denen, für die es bestimmt ist, ein Helfer sein und das ehrende Andenken an Professor ORATOR hochhalten.

Graz, im Sommer 1965 WOLFGANG KÖLE

## Aus dem Vorwort zur 18. Auflage

Auf Grund zehnjähriger Lehrtätigkeit in den Schulen von Eiselsberg und Haberer entstand vor 20 Jahren mein vornehmlich für Studenten bestimmter Operationskurs an der Leiche. Seitdem hat sich der Studiengang der Mediziner stark gewandelt, der zu ihm gehörende Kurs an der Leiche hat seine Bedeutung verloren. Heute steht schon der Anfänger in der Umwelt des modernen Operationssaales, und vor seiner Approbation arbeitet er meist eine Zeit als chirurgischer Assistent. Nur wenn der praktische Arzt eine weitgehende Kenntnis der klinischen und technischen Leistungen der Chirurgie und volles Verständnis für sie besitzt, können die Errungenschaften der modernen Chirurgie sozial voll ausgewertet werden.

Um diese Forderungen zu berücksichtigen, wurde in dankbarer Auswertung treffender Kritiken E. GOHRBANDTS an der vorletzten Auflage meines Operationskurses eine neue Bearbeitung und Erweiterung des Stoffes vorgenommen. Aus dem Operationskurs an der Leiche wurde die vorliegende Kurze Chirurgische Operationslehre. Das Grundwissen in meiner Allgemeinen Chirurgie (18./19. Aufl., Barth, München 1952) und Speziellen Chirurgie (25./26. Aufl., Barth, München 1952) voraussetzend — auf die einschlägigen Abschnitte wird, um Wiederholungen zu vermeiden, jeweils verwiesen —, habe ich mich bemüht, Studierenden und Ärzten jene Kenntnisse und Vorstellungen zu vermitteln, die sie als fähige und verständnisvolle Mitarbeiter sowohl im Operationssaal wie bei der chirurgischen Vor- und Nachbehandlung brauchen.

So handelt es sich in diesem Buch um einen Versuch, um das Fundament einer Operationslehre. Der Lernende wird angesprochen; seine Sache ist es, auf den eigenen Erfahrungen weiterzubauen. Für die subjektiven Merkmale, die dem Buch anhaften, möge man Verständnis haben. Kritik und Verbesserungsvorschläge werden dankbar begrüßt . . .

Wiener Neustadt, März 1954 VICTOR ORATOR

# Inhalt



## Allgemeine Operationslehre

## Operationen an den Gliedmaßen und ihren Wurzeln

## Operationen am Stamm

# Allgemeine Operationslehre

## I. Die chirurgischen Instrumente und ihre Handhabung

*Vorausgesetzt wird die Kenntnis des anatomischen Besteckes.*

Die scheinbar verwirrende Vielfalt der chirurgischen Instrumente[1] läßt sich leicht überblicken, wenn wir die Instrumente entsprechend ihrer Hauptverwendung gruppieren und ihre Grundform bis auf das Werkzeug des Haushaltes und einfachen Handwerks zurückverfolgen. Wir können 4 Hauptgruppen für die Verwendung chirurgischer Instrumente unterscheiden:

A) Gewebetrennung
B) Blutsparung und Blutstillung
C) Gewebevereinigung
D) Punktion

### A) Gewebetrennung

Hier benötigen wir *schneidende* Instrumente und gewisse Hilfsinstrumente, und zwar einerseits zangenartige, welche die Gewebe oder Organe erfassen und dem schneidenden Instrument entgegenführen: *Zufassende* (hinhaltende) Hilfsinstrumente (Pinzetten und Zangen), und andererseits hakenartige Instrumente, die den Zweck haben, Gewebs- und Organteile beiseite zu schieben: *Weghaltende* Hilfsinstrumente (Wundhaken).

#### 1. Schneidende Instrumente (Abb. 1a und b)

Es sind diejenigen des Haushaltes und einfachen Handwerks, in erster Linie: *Messer* und *Schere.*

Wir unterscheiden am *Messer* die Klinge, den Hals und den Handgriff. Je nach Aufgabe ist Form, Länge und Stärke verschieden gestaltet. Ein-

[1] Näheres bei KABOTH, B., Lehrbuch der Instrumentenkunde für die Operationspraxis, 6. Aufl., Berlin 1958

fache schlanke Skalpelle mit bauchiger Klinge, wuchtige Periostmesser, Amputationsmesser mit besonders langer Schneide und das zarte sichelartige Tenotom sind die Hauptformen. Die Messerführung erfolgt in Geigenbogenhaltung (Abb. 2), seltener im Feder- oder Faustgriff. Hautspannung beim Schnitt durch linke Hand! An den *Scheren* ist je nach Verwendung das Ende der Arme (Branchen) stumpf oder spitz gestaltet, oder gerade oder

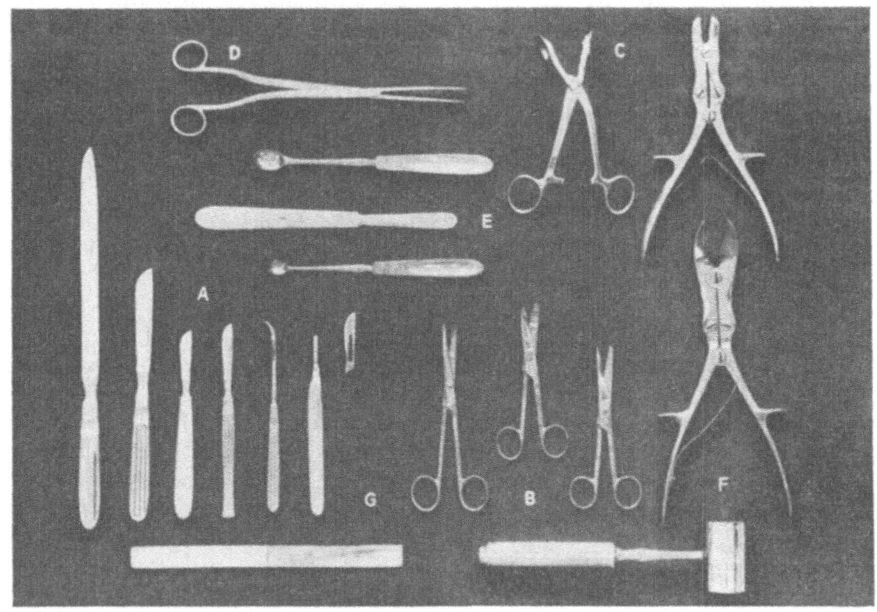


Abb. 1a. Schneidende und trennende Instrumente. A verschiedene Messer (Amputationsmesser 1 u. 2, Periostmesser 3, Skalpell mit spitzer Klinge 4, Tenotom 5, Skalpell mit auswechselbarer bauchiger Klinge 6). B Scheren (MAYO-Schere [gebogen], COOPER-Schere [gebogen], gerade Schere). C Spornquetsche nach v. OPPOLZER. D ROTTER-DOUGLAS-Abszeßzange. E Raspatorium, scharfer Löffel. F Rechts oben Hohlmeißelzange nach LÜER, rechts Mitte Knochenschere nach LISTON, rechts unten Hammer, links unten Blatt-Meißel

der Fläche nach gebogen, als sogenannte Präparierscheren (MAYO-Schere). Die Schere wird zwischen Daumen und Ringfinger gehalten und mit dem Zeigefinger gelenkt.

Harte Teile, wie Knochen, benötigen eine besondere Art der schneidenden Instrumente:

Kratzende: Raspatorium, scharfer Löffel.
Brechende: Meißel, Hammer, Hohlmeißelzange nach LÜER, Knochenschere nach LISTON.
Sägende: Stichsäge, Bogensäge.
Bohrende: Handtrepan nach STILLE mit Drillbohrern, Bohrmaschine (pneumatisch oder elektrisch).

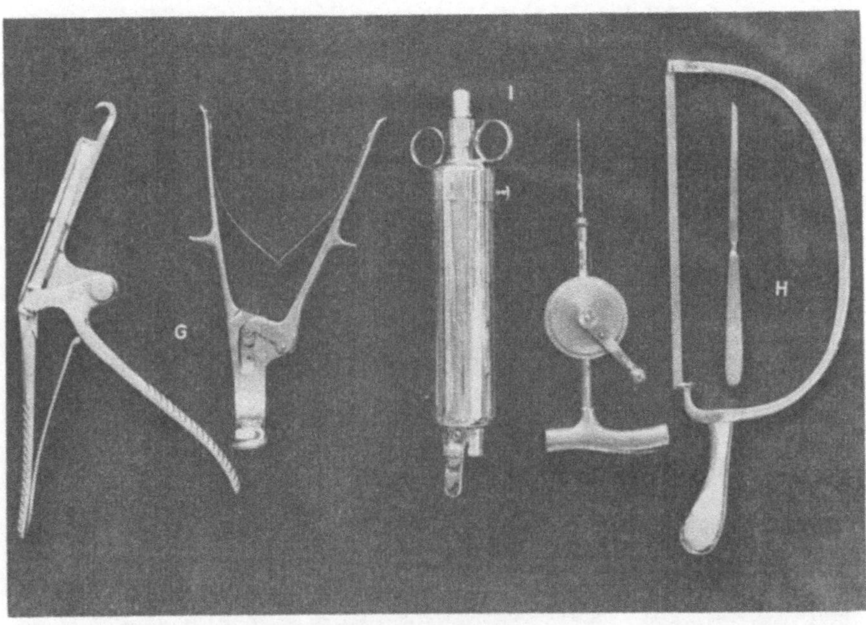


Abb. 1b. G Rippenschere nach SAUERBRUCH links und Rippenschere nach BRUNNER rechts. H Sägen (Stichsäge, Bogensäge). I Bohrer (elektrische Bohrmaschine links, Handtrepan nach STILLE mit Bohransatz rechts)

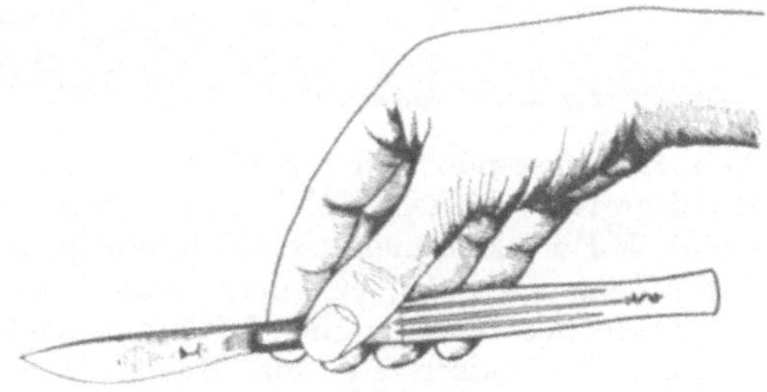

Abb. 2. Die Führung des Skalpells in Geigenbogenhaltung, insbesondere beim Hautschnitt

## 2. **Zufassende, packende, heranhaltende Hilfsinstrumente** (Abb. 3)

Die zufassenden Instrumente gehen auf 2 Grundformen häuslicher Hilfsmittel zurück, die wir bei verschiedenen Instrumentenformen immer wieder finden werden. Es sind dies die *Winkelzange* (einfache Federzange = *Pinzette*) und die *Scherenzange*, physikalisch gesprochen: einfacher Winkel und Kreuzwinkel.

Die einfache Winkelzange ergibt die gewöhnliche *Pinzette*, die wir mit glatten Enden als *anatomische* und mit Häkchen versehen — um glatte Gewebe besser fassen zu können — als sogenannte *chirurgische* Pinzette verwenden; in feinerer Ausführung mit mehr oder minder stumpfen Krallen wird sie als *Darmpinzette* benützt. Die Scherenzange findet in der Chirurgie seit ältesten Zeiten Verwendung als sogenannte *Kornzange*. Sie ersetzt die

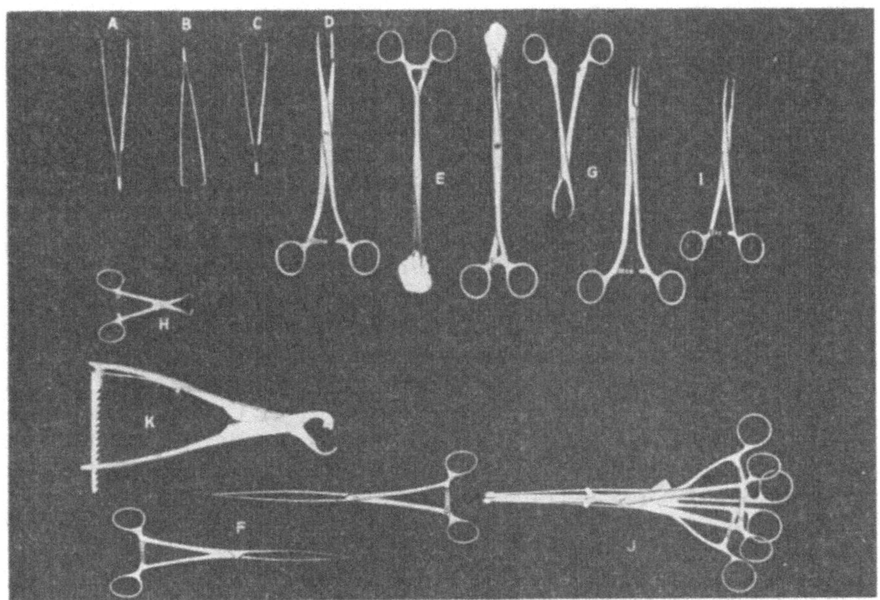


Abb. 3. Zufassende und heranhaltende Instrumente. A anatomische Pinzette. B chirurgische Pinzette. C Darmpinzette. D Kornzange. E Stieltupfer (groß, klein). F Darmklemmen nach Kocher (gerade und gebogen). G Organklemme (Kropffaßzange links, Klemme nach Wertheim rechts). H Klemme nach Backhaus (als Tuchklemme). I Klemme nach Mikulicz (zum Fassen des Peritoneums). J elastisch-federnde Magen-Darm-Doppel-Klemme (dreiteilig nach v. Haberer-Maier). K Zange nach Lambotte

menschliche Hand als Greifinstrument am verläßlichsten und hat je nach Bedarf entsprechend geformte, greifende Enden (Arme). Wird die Kornzange am Handgriff mit einem Schloß versehen, dann kann das gefaßte Gebilde in ihr fixiert gehalten werden. Als Tupferträger dient sie so vielfach als *Stieltupfer* oder *Präpariertupfer*. Mit verschiedenen, den besonderen Zwecken angepaßten Formen der Enden dienen solche Schließzangen als *Darmklemme*, Organklemme, Quetschklemme u. dgl.

### 3. **Weghaltende Hilfsinstrumente** (Abb. 4)

Den zufassenden Hilfsinstrumenten stehen die weghaltenden oder wegschiebenden gegenüber, die sich aus dem Schürhaken des Herdfeuers entwickelt haben. Teils mit verbreiterten, stumpfen, abgebogenen Enden, teils

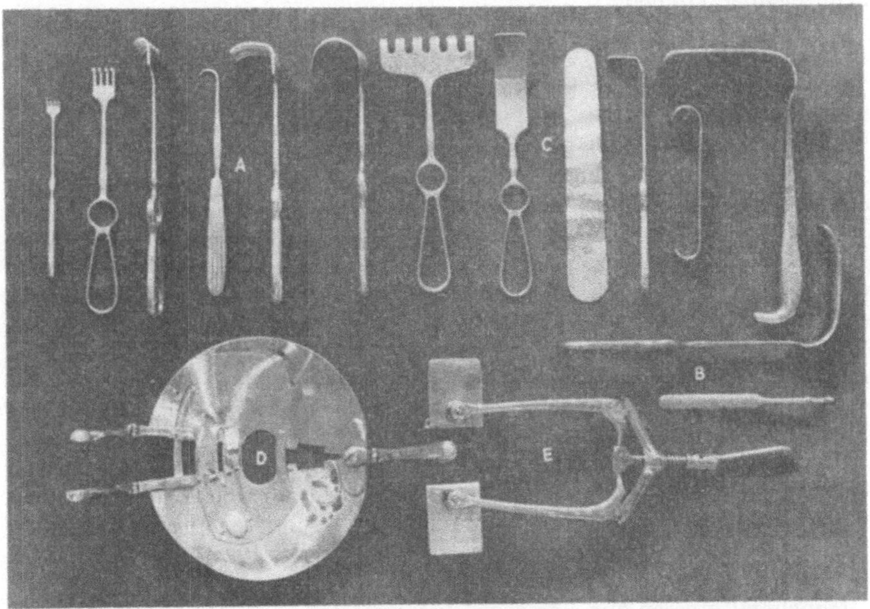


Abb. 4. Weghaltende Instrumente. A Wundhaken: scharfe (Vierzinker 1 u. 2, Sechszinker 3, Einzinker 4); stumpfe (Muskelhaken 5, Schaufelhaken 6, großer Rechenhaken 7). B LANGENBECK-Haken oben, Elevatorium unten. C Spatel (KRAUSE links, KÖRTE rechts), weiter rechts Phrenicushäkchen, ROUX-Haken und tiefer, breiter Wundhaken. D Amputationsscheibe nach PERCY. E Rippensperrer nach FINOCHIETTO

rechenartig mit stumpfen oder spitzen Enden, sind sie in verschiedener Form als *Wundhaken* in Gebrauch: sogenannte Vierzinker, Sechszinker, vorwiegend für das Beiseitehalten der Haut, während für die verletzlicheren Weichteile stumpfe, sogenannte Roux-Haken, gefensterte Haken (Fensterhaken) und längere, schmale, sogenannte Langenbeck-Haken, gebraucht werden. Sonderformen sind große Bauchdeckenhaken, Leber- und Nierenspatel u. a. Im Bereich der Knochenchirurgie werden diese Haken zum Weghalten als *Elevatorien* bezeichnet.

## B) Blutsparung und Blutstillung

Die Blutstillung bei der Operation kann auf zwei Arten erreicht werden, wobei wir die eine als *nachfolgende* Blutstillung, die andere als *vorbeugende* kennzeichnen können.

### 1. Nachfolgende Blutstillung (Abb. 5)

Dabei werden, sobald Gewebsteile durchtrennt sind, an den Stellen, an denen Gefäße verletzt wurden, die Blutpunkte mittels zufassender Instrumente, die in geschlossenem Zustand fixiert werden können, gefaßt und durch Unterbindung oder Umstechung endgültig die Blutung versorgt.

Das blutende Gefäß wird mit der Klemmenspitze unter Sicht gefaßt und verschlossen. Wenn sämtliche blutende Stellen auf diese Weise abgeklemmt sind, erfolgt die *Unterbindung*, welche im Operationsfeld systematisch zuerst an der einen Seite des Schnittes und dann auf der anderen durchgeführt wird. Der Operateur legt den Faden um die hochgehaltene Klemme und läßt ihn nach unten gleiten. Dann wird der Griff durch den Assistenten gesenkt, so daß die Klemmenspitze zum Operateur zeigt (Abb. 6). Nach Anlegen des ersten Knotens wird die Klemme angehoben, geöffnet und abgenommen. Jetzt folgt der zweite Knoten. Starke Gefäße werden durch ein nochmaliges Herumführen des Fadens um die Klemme und Knoten auf der anderen Seite versorgt. Dann schneidet der Assistent den Faden etwa 2—3 mm über dem Knoten ab.

Manchmal müssen zur Versorgung eines Gefäßes 2 Klemmen verwendet werden; sie werden zuerst vom Assistenten hochgehalten, während des Knotens jedoch waagrecht auseinandergehalten, damit die Ligatur nicht nach oben abrutscht (Abb. 7). Wenn die Unterbindung nicht den nötigen Halt findet oder in großer Tiefe nicht um die Klemmenspitze herumgeführt werden kann, wird entweder eine an der Spitze gekrümmte Klemme verwendet oder eine Umstechung ausgeführt. Dabei wird unter der Klemmen-

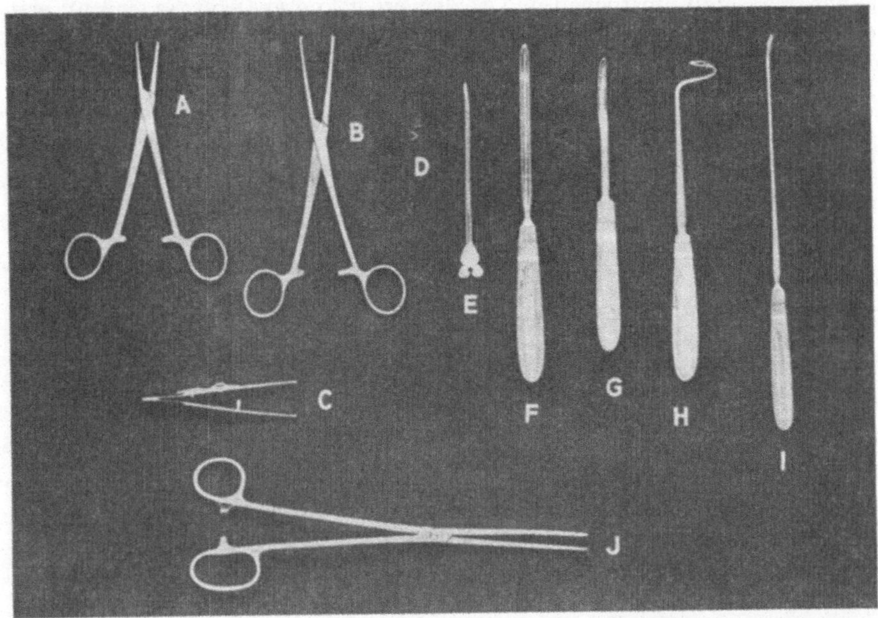


Abb. 5. Blutstillung. A PEAN-Klemme. B KOCHER-Klemme. C BERGMANN-Schieber. D Clips. E. Myrtenblatt-Sonde. F KOCHER-Sonde. G SCHMIEDEN-Sonde. H DESCHAMPS Fadenführungsinstrument. I KOCHERS Fadenführungsinstrument („Spitz-stumpf"). J Dissektions- und Ligaturklemme (SEMB)

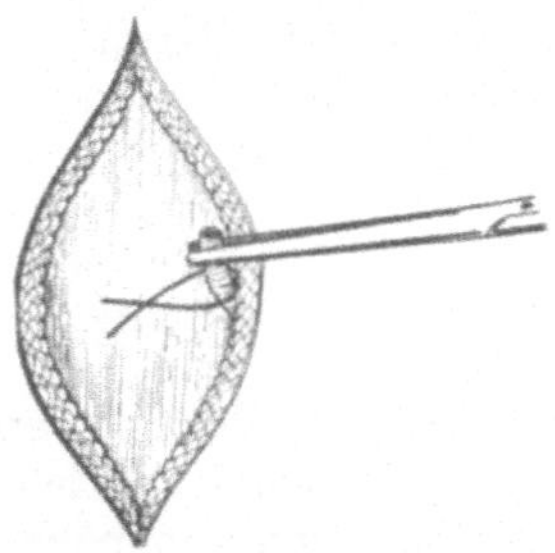

Abb. 6. Unterbindung. I. Nach Herumführen des Fadens wird der Klemmengriff gesenkt, so daß die Klemmenspitze zum Operateur zeigt, dann Anlegen des ersten Knotens

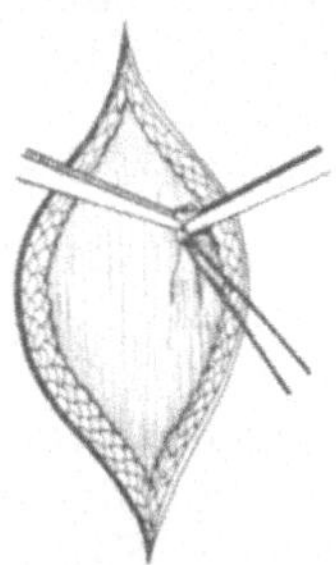

Abb. 7. Unterbindung. II. Bei Verwendung von zwei Klemmen werden diese waagrecht auseinandergehalten, damit die Ligatur nicht nach oben abrutscht

spitze das Gefäß umstochen und beiderseits geknotet (Abb. 8a und b); erst dann darf die Klemme abgenommen werden (Abb. 8c).

Als *Gefäßklemmen* wurden aus den zwei Grundformen der zufassenden Hilfsinstrumente zwei Instrumente geschaffen. Aus der Pinzette hat man

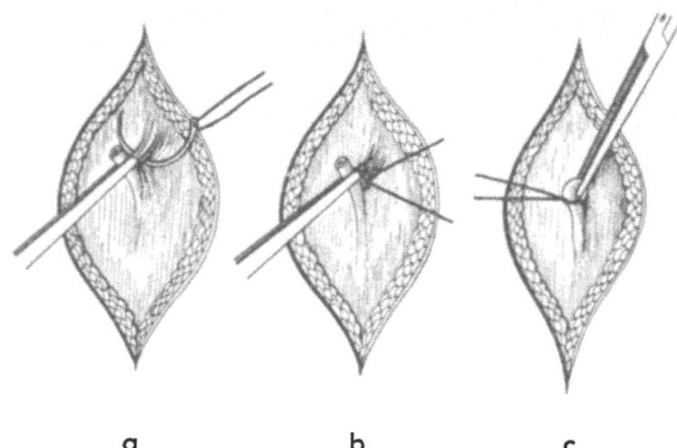


Abb. 8. Umstechung eines Gefäßes nach Anlegen einer Klemme (a), Ligatur auf der einen Seite (b) und dann auf der anderen Seite (c); dadurch ist die Ligatur fest verankert. Dann darf die Klemme erst abgenommen werden

durch Anbringen eines Schiebers, der eine Fixierung der geschlossenen Pinzette erlaubt, die BERGMANNsche *Schieberpinzette* (BERGMANN-Schieber) entwickelt, die mit ihrem gezähnten Maul den Blutpunkt gut erfaßt und wegen der breiten, runden Form des Maules das Anlegen von Unterbindungen um das Gefäß herum sehr erleichtert. Aus der Kornzange entwickelte sich durch Anbringen eines einfachen Schlosses die nach dem französischen Chirurgen PEAN benannte Klemme (kurz PEAN), die in verbesserter Form mit Häkchen und schlankem Maul als KOCHER-Klemme allgemein verbreitet ist. Sie läßt sicherer ins Gewebe fassen und damit das Gefäß leicht unterbinden.

An Gehirn und Dura verwendet man kleine *Silberklemmen* („Clips" von CUSHING), die mit einer eigenen Klemme über das blutende Gefäß gestülpt und zugedrückt werden, liegen bleiben und einheilen.

## 2. Vorbeugende Blutstillung und Blutsparung

Allein durch erhöhte Lagerung wird entsprechend der Schwere des Blutes eine Herabsetzung des Blutgehaltes im Operationsgebiet erzielt. Bei großen Eingriffen an den Extremitäten ist die *künstliche Blutleere* nach v. ESMARCH angezeigt.

Die *präliminare*, d. h. vorhergehende Unterbindung, z. B. der A. axillaris oder A. iliaca externa, wird bei der Exartikulation oder bei hohen Amputationen im Schulter- oder Hüftgelenk ausgeführt, wenn eine Abschnürbinde wegen Raummangel nicht mehr Platz findet.

Die *künstliche Blutleere* wird nach v. ESMARCH mit einer elastischen Gummibinde angelegt, u. zw. wird das Ende der aufgerollten Binde in der ersten Tour locker um die betreffende Extremität gelegt. Vorher wird — wenn möglich — das betreffende Glied durch Hochhalten, zentripetales Ausstreichen und Einwickeln blutarm gemacht. Darauf folgen 2 weitere Touren unter kräftiger Anspannung der Binde (Abb. 9). Der Rest der Binde wird drei- bis viermal herumgeführt und dann der Kopf der Binde von oben unter die letzte Tour geschoben. Wenn die Abschnürbinde bei hohem Sitz in der Achsel- oder Leistengegend vor dem Abgleiten bewahrt werden soll, Sicherung peripher der Binde mit dem sogenannten TRENDELENBURGschen *Spieß*, der subkutan durch die Außenseite der betreffenden Region geführt wird (Abb. 10). Zur Blutleere an den Fingern genügt ein dünner Gummischlauch, der um die Fingerwurzel herumgelegt, kräftig angezogen und mit einer PEAN-Klemme fixiert wird (Abb. 11). An Stelle von Gummiabschnürbinden werden zweckmäßigerweise für den Oberarm und Oberschenkel eigene Gummimanschetten (RICHARDS) mit Manometer und Pumpe zur genauen Kontrolle des Druckes in der Manschette verwendet. *Kontraindiziert* ist die *künstliche Blutleere* bei ausgedehnten phlegmonösen Prozessen und bei hochgradiger Arteriosklerose.

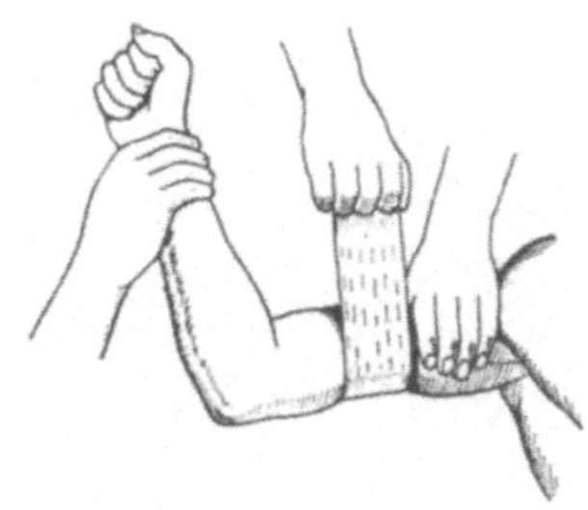

Abb. 9. Anlegen einer elastischen Gummibinde zur künstlichen Blutleere nach v. ESMARCH (am rechten Oberarm)

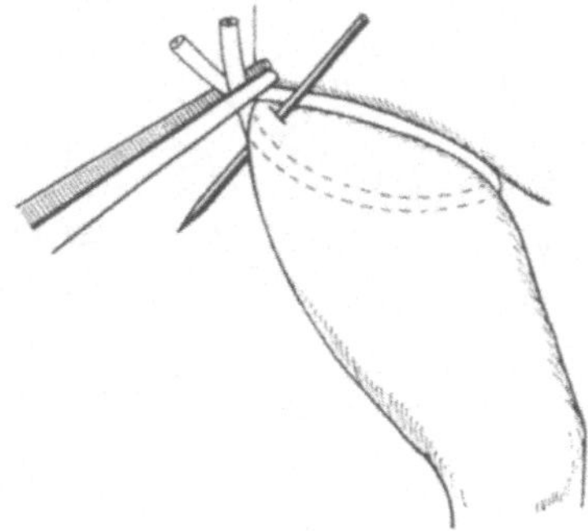

Abb. 10. Zur Vermeidung eines Abgleitens des Abschnürschlauches bei hohem Sitz wird der sgt. TRENDELENBURGsche Spieß verwendet

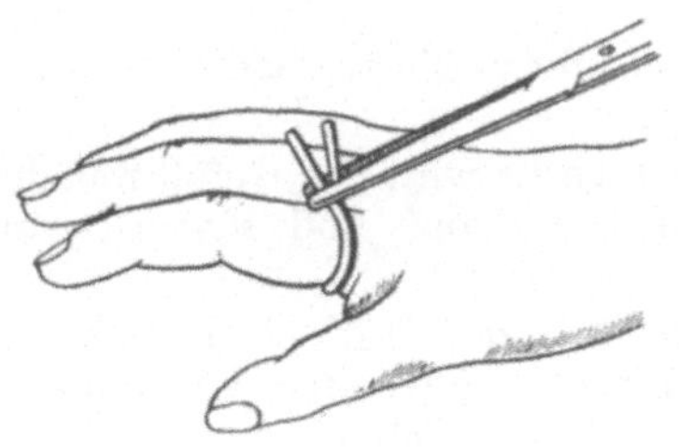

Abb. 11. Zur Blutleere an den Fingern wird ein Gummischlauch verwendet, der unter Spannung mit einer PEAN-Klemme fixiert wird

Gegenüber der früher beschriebenen nachfolgenden Blutstillung wird bei der *vorbeugenden Blutstillung* die Durchtrennung eines in sichtbarer Form oder erfahrungsgemäß gefäßhaltigen Gewebsteiles vorgenommen, nachdem der gefäßführende Strang nach beiden Seiten unterbunden wurde. Diese Art des Vorgehens wird vor allem in der Kropfchirurgie ausgeübt und hat auch in der Magen- und Darmchirurgie weitgehende Verwendung gefunden. Die dafür verwendeten Instrumente leiten sich von der *Hohlsonde* ab, wie sie zu Sondierungszwecken, zur Spaltung von Fistelgängen u. dgl. seit frühester Zeit verwendet wird.

Das Gefäß wird mit der Hohlsonde unterfahren, wobei der Griff nach Möglichkeit zum Assistenten zeigen soll, damit er ihn, ohne den Operateur zu stören, halten kann (Abb. 12). Dann werden entlang der Rinne der Hohlsonde die Unterbindungsfäden mit dem *Unterbindungsinstrument* (KOCHER, DESCHAMPS u. a.) durchgeführt (Abb. 13). Nach beidseitiger Ligatur wird das Gefäß durchtrennt (Abb. 14). Es kann das Gefäß nach Isolierung auch mit zwei Klemmen gefaßt, dazwischen durchtrennt und dann die beiden Stümpfe — wie oben beschrieben — ligiert werden. Die beiden Grund-

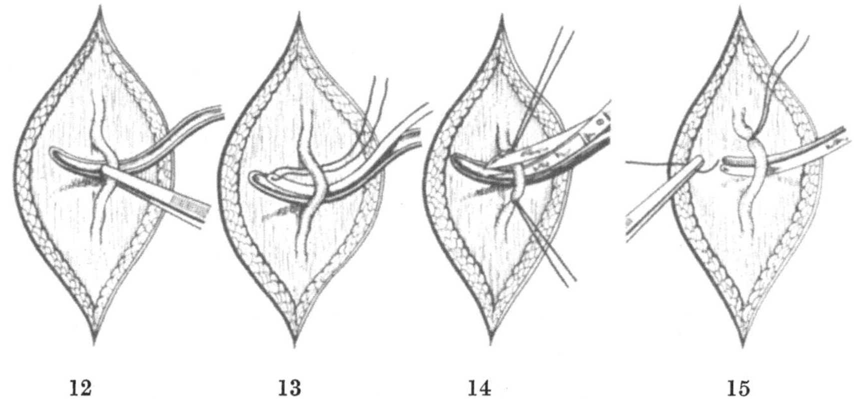


Abb. 12. Unterbindung III. Unter Verwendung einer Hohlsonde wird das Gefäß unterfahren

Abb. 13. Unterbindung IV. Mit Hilfe des Fadenführungsinstrumentes wird der Faden durchgezogen

Abb. 14. Unterbindung V. Nach beidseitiger Ligatur wird das Gefäß mit der Schere durchtrennt (Anwendung besonders in der Kropf- und Magen-Darm-Chirurgie)

Abb. 15. Unterbindung VI. Ligatur eines Gefäßes mit Hilfe einer einfachen gebogenen Klemme, welche den mit einer Pinzette gereichten Faden unter dem Gefäß durchzieht; nach beidseitiger Ligatur Durchtrennung

instrumente, Hohlsonde und Unterführungsinstrument, sind vielfach weiter umgestaltet worden. KOCHER hat für die Kropfoperation die KOCHER-*Sonde* und verschiedengeformte Fadenführungsinstrumente (meist „*Spitzstumpf*" genannt) ausgearbeitet; BILLROTH, v. EISELSBERG, v. HABERER und SCHMIEDEN haben sie weiter verbessert.

Mit Hilfe einer einfachen Klemme kann man besonders in einem tief gelegenen Operationsgebiet das zu unterbindende Gefäß unterfahren und einen, mit der Pinzette hingeführten Faden fassen, unter dem Gefäß durchziehen und knüpfen; nach analoger Ligatur an der anderen Seite wird das Gefäß zwischen den beiden Knoten durchtrennt (Abb. 15).

## C) Gewebevereinigung

### 1. Allgemeine Naht- und Knüpftechnik

Als dritte Gruppe nennen wir die Instrumente für die Gewebevereinigung (Abb. 16).

In der deutschen Chirurgie ist die einfache *Nähnadel* in den verschiedensten Formen und Größen das beherrschende Instrument geworden. Sofern sie in kleiner Größe verwendet wird, fassen wir die Nadel nicht mit der Hand sondern mit *Nadelhaltern*, die wieder aus der Kornzange abgeleitet sind, und mit oder ohne Schloß, je nach Übung des Operateurs, verwendet werden.

Die Nadel wird als gerade Nähnadel oder mit aufgebogener Spitze, sog. Schlittennadel, oder vollkommen gekrümmt verwendet (Hautnadeln). Die Krümmung ist dabei ein Halbkreis (Muskelnadel) oder ein Drittel- bis Viertelkreis. Für alle weichen Teile ist die Nadel kreisrund geschliffen, um beim Durchstechen der Gewebe keine unnötige Schneidewirkung einer Kante hervorzurufen, bloß für die Haut ist wegen der Derbheit ein kantiger Schliff der Nadel erforderlich. Manche bevorzugen das federnde (englische) Öhr. Die Spitze des Nadelhalters faßt die Nadel rechtwinkelig am Beginn des das Öhr tragenden Drittels. Der im allgemeinen 25—40 cm lange Faden ist so eingefädelt, daß sich etwa ein Viertel auf der einen und drei Viertel auf der anderen Seite des Öhr befinden.

Gegenüber der fast uneingeschränkten Verwendung des Nähnadeltypus in der deutschen Chirurgie finden wir in französischen Kliniken vielfach auch das *Häkelnadelprinzip* angewandt. Die Nadeln von REVERDIN, DOYEN u. a. (ähnlich der DESCHAMPSschen Unterbindungsnadel, aber spitz und mit offenem Öhr) werden durch die zu nähenden Gewebsränder gestoßen, dann erst in dem beweglichen Öhr der Faden eingefädelt und nun der Faden im Rückzug durch das Gewebe geführt. In diese Gruppe gehört die Bumerangnadel von HARRIS (siehe bei Prostatektomie). Bei beiden Arten kann die Naht mit Einzelknopfnähten oder mit fortlaufender Naht ausgeführt werden, vgl. S. 17.

Beim *Knoten* ist folgendes zu unterscheiden: Jeder Knoten besteht aus zwei aufeinandergefügten Umschlingungen der Fadenenden. Wir pflegen einerseits den „gemeinen" vom „chirurgischen" Knoten, andererseits den „Weiberknoten" vom „Schifferknoten" zu unterscheiden. Die erste Unterscheidung: gemeiner — chirurgischer Knoten hängt von der Art der Ausführung der ersten Fadenumschlingung ab, die zweite Unterscheidung, Weiberknoten — Schifferknoten, von der Art und Weise, wie wir die zweite Fadenumschlingung, die den Knoten vollendet, an die erste Fadenumschlingung anschließen.

*Gemeiner Knoten — Chirurgischer Knoten:* Wird die erste Fadenumschlingung wie im alltäglichen Gebrauch durch eine einmalige Umschlingung aus-

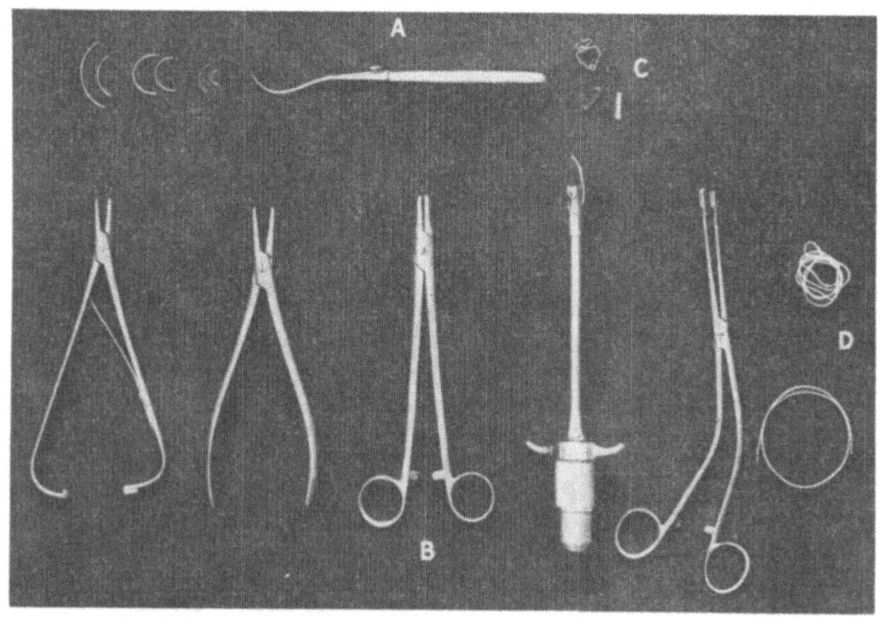


Abb. 16. Gewebevereinigung. A Nadeln (Haut-, Muskel-, Faszien-, Darm- und REVERDIN-Nadel). B Nadelhalter (verschiedene, Bumerangnadelhalter nach HARRIS 4. von links). C MICHEL- (oben) und HERFF-Klammern (unten). D Nahtmaterial (Seide, Zwirn, Katgut, Draht, Pehafil, Kunststoffmaterial [Nylon, Perlon])

geführt, sitzt die Fadenschlinge nicht ganz fest, sondern kann sich bei Spannung etwas lockern, so daß man in solchen Fällen im täglichen Gebrauch mit einem kurz auf die Schlinge gehaltenen Finger die erste Umschlingung so lang festhält, bis die zweite Umschlingung den Knoten festzieht. Demgegenüber ist es z. B. bei Gefäßunterbindungen notwendig, daß schon die erste Umschlingung die Fadenschlinge unverrückbar zusammengezogen erhält. Das (d. h. die größere Reibung) erreicht man, indem die erste Umschlingung der Fadenenden nicht einmal, sondern zweimal ausgeführt wird; in dieser doppelten Umschlingung des ersten Teiles des Knotens liegt das Eigentümliche des *chirurgischen Knotens* (Abb. 17). Die jetzt darauf gesetzte zweite Umschlingung der Fadenenden hat den Knoten nur endgültig zu sichern. Beim Katgut soll nicht chirurgisch geknotet werden. Die überstarke Reibung würde an diesem elastischen Material die volle Ausnutzung der Elastizität verhindern, die Knoten würden nicht festsitzen oder — reißen! Hingegen soll bei Katgut dreimal geknotet werden.

*Weiberknoten — Schifferknoten:* Bei dem im gewöhnlichen Leben ausgeführten Knoten wird meistens die zweite Umschlingung so ausgeführt, daß die aus dem Knoten heraustretenden Fadenenden senkrecht zur Eintrittsrichtung verlaufen (Abb. 18). Ein solcher Knoten, *Weiberknoten* genannt, ist nicht unbedingt zugfest. Zugfestigkeit weisen in weit höherem Grade jene Knoten auf, bei denen die aus dem Knoten austretenden Fadenenden mit den in den Knoten eintretenden Fadenenden parallel verlaufen; in der Netztechnik Reffknoten und hier *Schifferknoten* genannt: das längere Parallellaufen der Fäden ergibt einen größeren Reibungswiderstand, siehe Abb. 19.

Die Art, wie man den Knoten setzt, ist sehr verschieden; der Anfänger kann sich für die Ausführung des *Schifferknotens* folgende alte Schulregel merken:

Die zu knotenden Fadenenden werden gekreuzt, derart, daß der mit der linken Hand gehaltene Faden *über* dem anderen liegt *(Links ist oben)*,

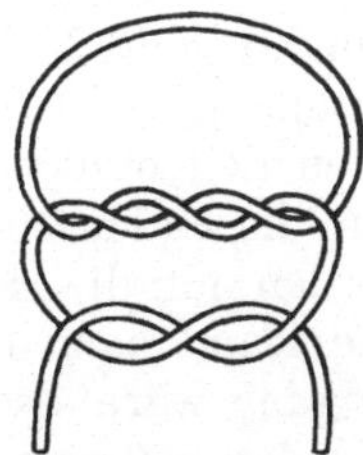

Abb. 17.
Chirurgischer Knoten

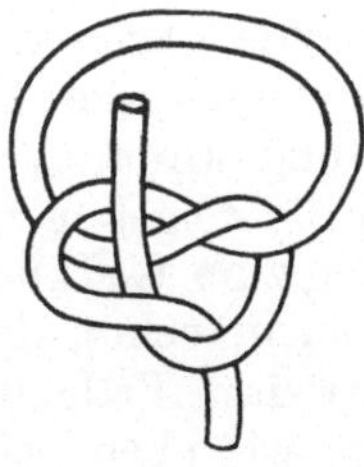

Abb. 18.
Weiberknoten

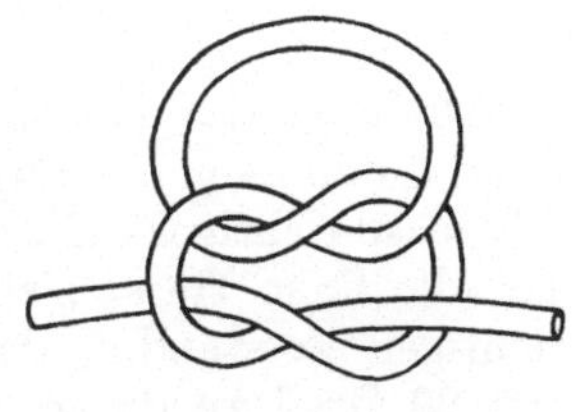

Abb. 19.
Schifferknoten

linker Zeigefinger und Daumen fassen die Fadenkreuzung (Abb. 20 I) und schlingen den unteren Faden über die Daumenkuppe. Um nun einen richtigen Schifferknoten zu bekommen, muß bei der zweiten Umschlingung derselbe Faden, der bei der ersten Umschlingung über dem anderen lag, neuerlich über den zweiten geführt werden *(Was oben war, bleibt oben)*. Deshalb der leicht zu merkende alte Leitspruch: „*Links ist oben; was oben war, bleibt oben*“. Um dies richtig auszuführen, müßten vor der zweiten Umschlingung die Hände die Fäden auswechseln, was die Schnelligkeit der Knotung beeinträchtigt. Um ohne Fadenwechsel für die zweite Umschlingung zu einem richtigen Schifferknoten zu kommen, wird der alte Schulknoten folgendermaßen geknüpft (Abb. 20 II): Der von der linken Hand fortdauernd gehaltene Faden wird neuerlich über dem linken Daumennagel gespannt. Der von der rechten Hand gehaltene Faden wird von oben her über den linken Daumennagel zur Kreuzung geführt. Dieser Moment ist in der Abb. 20 II dargestellt. Die linke Zeigefingerkuppe wird nun auf die auf dem Daumennagel ruhende Kreuzung aufgesetzt (der linke 3. bis 5. Finger hält unterdessen dauernd das Fadenende gegen die Hohlhand gepreßt fest); Daumen- und Zeigefingerkuppe fassen die Fadenkreuzung, und unter geringer Drehung der Handstellung kippt der Daumen den punktierten Faden von unten nach oben über die Zeigefingerkuppe in die Fadenschlinge hinein. Zwecks richtiger Schürzung zum Reffknoten werden nun die Hände gekreuzt, die linke Hand zieht nach rechts, die rechte Hand nach links. Zum richtigen Verständnis der zweiten Fadenumschlingung wäre also die Abb. um 90 Grad zu drehen, so, wie eben bei der Knotenschürzung die Hände gekreuzt liegen. Dann ist der Leitspruch „*Was oben war, bleibt oben*“ deutlich gemacht.

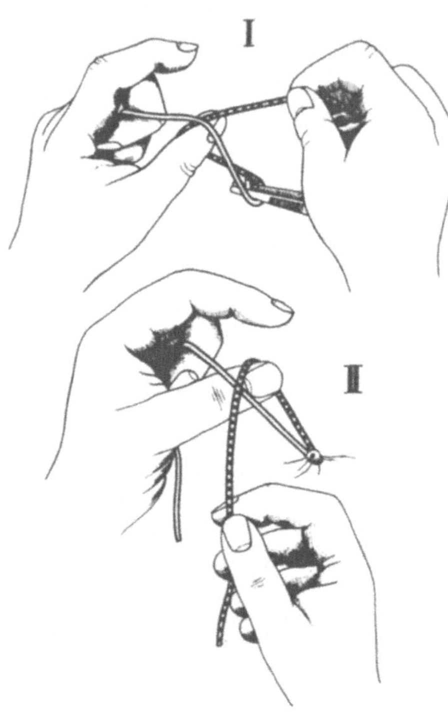

Abb. 20. Schulknoten (z. T. nach AXHAUSEN). Erklärung siehe Text

Um rasch zu knoten, benutzen wir meist die sog. „Wiener-Knoten“: Abb. 21 und 22 zeigen den mit rechter oder linker Hand allein ausführbaren sgt. „Wiener-Knoten“ (nach KLEINSCHMIDT); schwarz der „Ruhefaden“, weiß der „Wechsel-“ oder „Schwungfaden“. In der Abbildung knotet jeweils die linke Hand! Beide Knoten sind rechts- oder linkshändig mit einer Hand auszuführen, während jeweils die andere Hand bloß den Faden gespannt hält. Beim „ersten“ Knoten (Abb. 21) faßt die *pronierte* Hand mit dem Zeigefinger über den anderen Faden und holt sich den eigenen Faden zur Knotung. Beim „zweiten“ Knoten (Abb. 22) wird die Arbeitshand supiniert, als Greiffinger ist der Mittelfinger tätig. Bei gleichzeitiger Ausführung beider Knoten — die eine Hand proniert, die andere Hand supiniert — ergibt sich der chirurgische Knoten am raschesten.

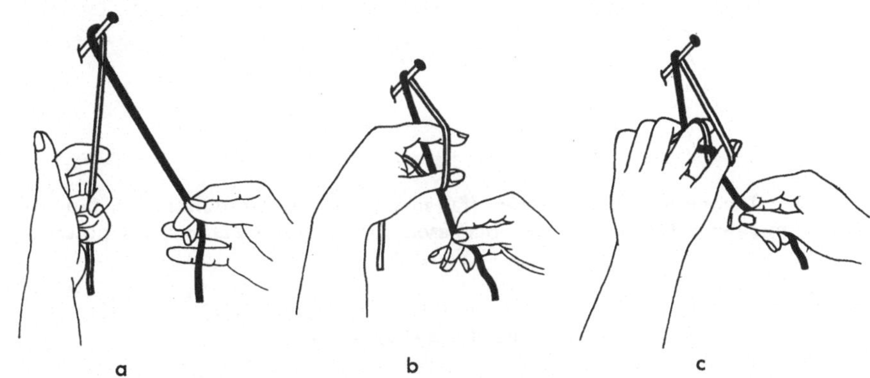


Abb. 21. Zeigefingerknoten: Aktive, linke Hand proniert (oberer Faden!)

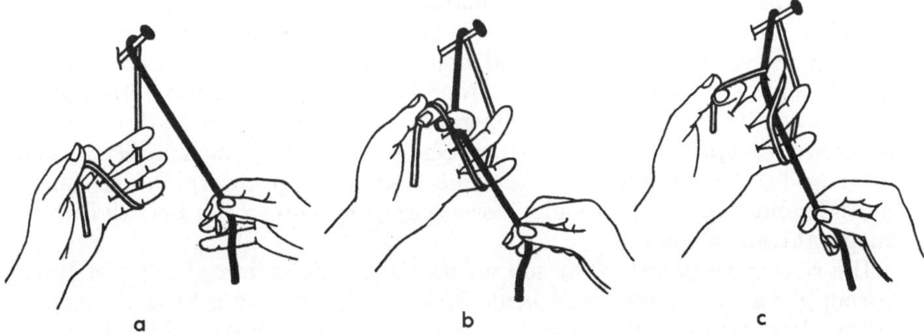


Abb. 22. Ringfingerknoten: Die aktive Hand ist supiniert (unterer Faden!)

Ist ein Fadenende sehr kurz, knoten wir „instrumentell“ (nach VARELA), indem Pinzette oder KOCHER-Klemme den einen längeren Faden einmal umfahren und den kürzeren fassen (Abb. 23 a und b), was in umgekehrtem Sinn bei der zweiten Umschnürung wiederholt wird (Abb. 23 c).

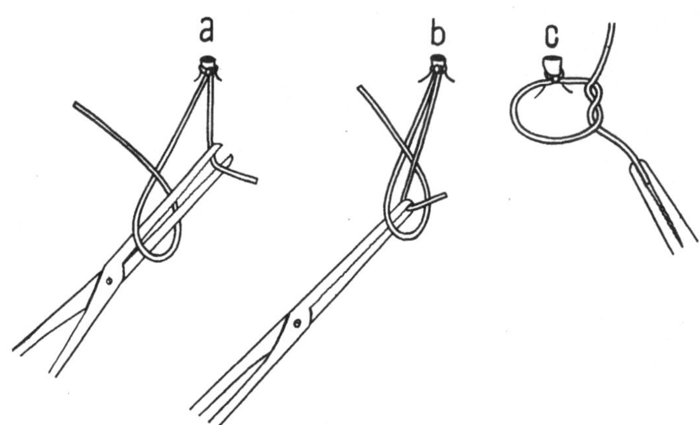


Abb. 23. Instrumenteller Knoten (fadensparend), a Umfahren des längeren Fadens mit einer PEAN-Klemme, b Fassen des kürzeren Fadens, c Knoten des Fadens

## 2. Spezielle Nahttechnik

### a) Haut

Zur *Hautnaht* verwendet man im allgemeinen nichtresorbierbares Nahtmaterial wie Seide, Zwirn oder Fäden aus Kunststoff (Nylon, Perlon, Mersilen u. ä.). Zur *Knopfnaht* faßt die chirurgische Pinzette des Operateurs den gegenüberliegenden Wundrand und sticht die Nadel senkrecht in das Gewebe ein. Der Ausstich erfolgt unter leichter Drehbewegung im Unterarm, wobei die Nadelspitze zum Operateur zeigt. Dann Fassen des anderen Wundrandes und Durchstechen der Nadel von innen nach außen. Nach Öffnung des Nadelhalters wird nun die Nadel knapp unterhalb der Spitze eingeklemmt und mit dem Faden herausgezogen. Nun erfolgt bei der Einzelknopfnaht der Knoten.

Die richtig angelegte Naht soll an beiden Hauträndern gleich viel Haut fassen, gleich tief greifen und beide Male die Haut senkrecht durchsetzen. Dann adaptieren sich die Hautränder von selbst, wie die Abb. 24 links zeigt. Daneben die häufigsten Fehler: Schräge Stiche und ungleiche Hautränder.

Sie führen zu Verziehung und Einkrempelung und stören dadurch die Wundheilung. Der Knoten der Naht soll seitlich des Wundrandes liegen (Abb. 25).

Zum *Entfernen der Hautnähte* — meist zwischen dem 5. und 10. postoperativen Tag — wird ein Fadenende des Knotens mit einer anatomischen Pinzette gefaßt und soweit angehoben, daß die Fadenschlinge unmittelbar am Ein- oder Ausstich mit einer feinen spitzen Schere durchtrennt und herausgezogen werden kann, *ohne daß ein Teil des auf der Haut liegenden Fadens in den Stichkanal gezogen wird* (Abb. 26). Die Fadenenden der Knoten werden je nach der Fadendicke bei Seide, Zwirn oder Kunststoffäden (Nylon, Perlon, Mersilen usw.) 2—3 mm, bei dem stärker quellenden Katgut mindestens doppelt so lang abgeschnitten (vgl. Abb. 25).

Neben den Einzelknopfnähten wird auch fortlaufend genäht, insbesonders in der Magen- und Darmchirurgie. Die *fortlaufende* Naht kann *einfach* (Abb. 27) oder zur besseren Blutstillung *umschlungen* oder *überwendelt* (Abb. 28) zur Anwendung kommen. Damit die fortlaufende Naht nicht locker liegt, hält der Assistent jeweils den bereits vernähten Faden unter elastischem Zug.

An der Hautoberfläche können Nähte auch durch *Metallklammern* ersetzt werden, die mit Häkchen bloß einige Millimeter in die Oberhaut eingreifen und die Wundränder aneinanderpressen (Klammern nach MICHEL oder v. HERFF). Letztere können mit der Hand gesetzt und auch wieder entfernt

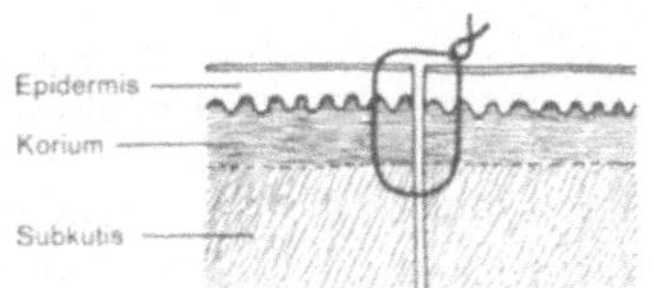


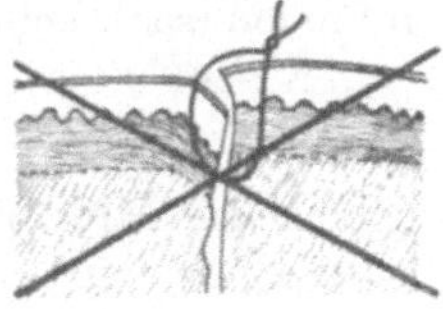

Abb. 24. Links regelrecht gestochene Einzelknopfnähte im Querschnitt der Wunde. Rechts schlecht gelegte Naht mit Hautverziehung (Einkrempelung)

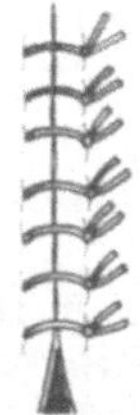

Abb. 25. Einzelknopfnähte

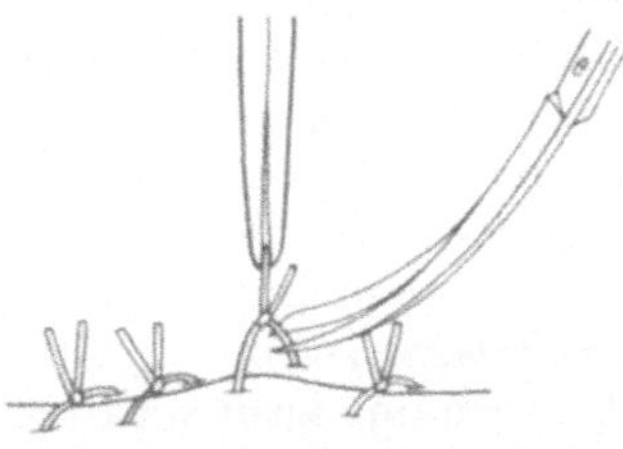

Abb. 26. Entfernung der Hautnähte. Fassen eines Fadenendes mit einer anatomischen Pinzette, Anheben der Fadenschlinge und Durchtrennung des Fadens unmittelbar an der Haut mit einer gebogenen Schere, deren spitze Branche innerhalb der Fadenschlinge zu liegen kommt

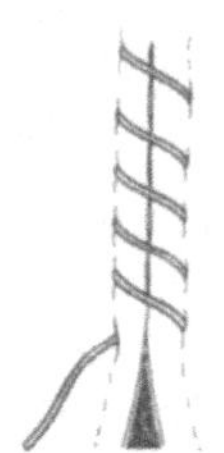
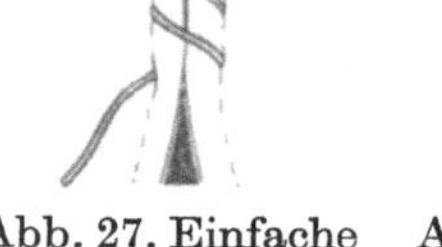

Abb. 27. Einfache fortlaufende Naht

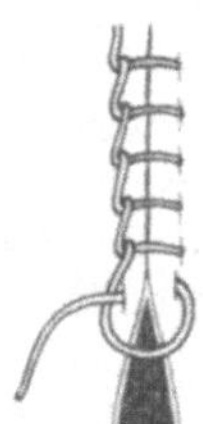

Abb. 28. Umschlungene fortlaufende Naht

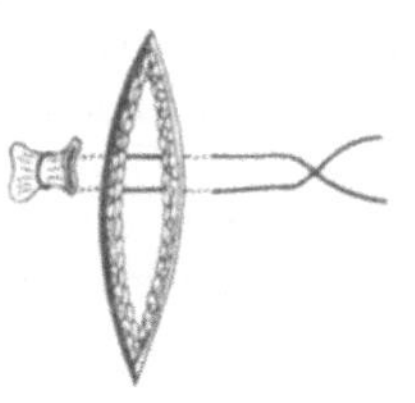
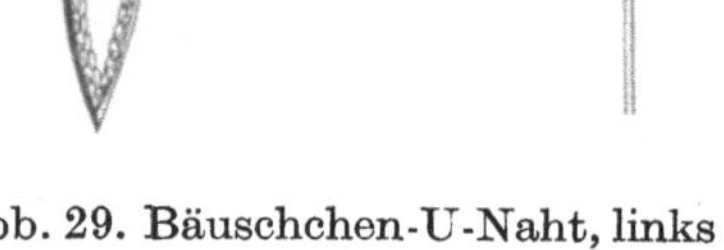

Abb. 29. Bäuschchen-U-Naht, links gelegt, rechts geknotet (waagrechte U-Naht)

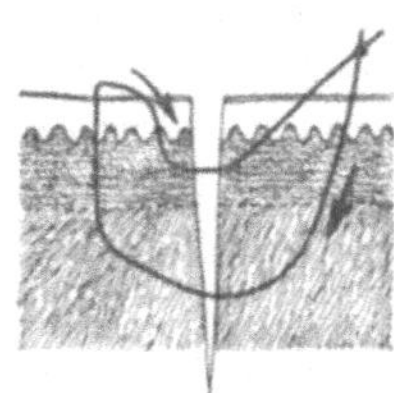

Abb. 30. Donati-Rückstichnaht, zweimal gestochen, entsprechend den Pfeilen (senkrechte U-Naht)

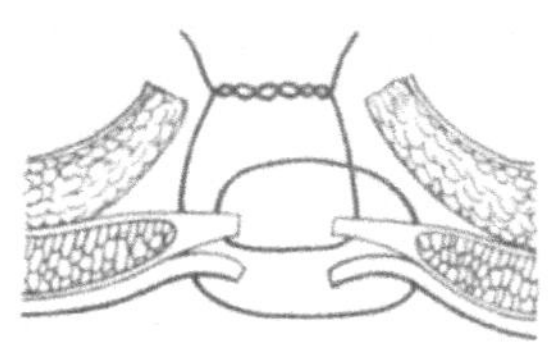

Abb. 31. Flaschenzugknoten

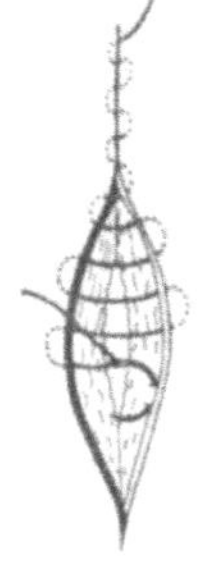

Abb. 32. Intrakutannaht nach Halsted zur Erzielung kaum sichtbarer Narben

werden. Die Michel-Klammern erfordern eine eigene Pinzette; mit dem oberen Ende wird die Klammer gesetzt, das untere Ende dient zum Entfernen der Klammer, meist nach 5—7 Tagen.

Liegt die Hautnaht unter gewisser Spannung, verwenden wir doppelt verankerte U-Nähte, z. B. in Form einer Bäuschchen-U-Naht (Abb. 29); an Stelle der Gazebäuschchen können auch Drainrohrstücke oder Bleiplättchen verwendet werden. Auch die Donati-*Rückstichnaht* (Abb. 30), die eine tiefgreifende und eine intrakutane Naht in sich vereinigt, gibt bei beträchtlicher Hautspannung gute Ergebnisse. Bei starker Spannung ist der *Flaschenzugknoten* (Abb. 31) in Achtertour zweckmäßig; dadurch werden auch tote Räume ausgeschaltet.

Soll eine möglichst unsichtbare Naht erzielt werden (im Gesicht, am Hals), wird die *Intrakutannaht* nach Halsted (Abb. 32) angewandt. Jede Narbe soll möglichst in der Spaltrichtung der Haut liegen, vgl. Abb. 57: Spaltlinien der Haut nach Langer.

Zu erwähnen ist noch die *Bleiplattennaht* (Lister), welche insbesonders beim Platzbauch oder bei besonders großer Spannung und bei Patienten in schlechtem Allgemeinzustand zur Anwendung kommt: Mehrere durchgreifende Drahtnähte werden nebeneinander mittels Schrotkugeln über Bleiplättchen nach kräftigem Anziehen fixiert.

### b) Faszien

Diese Naht kann auch bei größerer Spannung angelegt werden, ohne einzureißen. Meist Seidenknopfnähte. Die Ränder der Faszien lassen sich durch eine *Doppelungsnaht* verstärken. Dabei wird durch einige Fäden der eine Rand unter den anderen gezogen. Eine zweite Reihe von Knopfnähten vereinigt die überdeckende Faszie mit der darunterliegenden.

### c) Muskeln

Meist wird der Muskel durch Mitfassen der bedeckenden Faszie genäht. Quer durchtrennte Muskeln lassen sich nur schwer nähen, da die Nähte meist durchschneiden. Tiefe Anästhesie und Applikation von Muskelrelaxantien erleichtern die Naht. Dann werden in 1—2 cm Entfernung von den Muskelwundrändern einige den Muskelrand quer durchsteppende Katgut-Nähte angelegt, die die Längsnähte gegen das Durchschneiden sichern. Als Längsnähte dienen durchgreifende U-Nähte, die beidseits angelegt und zugleich geknotet werden (Abb. 33). Ein ruhigstellender Verband und entsprechende Lagerung in Muskelentspannung sind in der Nachbehandlung notwendig.

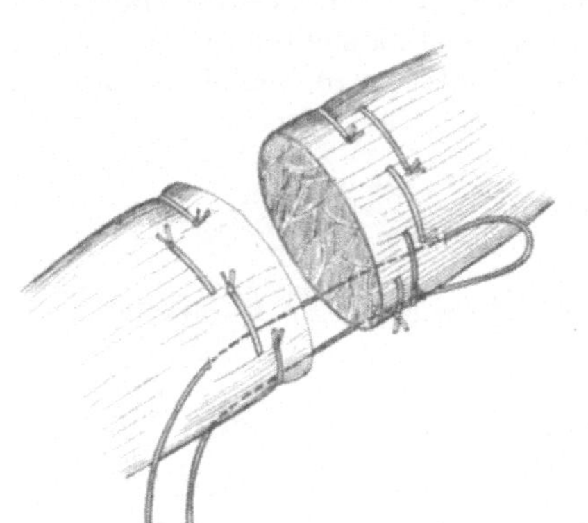

Abb. 33. Naht eines quer durchtrennten Muskels durch absteppende Katgutnähte und durchgreifende Längs-U-Nähte

### d) Nerven

Bei dieser Naht ist eine *besonders sorgfältige operative Technik* erforderlich. Jedes Quetschen und jede intra- und perineurale Blutung ist zu vermeiden. Die Anfrischung der Nervenendigungen, besonders wenn bereits eine narbige Veränderung vorliegt, wird mit dem Skalpell oder noch besser mit einer

Rasierklinge vorgenommen, um möglichst glatte Schnittränder zu erzielen. Der durchtrennte Nerv wird mit feinster drehrunder Nadel und Seide vereinigt, wobei sich die beiden Enden spannungslos mit ihrem Querschnitt berühren. Genäht wird nur das Perineurium u. zw. zirkulär mit zarten Einzelknopfnähten.

### e) Gefäße

Bei der Gefäßnaht ist die Fadenführung stets ausstülpend, so daß Intima auf Intima zu liegen kommt. Nach Anbringen von weich fassenden und mit einem Gummiüberzug versehenen Gefäßklemmen (DIEFFENBACH, HÖPFNER u. ä.) werden zur *zirkulären Naht* an den beiden gegenüberliegenden Gefäßenden 2 oder 3 Haltefäden im Sinne von U-Nähten angelegt, die beim Knoten die Intima beiderseits nach außen stülpen (Abb. 34). Der ringsum ausgestülpte Rand wird nun entweder fortlaufend oder mit U-Nähten und dazwischengesetzten Knopfnähten vereinigt (Abb. 35). Bei tiefliegenden Gefäßnähten, besonders an der Hinterwand, ist die fortlaufende U-Naht (Matratzennaht nach DERRA) besonders günstig, da sie zur Erleichterung zunächst nur gelegt und erst nach Fertigstellung der Anastomosennaht angezogen und geknotet wird (Abb. 36). Neben der End-zu-Endanastomose kann auch eine End-zu-Seit und Seit-zu-Seitanastomose ausgeführt werden. Zur Überbrückung von Gefäßdefekten (traumatisch, Resektion eines Aneurysma oder eines obliterierten Gefäßabschnittes)

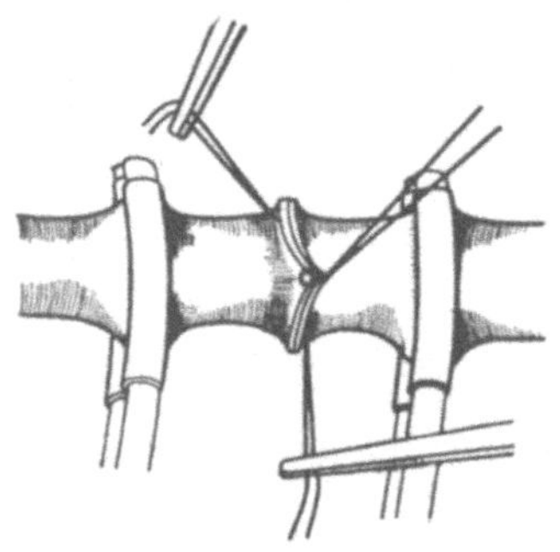
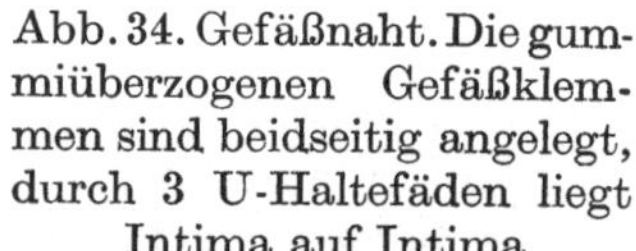

Abb. 34. Gefäßnaht. Die gummiüberzogenen Gefäßklemmen sind beidseitig angelegt, durch 3 U-Haltefäden liegt Intima auf Intima

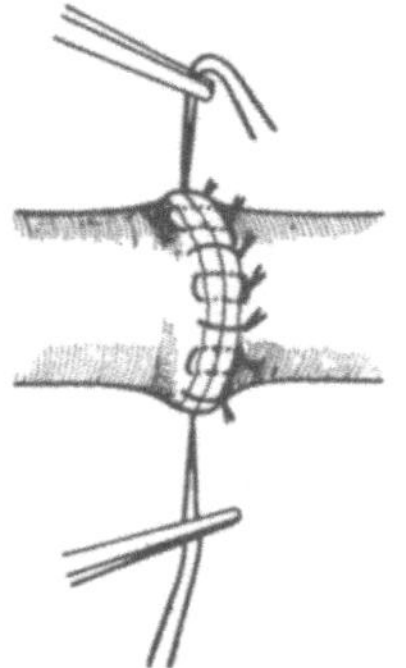

Abb. 35. Gefäßnaht. Die Eckfäden liegen an Klemmen, U-Nähte abwechselnd mit Knopfnähten vereinigen die nach außen gestülpten Intimaränder

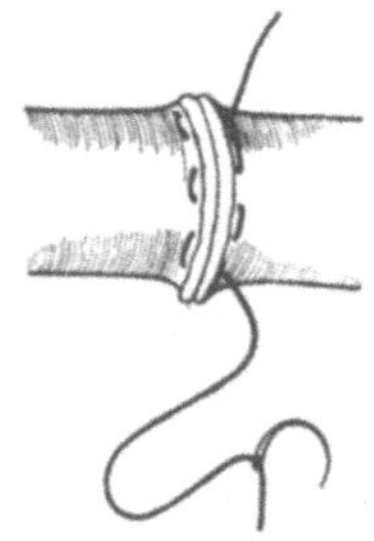

Abb. 36. Gefäßnaht. Matratzennaht nach DERRA in Form einer fortlaufenden U-Naht

werden heute vorwiegend Kunststoffarterien (Nylon-, Dacronprothesen) verwendet, deren Einpflanzung mit der gleichen Anastomosentechnik wie bei einer Gefäßnaht erfolgt.

### f) Darm

Bei jeder Magen- und Darmnaht drohen drei Hauptgefahren:

1. Peritonitis,
2. Blutung,
3. Darmverengung

*1.* Zwecks Verhinderung eines Eindringens des Darminhaltes in die freie Bauchhöhle ist ein *exakter Verschluß der Darmwand* notwendig. Er ist nur gewährleistet, wenn die Serosaflächen ohne jede Unterbrechung aneinandergelagert werden. Die innerhalb kurzer Zeit eintretende Fibrinausschwitzung des Peritoneums schafft eine oberflächliche Verklebung; durch die nachfolgende Organisation dieses Fibrinmantels wird die endgültige Verheilung und damit Abdichtung der freien Peritonealhöhle ermöglicht. LEMBERT hat 1826 dieses Grundgesetz jeder Darmnaht im Tierexperiment ausgearbeitet (Abb. 37). In der Chirurgie fand sie praktische Verwertung erst durch ALBERT und BILLROTH.

*2.* Die Gefahr der *Blutung* kann vor allem bei dem reichlichen submukösen Gefäßnetz des Magens oft lebensbedrohend werden. Zum Zweck der Vermeidung einer Nachblutung dienen Umstechungen (v. HABERER) oder eine fortlaufende, meist umschlungene Katgut-Nahtreihe (Abb 189).

*3.* Da zum sicheren Abschluß jeder Magen-Darm-Naht und bei der Versorgung jeder Darmverletzung eine exakte Serosavernähung nötig ist, muß über die vernähte Schleimhautnaht eine Seromuskularisfalte gestülpt werden. Es wird also im allgemeinen eine zweifache Nahtreihe verwendet: Muskularis-Mukosa-Katgut-Naht (Einzelknopfnähte, bzw. fortlaufende einfache oder umschlungene Nahtreihe) und Seromuskularis-Seiden-Knopfnähte. Unter bestimmten Umständen kann eine solche Einstülpung eine Verengerung des Darmlumens bewirken. Das wird dadurch vermieden, daß jede Darmverletzung quer zur Längsachse des Darmes vernäht wird (Abb. 38). Eine *Darmnaht* muß nach folgenden drei Grundsätzen angelegt werden:

1. Bei einer Verletzung wird die Naht in der Querrichtung zur Längsachse des Darmes ausgeführt.
2. Zur Blutstillung und zur einfachen Aneinanderlegung der Wundränder dient eine fortlaufende Naht durch die ganze Darmwand.
3. Eine exakte Aneinanderlegung der darübergeschlagenen Serosamuskularisfalten verbürgt den sofortigen, anfangs fibrinösen, später

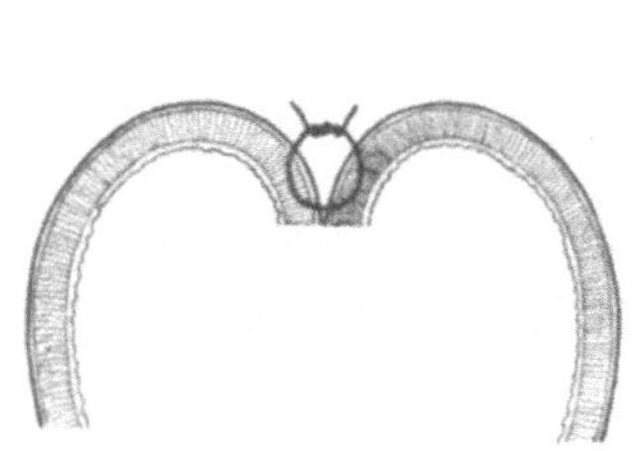

Abb. 37. Darmnaht nach LEMBERT

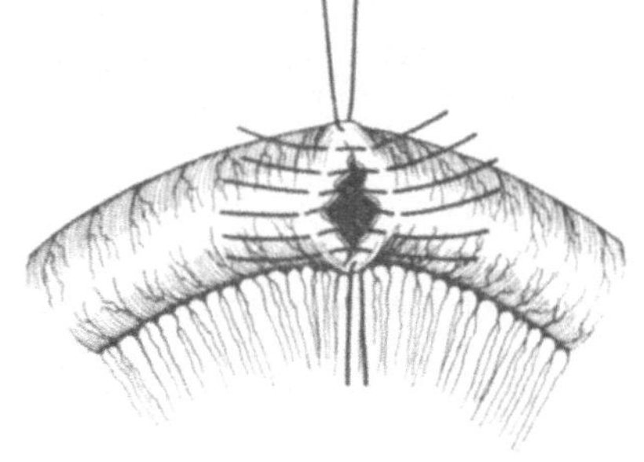

Abb. 38. Naht einer Darmwunde. Bei größeren Defekten ist es manchmal zweckmäßig, zur Vermeidung von Stenosen auf die Schleimhautnaht zu verzichten und nur eine einschichtige Serosaknopfnahtreihe nach LEMBERT in querer Richtung zu verwenden

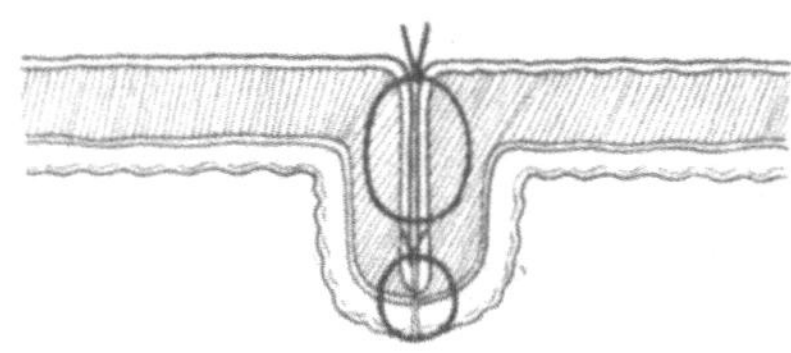

Abb. 39. Schema der Magen-Darmnaht in zwei Schichten nach ALBERT-LEMBERT

organisierten Verschluß gegenüber der freien Peritonealhöhle. Die meist verwendete zweischichtige Darmnaht nach ALBERT-LEMBERT ist in Abb. 39 schematisch dargestellt. Es wird also gegenüber der Gefäßnaht bei der Darmnaht die Schleimhaut eingestülpt und breite Serosaflächen aneinandergelegt.

Da die Schleimhautwunde jeder Anastomose per granulationem heilt, können die Nähte auch extramukös angelegt werden (DONATI, HOLLENBACH, ORATOR). Besondere Nahtmethoden sind folgende: Fortlaufende, einstülpende Schleimhautnaht nach SCHMIEDEN, invertierende Schleimhautknopfnaht nach v. MIKULICZ.

## g) Sehnen

### *α) Sehnennaht*

Bei der Sehnennaht hat man damit zu rechnen, daß das sehr derbe Sehnengewebe fast ausschließlich aus parallel verlaufenden Längsbündeln aufgebaut ist, dagegen die Querverbindungen aus ganz lockerem Bindegewebe bestehen. Da nun die Sehnennaht sofort unter starke muskuläre

Spannung gesetzt wird, schneidet jede Sehnennaht, die ebenso wie bei sonstigen Nähten zweier Gewebe einfach die beiden Sehnenenden miteinander verbinden sollte, augenblicklich durch.

Es ist bei der Sehne also notwendig, die Nähte quer oder spiralig angreifen zu lassen. Platte Sehnen können Seit-zu-Seit durch eine Schleifennaht, durch eine Naht unter Doppelung oder nach der *Knopflochtechnik* vereinigt werden (Abb. 40); an dünnen runden Sehnen legt man nahe der Durchtrennungsstelle je zwei quere Raffnähte, die geknotet werden, so daß das Sehnengewebe quergefaßt und festgehalten wird. Diese Zügel lassen dann die Sehnenenden aneinanderknoten. Dickere Sehnen werden eine Strecke weit durch mehrfache, in Spiralform vorgenommene Umstechungen von dem Faden durchflochten, so daß durch den spiralförmigen Verlauf das Abgleiten des Fadens in der reinen Längsfaserung der Sehne verhindert wird. Abb. 41 zeigt die Nahtführung (feine Seide oder Pehafil) am doppelt armierten Faden. Ähnlich gefaßt wird das gegenüberliegende Sehnenende. Die Naht kann mit einem oder zwei Faden ausgeführt werden. Bewährt hat sich die Sehnennaht nach Bunnell mit rostfreiem Stahldraht (vgl. Abb. 42).

*Primäre Sehnennaht* nach Sehnenverletzungen, vor allem häufig im Bereiche des Vorderarmes und der Finger: Trotz der durch Antibiotika und Sulfonamide sich ergebenden besseren Heilungsbedingungen kommt die *Frühoperation nur bei nicht verunreinigten, glattrandigen*

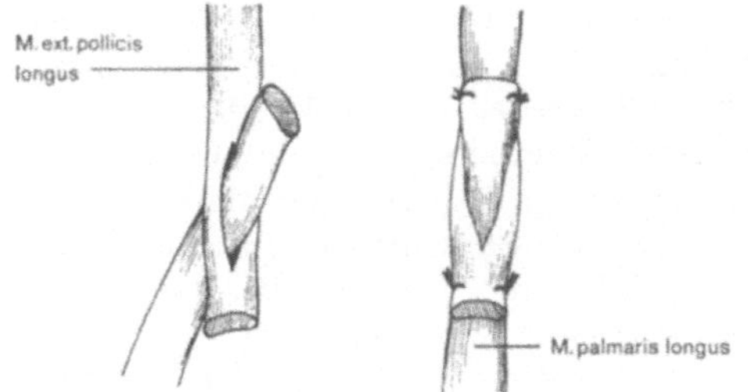


Abb. 40. Sehnenvereinigung platter Sehnen nach der Knopflochtechnik, z. B. Sehne des M. palmaris longus und M. ext. poll. longus

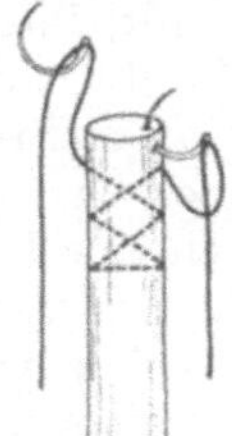

Abb. 41. Sehnennaht mit doppelt armiertem Faden

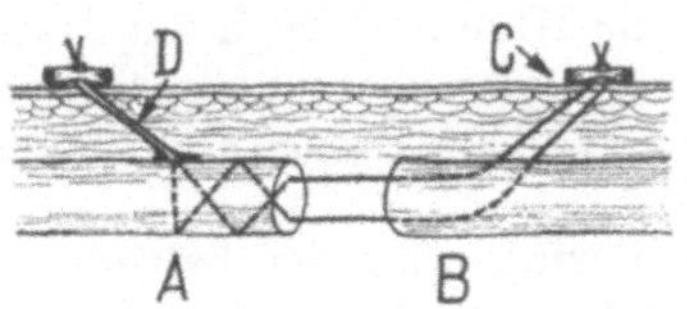


Abb. 42. Sehnennaht nach Bunnell mit rostfreiem Stahldraht. Der Hauptdraht wird durch A nach dem distalen Sehnenende B durchgeführt und distalwärts durch die Haut über einem Knopf C geknotet. Der Hilfsdraht D erlaubt das Entfernen der Drähte nach drei Wochen

*Wunden* innerhalb der ersten vier bis sechs Stunden in Frage. Dabei sind die Ergebnisse bei Strecksehnen in knapp $^2/_3$ der Fälle erfolgreich, während die Beugesehnen nur ein halb so gutes Resultat zeigen, weshalb diese besser sekundär genäht werden.

*Die sekundären,* erst nach vollendeter Wundheilung erfolgenden *Sehnennähte* werden zweckmäßig von z-förmigen Schnitten ausgeführt: Ein Querschnitt in einer Beugefalte des Fingers, an dessen beiden Enden je ein Schnitt von nötiger Länge in der Längsrichtung körperwärts und gliedwärts aufgesetzt wird. Das Hochklappen der beiden Lappen ergibt einen guten Überblick, die Narbe zeigt meist keinerlei Funktionsstörung. Das Sehnenwundgebiet ist durch gesunde Haut gedeckt, die Hautnarben liegen, abgesehen vom Querschnitt, abseits davon (Prinzip des Kulissenschnittes). Ist der zentrale Sehnenstumpf von der Wunde aus nicht zu finden, ist eine getrennte proximale Inzision zum Aufsuchen des zentralen Sehnenstumpfes anzulegen, der dann durch das Subkutangewebe nach unten durchgezogen wird.

### *β) Sehnendurchtrennung — Tenotomie*

Gegenüber der Sehnennaht ist die Durchtrennung der Sehnen bei Kontrakturen üblich. Die Tenotomie erfolgt als „offene" oder von einer Stichinzision aus mittels des Tenotoms als sog. „subkutane" Tenotomie.

*Die offene Tenotomie* wird im Bereiche der Achillessehne bevorzugt, wenn es gilt, ihre Funktion für längere Zeit auszuschalten. Bei einfacher Sehnendurchtrennung kommt es bald wieder durch Wiederverfestigung der Hämatom-Bindegewebsnarbe zur Wiederherstellung der Funktion. Bei der offenen Tenotomie der Achillessehne wird diese Z-förmig durchtrennt und durch einrollende Nähte werden die entstandenen Lappen nach beiden Seiten in sich vernäht. Dadurch entsteht eine weite Lücke, die erst nach längerer Zeit eine neue Achillessehne zustandekommen läßt.

*Die geschlossene oder subkutane Tenotomie,* die an den sichtbaren Teilen, z. B. des Halses, kaum sichtbare Narben zurückläßt und vor allem in der vorantiseptischen Zeit den Vorteil keiner größeren Wundsetzung hatte, geht folgendermaßen vor sich:

Nach genauer Abtastung des durchzutrennenden kontrakten Sehnen- oder Muskelstranges wird unter völliger Entspannung des Muskelstranges das Tenotom in die Haut eingestochen und die Klinge — flach zur Haut gehalten — vor den zu durchtrennenden Strang gebracht. Nunmehr wird das Tenotom, um 90° gedreht, aufgestellt und die Klinge gegen den Strang gerichtet.

Während nun das Tenotom ruhig gehalten wird, wird der betreffende Strang zur Anspannung gebracht und preßt sich gegen die Tenotomklinge.

Bei der richtig ausgeführten subkutanen Tenotomie wird also nicht das Tenotom gegen den Sehnenstrang schneidend vorgeführt, sondern das Tenotom wird unter möglichster Entspannung des Stranges vor diesen in die entsprechende Lage gebracht und nun durch Anspannung der Sehne diese in das ruhiggehaltene Tenotom hineingetrieben. *Durch dieses Vorgehen ist einer Nebenverletzung von Gefäßen oder Nerven möglichst vorgebeugt.* Während die rechte Hand, die das Tenotom hält, sich in Ruhe befindet, hat die linke Hand durch entsprechende Bewegung (= Anpassung) den Strang gegen das Messer zu führen; diese linke Hand empfindet auch den schrittweise wegfallenden Widerstand des kontrahierten Stranges, der bei richtig verlaufener Tenotomie nicht mehr nachweisbar ist.

Nach Entfernung des Tenotoms wird eine Hautnaht zum Verschluß der Stichinzision ausgeführt. Ein fixierender Verband in korrigierter Stellung wird angeschlossen.

Die subkutane Tenotomie wird z. B. bei der Achillessehne, beim Schiefhals, bei Adduktorenkontrakturen u. a. angewendet.

### *γ) Tenodese*

Die Annähung von straff über ein Gelenk angespannten Sehnen am Periost oder besser noch an einer mit dem Hohlmeißel gesetzten Knochenrinne kann zur Fixation eines Gelenkes bei schlaffen Lähmungen verwendet werden. Nach Poliomyelitis wird z. B. bei paralytischem Spitzfuß eine Fixierung des Sprunggelenkes in Rechtwinkelstellung erreicht u. zw. durch Fixierung der freigelegten Fuß- und Zehenstrecksehnen in einer Knochenrinne des vorderen unteren Tibiadrittels, meist allerdings in Verbindung mit einer subtalaren Arthrodese.

### *δ) Sehnenverlängerung und Sehnenverkürzung*

Dazu bedient man sich meist eines Z-förmigen Einschnittes in die Sehne, der dann zu einer treppenförmigen *Verlängerung* führt. Durch mehrere wechselseitige Einschnitte in die Sehne kann gleichfalls eine Verlängerung erzielt werden (Abb. 43), ferner durch frei verpflanzten Faszienstreifen nach KIRSCHNER oder durch eine Lappenbildung aus den beiden Sehnenstümpfen.

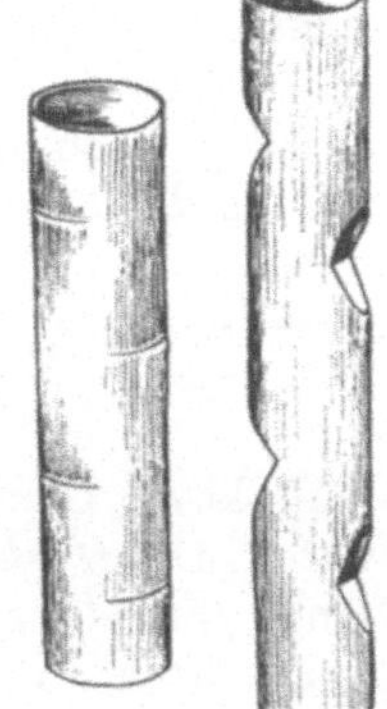

Abb. 43. Sehnenverlängerung. Durch mehrere wechselseitige Einschnitte wird eine beträchtliche Verlängerung erzielt

Eine *Verkürzung* erreicht man durch Schlingenbildung mit Vernähung derselben oder durch Resektion des überschüssigen Sehnenstückes und End-zu-Endnaht.

#### ε) Freie Sehnenverpflanzung

Darf erst nach einwandfreier Wundheilung und nach Abklingen sonstiger Verletzungsfolgen durchgeführt werden (6—8 Wochen nach dem Unfall). Verwendet wird meist die M. palmaris longus-Sehne des gleichen Unterarmes. Entfernung der narbig veränderten Sehnenscheide mit Lösen narbig fixierter Stellen, Fixation des Transplantates am Endglied des Fingers mit ausziehbarer Drahtnaht und proximal mit der abgetrennten Sehne des M. flexor carpi prof. im Mittelhandbereich durch Spiralnaht (s. S. 23). Nachbehandlung mit aktiver Mobilisierung hier besonders bedeutungsvoll.

### h) Knochen

Die *Drahtnaht,* die durch Bohrlöcher im Knochen geführt wird, ist nur im spongiösen Knochen angebracht, z. B. am Brustbein. Die Spannung des Drahtes wird durch ein eigenes Instrument (Drahtspanner nach EIMLER) ausgeführt, mit dem unter gleichmäßigem Zug die Drähte an der richtigen Stelle zugedreht und abgezwickt werden. Die *Drahtumschlingung* wird z. B. bei der Patella- und Olecranonfraktur oder bei langen Röhrenknochen über eine äußere Schienung (Metallplatte oder Schaftplatte bei der pertrochanteren Fraktur) ausgeführt. Zum Befestigen von abgebrochenen Knochenvorsprüngen werden *Schrauben* und *Nägel* verwendet, welche unmittelbar am Knochen angreifen. Beim Schenkelhalsbruch wird der Dreilamellennagel nach SMITH-PETERSEN in verschiedenen Modifikationen (BÖHLER, FELSENREICH), beim pertrochanteren Bruch der Nagel mit Platte nach WINKELBAUER-MOSER, BUCHNER u. a. zur Osteosynthese verwendet. Die *Marknagelung* nach KÜNTSCHER ist eine starre innere Schienung zur Ruhigstellung der Fraktur langer Röhrenknochen.

## D) Punktionsinstrumente

Als letzte Gruppe möchten wir die *Punktionsinstrumente* (Abb. 44) anführen. Die *Hohlnadel* (WOOD 1853) in verschiedener Stärke, Lichtung und Länge und die Glasmetallspritze *(Rekordspritze)* stellen die am häufigsten gebrauchten Punktionsinstrumente dar. Damit punktieren wir Gelenksergüsse, den Pleuraraum entsprechend der festgestellten Dämpfung, meist im 8. oder 9. Interkostalraum (hintere Axillarlinie) oder höher seitlich in der Axilla, die Hydrozele, am Skrotum von unten vorne her wegen der anatomischen Lage des Testis, einen kalten Abszeß, stets schräg von gesünder Haut aus und abgekehrt von der Senkungsneigung (vgl. ORATOR-KÖLE: Allg. Chirurgie); für die Liquorpunktion vgl. Abb. 87; Aszitespunktion etwas innen von der Mitte der Spina-Nabellinie, besser rechts.

Um beim nötigen Absetzen der vollgesaugten Spritze einen (insbesondere bei Pleurapunktion schädlichen) störenden Lufteintritt (Ansaugung) zu vermeiden, wird ein Gummischlauchzwischenstück zwischen Nadel und Spritze verwendet, das leicht luftdicht abgeklemmt werden kann.

Sofern es sich um größere Räume handelt, verwenden wir *Trokars* (entsprechend dicke Metallrohre, in deren Lichtung ein vorn zugespitzter Stachel paßt; wegen des Dreiviertelschliffes — „Trois-Quarts" — der

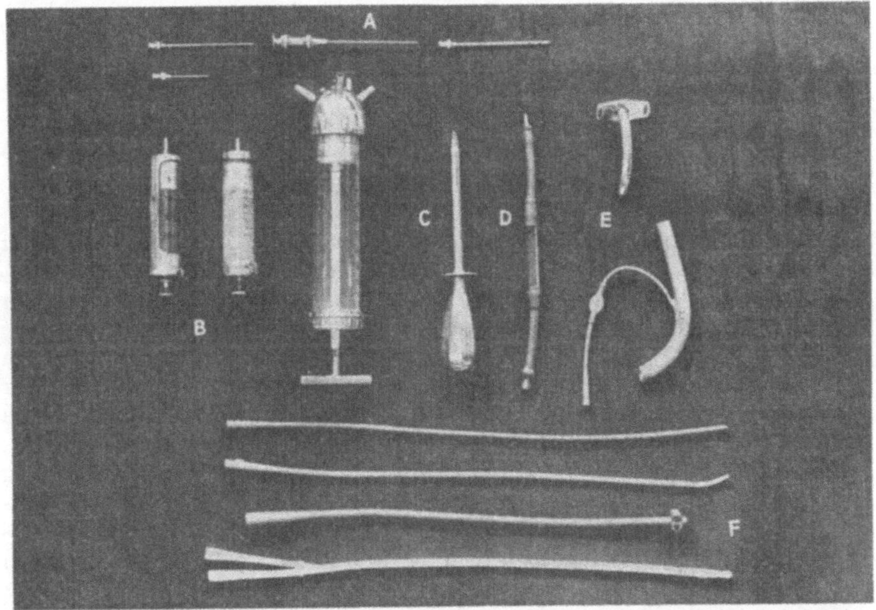


Abb. 44. Punktionsinstrumente. A Injektions- und Punktionsnadeln, Liquornadel für Lumbalpunktion (Mitte), CUSHING-Nadel (rechts). B Spritzen (Rekordspritzen, ROTANDA-Spritze). C Trokar (Aszites). D Pleura (Gummizwischenstück). E Tracheotomiekanüle (oben aus Metall, unten aus Gummi mit aufblasbarer Manschette). F Gummikatheter (NÉLATON, TIEMANN, CASPER, mit aufblasbarer Manschette nach FOLEY)

Spitze wird das ganze Instrument so genannt). Nach Einführen des Trokars wird der Stachel entfernt und die Flüssigkeit kann abrinnen.

Für verschiedene besondere Bedürfnisse wurde der Trokar umgeformt, z. B. als gebogener Blasen-Trokar. Verwandt damit ist die Doppelkanüle (Tracheotomiekanüle) für den Luftröhrenschnitt (vgl. Abb. 107). Für die künstliche Urinentleerung wurde schon in prähistorischer Zeit der heute „historische“ Metallkatheter geschaffen, aus dem die halbsteifen und weichen Katheter entwickelt wurden.

## II. Vorbereitung zur Operation

Um Wiederholungen zu vermeiden, muß hier auf die einschlägigen Abschnitte der Allgemeinen Chirurgie (Band I) verwiesen werden:

Asepsis — Antisepsis. Chemotherapie und Antibiotika. Schockprophylaxe — Blutersatz.

Schmerzbetäubung (Narkose und Lokalanästhesie).

Kreislauf — Thrombosebekämpfung — Frühaufstehen.

### A) Allgemeine Richtlinien

Zu dem *Operateur*, der auch in *schwierigen Lagen Ruhe* und *Sicherheit* zu wahren weiß, gehören *Umsicht*, *Gründlichkeit*, *Achtung vor dem Leben*, *peinliche Gewissenhaftigkeit* und *kritisches Selbsterkennen*, das mit *geschickten Händen* und *guter Organisationsgabe* gepaart ist (Bürkle de la Camp).

Die *Hilfe* des *guten Assistenten*, dessen Wert kaum überschätzt werden kann, erstreckt sich dabei von der *Vorbereitung* über die *Operation* bis zur *Nachbehandlung*. Zur kunstgerechten Vorbereitung des Patienten gehören die Durchführung aller klinischen und Laboratoriumsuntersuchungen, welche für eine sinnvolle und verantwortungsbewußte Indikationsstellung notwendig sind, ferner alle Maßnahmen, welche den Kranken operationsreif machen: Vorbereitung des Herzens, der Lunge, des Kreislaufes, des Darmes und Urogenitaltraktes. Auch die Prämedikation nach den Angaben des Anästhesisten gehört hierher. Ein Überblick von Domanig zeigt kurz zusammengefaßt die Operationsvorbereitung (Abb. 45).

#### 1. Vorbereitung des Patienten

Sie beginnt mit der seelischen Vorbereitung des Patienten für die Operation. Jeder Kranke ist für ein beruhigendes und erklärendes Wort dankbar.

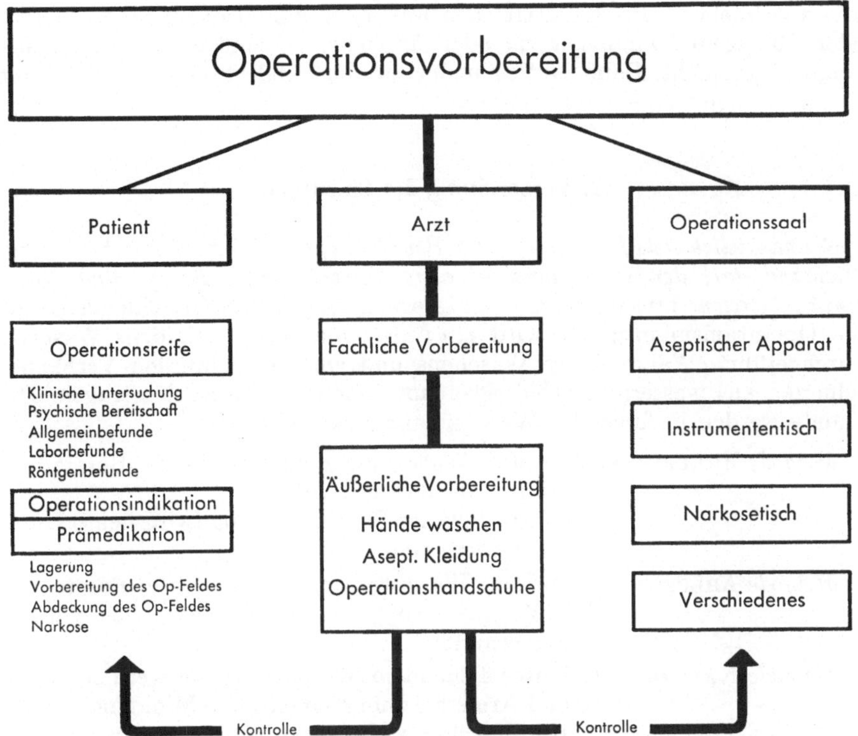


Abb. 45. Schema der Operationsvorbereitung (nach DOMANIG)

Was gesagt wird, sollte immer wahr sein; es braucht jedoch nicht alles gesagt zu werden, was wahr ist, um den Patienten nicht unnötig zu beunruhigen. Gerade vor einer Operation erwartet der Kranke, daß der Arzt für alle Fragen und Klagen ein verstehendes Ohr und ein gutes, freundliches Wort hat. Wenn er dem Kranken seine Lage und seine Krankheit mit ihren Ursachen und Heilungsaussichten erklärt und ihm menschlich entgegentritt, schafft diese Einstellung eine Atmosphäre des Vertrauens und des Geborgenseins, die sich für den weiteren Heilungsverlauf nur günstig auswirkt.

Wenn keine Gegenindikation vorhanden ist, erhält der Patient am Vorabend der Operation ein Vollbad. Das Operationsgebiet und die weitere Umgebung werden rasiert, Männer vom Op.-Wärter, Frauen von der Op.-Gehilfin. Das *Operationsfeld* selbst wird durch zweimaliges Waschen mit Wundbenzin, dann durch zweimaliges Waschen mit 70%igem Alkohol und anschließend durch Anstreichen mit 5%iger Jodtinktur, Sepsotinktur oder 10%igem Tanninspiritus oder ähnlichen Desinfizientien möglichst keimfrei gemacht. Dann Auflegen der sterilen Abdecktücher, welche mit Tuchklemmen festgehalten werden.

## 2. Vorbereitung des Chirurgen

*Grundsätzlich stets Handpflege und Bewahrung der Hand vor Beschmutzung. Niemand darf den Operationssaal ohne Gesichtsmaske, Kappe und Überschuhe betreten.* Das Aufsetzen der sterilen Kappe und Gesichtsmaske für die Operationsmannschaft wird entweder vor oder nach dem Waschen durchgeführt. Während des Waschens und Operierens werden Vorhängeschürzen aus wasserundurchlässigem und leichtem Material getragen. Die Hände werden in folgender Weise keimfrei gemacht:

*Methode* FÜRBRINGER: 10 Min. Warmwasser, neutrale Seife, Bürste
3 Min. 70—80%iger Alkohol
3 Min. ½‰ige Sublimatlösung (wird heute kaum mehr verwendet).

*Methode* AHLFELD: 10 Min. Warmwasser, neutrale Seife, Bürste
3 Min. 70—80%iger Alkohol (wird heute meist angewandt).

*Methode* KABOTH:

1. Unter fließendem, warmen Wasser werden Hände und Arme bis zum Ellenbogen 5 Min. lang geseift. Handflächen und Nägel gebürstet. Dabei wird systematisch vorgegangen. Zuerst die Finger, dann die Handflächen, danach Handrücken, zuletzt Arme bis zum Ellenbogen.
2. Nach den ersten 5 Min. folgt die Nagelreinigung. An diese schließt sich ein nochmaliges 5 Min. langes Waschen der Hände und Arme an. Es folgt ein gründliches Abspülen der Seife.
3. Steriles Abtrocknen der Hände und Arme.
4. 5 Min. langes Waschen mit einem Lappen in 1%iger Sagrotan- oder Cetavlonlösung.
5. Abtrocknen der Hände und Arme mit sterilen Handtüchern.

*Desinfektion mit Hexachlorophen:* Meist in Form von hexachlorophenhaltigen Seifen oder Lösungen (Gammonseife, Arztseife Beiersdorf, Phiso-Hex usw.). Meist 2 × 2 oder 3 Min. Waschzeit. Das Mittel soll als bakteriozider oder bakteriostatischer Film auf der Haut verbleiben und eine Dauerwirkung entfalten (heute ebenfalls viel verwendet).

*Andere Desinfektionsmittel:* Phenole, höhermolekulare Aminosäuren, Dichloralkohol u. ä. (Sagrotan, Cetavlon, Lavasept, Zephirol, Rapidosept, Tegolan u. a.). Vereinzelt in Kombination mit Wasser-Seifen-Waschung oder auch allein gebraucht.

Sind die Hände gewaschen und desinfiziert, werden Operateur und Assistenten in *sterile Mäntel gekleidet,* welche der Sterilisiertrommel unmittelbar vorher von der Operationsschwester entnommen werden. Dann werden die Gummihandschuhe angezogen, wobei die Op.-Schwester durch Entgegenhalten der offenen Gummihandschuhe und Überstreifen derselben über den Mantelärmel am Handgelenk bds. mithilft. Manchmal ist bei lang dauernden Operationen ein Handschuhwechsel notwendig. *Beim Anziehen ist darauf zu achten, daß die freie, unbedeckte Hand den zuerst angezogenen Handschuh nicht berührt.*

### 3. Vorbereitung des Operationssaales

Über die Einrichtung und Reinhaltung des Op.-Saales siehe ORATOR-KÖLE: Allg. Chirurgie.

Vor der Operation überzeugt sich *der Assistent,* ob alle Vorbereitungen, auch für evtl. auftretende Komplikationen, getroffen wurden. *Der Assistent muß wissen, was zur Operation gebraucht wird und muß den Verlauf des Eingriffes kennen.* Er überzeugt sich von der Vollständigkeit des Instrumentariums, wobei er das Ausmaß des letzteren mit der Op.-Schwester vorher bespricht und veranlaßt, daß die *Röntgenaufnahmen des Patienten vor dem Röntgenschaukasten hängen und die Krankengeschichte während der Operation im Op.-Saal greifbar ist.* Unerläßlich ist weiterhin ein ständig waches, kontrollierendes Auge auf den gesamten aseptischen Apparat des Operationssaales überhaupt.

## B) Lagerung

Eine *richtige und zweckmäßige Lagerung trägt wesentlich zum Gelingen des operativen Eingriffes bei. Die flache, horizontale Rückenlage* wird für Operationen an der Vorderseite des Rumpfes angewandt, wobei durch Bedienung des Operationstisches und untergeschobene, mit Watte gefüllte Plastikrollen die einzelnen Regionen besonders hervorgehoben werden.

Operationen in den vorderen oder seitlichen Teilen des *Halses* werden in Überstreckung der Halswirbelsäule bei nach seitlich gedrehtem Gesicht ausgeführt. Bei Eingriffen am *Thorax* wird die Lagerung so ausgeführt, daß die Rippen der zu operierenden Seite auseinandergedrängt werden, was durch untergeschobene Rollen und Hochkurbeln des Mittelteiles des Operationstisches verstärkt werden kann. Starke Gurten verhindern ein Abgleiten. Bei Operationen im *Unterbauch* wird das Becken höher gelagert und zur *Nierenfreilegung* wird die Lendengegend so abgeknickt, daß der Abstand zwischen Beckenkamm und unterem Rippenbogen möglichst groß wird.

Für Eingriffe auf der *Dorsalseite* wird der Patient in Bauch- oder Seitenlagerung gebracht.

Die *Extremitätenoperationen* werden meist in Abduktionsstellung ausgeführt. Die *Steinschnittlagerung* ist für den Zugang zum Damm, After und zu den weiblichen äußeren Genitalien bestens geeignet. Bei der Lagerung ist darauf zu achten, daß nur der Körperteil des Operationsbereiches entblößt, der übrige Körper aber gegen Abkühlung durch Tücher bzw. Decken bedeckt ist.

Sind *Umlagerungen* während einer Operation notwendig, sind sie *langsam, vorsichtig, unter Wahrung der Asepsis und größter Schonung des Kreislaufes* vorzunehmen.

Von Bedeutung ist ferner eine entsprechende *Höhe des Operationstisches*, die der Größe von Operateur und Assistent angepaßt ist und mittels der Öldruckpumpe leicht erzielt werden kann. *Der Operationstisch soll vor Beginn der Operation die entsprechende Höhe und evtl. seitliche Drehung aufweisen.*

## C) Beleuchtung

Da das Tageslicht nicht ausreicht, ein tiefes Operationsgebiet zur Zufriedenheit auszuleuchten, wird eine *künstliche Beleuchtung* verwendet. Die Operationslampe gibt ein schattenloses künstliches Licht, das unmittelbar in das Operationsgebiet gelenkt wird. Um eine Reflexstrahlung des einfallenden Lichtes, besonders bei weißer Wäsche, zu vermeiden, wird die Operationswäsche blau oder grün gefärbt. Wir verwenden *dunkelgrüne Operationswäsche*, wodurch einerseits das tiefe Operationsgebiet besser ausgeleuchtet und andererseits das Auge wegen Fehlens der grell beleuchteten weißen Wäsche nicht geblendet wird.

# III. Vom richtigen Assistieren

## A) Grundbegriffe der Operationstechnik

Jeder operative Eingriff verläuft im allgemeinen nach einem vorher gefaßten Plan, der allen bei der Operation Mittätigen bekannt sein muß. Den meisten Operationen liegt ein „typisches", durch die Erfahrung als geeignet angesehenes Vorgehen zugrunde, das von Fall zu Fall gewisse Abweichungen erfordert.

Das Vorgehen teilt sich in folgende, meist typisch verlaufende Operationsakte:

1. Durchtrennung von Haut und Subkutangewebe, Faszie und Muskulatur bis zum Operationsgebiet
2. Blutstillung in den durchtrennten Schichten
3. Eröffnung des Peritoneums, Pleura etc. und Ausführung der eigentlichen Operation: Präparation, Unterbindung, Resektion, Exstirpation usw.
4. Blutstillung nach dem durchgeführten Eingriff am Orte
5. Verschluß der Wunde in Schichten.

Der *Hautschnitt* soll nicht zu groß, aber auch nicht zu klein angelegt werden. Dabei wird die Haut durch den linken Daumen und Zeigefinger gespannt. Nach Möglichkeit werden beim Hautschnitt die LANGERschen Spaltlinien berücksichtigt (Abb. 57). Die Spaltung der darunterliegenden Gewebe soll in der gleichen Ausdehnung erfolgen, damit sich das Operationsfeld mit zunehmender Tiefe nicht trichterförmig verengt.

Das *scharfe Vordringen* mit dem Messer parallel dem Faserverlauf von Faszie und Muskulatur, Gefäßen oder Nerven, ist gewebeschonend, aber nur dann ungefährlich, wenn der Operateur über die Topographie genauestens Bescheid weiß. In der Nähe von Gefäßen und Nerven ist die stumpfe Präparation nach scharfer Durchtrennung der Bindegewebsscheiden in der Verlaufsrichtung angezeigt. Zu dieser stumpfen Präparation verwendet man die geschlossene anatomische Pinzette, die KOCHER-Sonde, den Stieltupfer und die Schere, welche geschlossen in das Gewebe eingeführt wird, um dann durch ihr Öffnen das Gewebe zu spreizen. Um durch den Schluß der Schere keine Verletzungen zu setzen, wird sie gespreizt aus dem Wundgebiet gezogen. Der Erfahrene wird beide Arten des Vordringens in die Tiefe verwenden, um das operative Ziel zu erreichen. Bei allen Eingriffen wird so schonend wie nur möglich vorgegangen und anatomische Gegebenheiten weitgehendst berücksichtigt; je weniger das Gewebe traumatisiert wird, um so geringer die Blutung, Infektionsbereitschaft und Thrombosegefahr und um so günstiger und rascher die Heilung.

Nach *beendigtem Eingriff* werden die einzelnen Gewebsschichten in möglichst anatomischer Weise durch Naht wieder vereinigt. Nicht jede Wunde darf *primär* geschlossen werden, z. B. Eiterungen, Phlegmonen und jauchige Tumoren; stark absondernde Wunden werden dräniert und trotz genauer Blutstillung noch blutende Wunden tamponiert.

Beim *Operationskurs an der Leiche* muß ein langärmeliger Operationsmantel und darüber eine Gummischürze getragen werden. Zum Schutze der Hände trägt die Operationsmannschaft Gummihandschuhe.

## B) Hilfe während der Operation

### 1. Stellung am Operationstisch

Vorbedingung für gutes Assistieren ist der richtige Standort der Assistenten am Operationstisch. Im allgemeinen steht der erste Assistent gegenüber dem Operateur. Bei größeren Eingriffen steht der 2. Assistent auf der linken Seite des Operateurs, während die Instrumentarin ihren Platz an der linken Seite des 1. Assistenten hat (Abb. 46). Dieser Aufbau entspricht dem

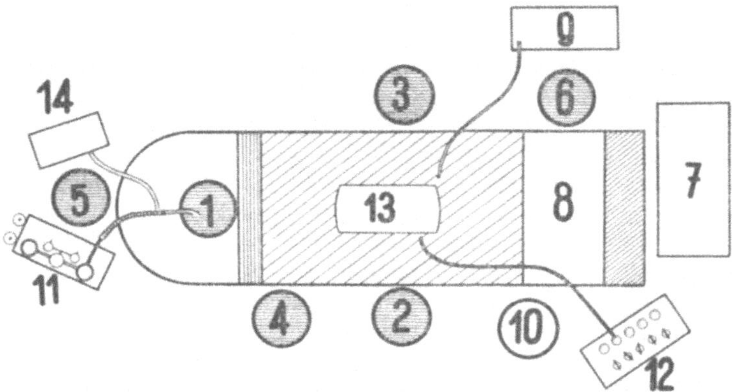


Abb. 46. Stellung der Operationsgruppe und der gebräuchlichen Apparate bei Bauchoperationen, wie sie in unserem Operationssaal üblich ist. 1 Patient. 2 Operateur. 3 1. Assistent. 4 2. Assistent. 5 Anästhesist. 6 Operationsschwester. 7 großer Instrumentenvorratstisch. 8 Instrumentenübertisch. 9 elektrischer Saugapparat. 10 Schüssel für Desinfektionslösung (Cetavlon, Sublimat o. a.) 11 Anästhesieapparat mit Narkosetisch. 12 Diathermiegerät (Siemens Radiotom). 13 Operationsfeld. 14 elektr. Saugapparat für den Anästhesist.

Regelfall und ist auf die freie Beweglichkeit der rechten Hand des Operateurs eingerichtet. Er ändert sich z. B. bei linksseitigen Eingriffen oder solchen im Becken, bei denen der Operateur links vom Patienten steht. Die Haltung der Operierenden soll aufrecht sein, da der Körper in gebückter Stellung vorzeitig ermüdet.

## 2. Allgemeine Forderungen an den Assistenten

Um *gut zu assistieren*, ist ein großes Maß angeborener und durch Übung erworbener Geschicklichkeit und eine zarte, gleichwohl zielsichere Hand erforderlich; dazu gehören stete Aufmerksamkeit und Anpassungsfähigkeit an den Operateur, wobei es meist einer gewissen Zeit bedarf, bis Operateur und Assistenten aufeinander eingespielt sind. Möglichst Vermeidung jedes Wortes, zumal aus Asepsisgründen (Tröpfcheninfektion. Gefahr des Nasen-Rachenraumes!). Die Anordnungen an die Assistenten erfolgen durch Zeichen mit den Händen, besondere Wünsche werden kurz und knapp an die Umgebung weitergegeben. *Eine gut eingearbeitete Gruppe verständigt sich ohne viel Worte.* Es gehören ferner dazu Geistesgegenwart bei unerwarteten Zwischenfällen, Fähigkeit zum Improvisieren und ein Ineinanderarbeiten der beiden Hände (häufiger Handwechsel erforderlich). Um gut und flink zu assistieren, muß man wenigstens theoretisch die Technik des beabsichtigten Eingriffes, auch die dabei möglichen Zwischenfälle und die dann erforderlichen Maßnahmen kennen.

Bei einem *operativen Eingriff* muß rasch *gearbeitet werden; langsames Operieren* ist für den Patienten von *Nachteil*, da der Blutverlust steigt und eine längere Anästhesie erforderlich ist, womit der Operationsschock vergrößert wird und außerdem die Infektionsgefahr zunimmt. Es darf aber die *Sorgfalt der Arbeit selbstredend* nicht *leiden.* Zeit kann man vor allem bei routinemäßigen Verrichtungen wie Nähen, Unterbinden, Knüpfen usw. einzusparen suchen, wobei insbesondere der 1. Assistent viel dazu beitragen kann.

Das Hauptgebot für den Assistenten ist, dem Operateur nicht im Wege zu sein und ihm nicht das Feld zu versperren; der Assistent darf nicht mit seinen Hilfshandgriffen die Tätigkeit des Operateurs kreuzen. *Das Blickfeld des Operateurs freizuhalten, ist seine Aufgabe.* Die Augenobjektlinie des Operateurs muß er bei allen Handreichungen zu *umgehen wissen.*

## 3. Eigentliche Hilfeleistungen des Assistenten

Nach Möglichkeit sollen die *Hände außerhalb des Operationsfeldes bleiben* und die Bewegungen sollen sparsam und zweckentsprechend sein. Die *Wunde* soll nur *mit Instrumenten* berührt werden, nach Möglichkeit nicht mit den Fingern. Beim Vorgehen in die Tiefe hebt die Pinzette des Operateurs die Gewebe an, während der Assistent das gleiche von der gegenüberliegenden Seite mit seinem Instrument tut. Zwischen den beiden Instrumenten erfolgt die Durchtrennung; der Assistent folgt mit seinem Instrument schrittweise dem des Operateurs. Er sorgt für die Entfaltung der Wunde durch das *Halten der Wundhaken*, sofern dies nicht durch selbsthaltende Sperrhaken oder Gewichtshaken ersetzt werden kann. Die *Wundhakenform* muß den lokalen und individuellen anatomischen Besonderheiten und der Tiefe des Operationsfeldes angepaßt sein; *richtiges Einsetzen, dosierte Zugspannung* und *beste Zugrichtung* sind *erforderlich.*

### *Hilfe bei der Blutstillung*

Das *Wegtupfen* von Blut geschieht mit Stieltupfern oder freien Tupfern; bei starker Blutung ist die Verwendung des *Saugers* günstiger. Eingelegte Streifen sind durch eine daran angebrachte Schnur mit Metallring am Ende, welche aus der eröffneten Leibeshöhle herausragt, gesichert. Durch solche Tupfer soll einerseits der Wundgrund trockengelegt werden, so daß die blutenden, evtl. spritzenden Gefäße deutlich zur Ansicht kommen und mit Gefäßklemmen gefaßt werden können, während andererseits Blutungen aus kleineren Gefäßen durch Kompression zum Stillstand gebracht werden; Kompression mit heißen Kochsalztupfern für einige Sekunden. Damit die *Tupfer nicht verlorengehen*, müssen sie nach Gebrauch sofort weggeworfen und auf einem Metallständer zur *Zählkontrolle* aufgehängt werden.

### *Tupferkontrolle*

Vor dem Verschluß einer Leibeshöhle (Peritoneum, Pleura) muß von der Schwester nachgezählt worden sein, ob alle eingebrachten Tücher, alle kleinen und großen Streifen und Tupfer wieder entfernt wurden. Die Schwester meldet: „*Tupfer stimmen*“.

### *Ligaturen*

Beim *Abligieren* muß die Klemme richtig gehalten — das Maul muß herausgedrängt werden, wie auf S. 6 beschrieben — und abgenommen werden, wenn die erste Fadenschlinge vom Operateur eben fest angezogen ist; nach Vollendung des Knotens folgt das Abschneiden der Fäden.

### *Freie Sicht tiefer Wundabschnitte*

Führt die Operation in die Tiefe der Körperhöhle, ist es notwendig, daß der Assistent — ebenso wie der Operateur — mit den anatomischen und physiologischen Verhältnissen vertraut ist, um in richtiger Weise die anliegenden Gebilde mit Streifen, tiefen Wundhaken und Stieltupfern beiseite zuhalten, so daß gerade die erforderlichen Schichten und Gewebsspalten entfaltet werden, wo sich der betreffende Operationsakt abspielt.

*Fadenführung bei fortlaufenden Nähten*

Bei Magen- und Darmoperationen, aber auch bei der Peritonealnaht usw. muß sich der Operateur darauf verlassen können, daß der lange Faden der fortlaufenden Naht vom Assistenten zart und doch in erforderlicher Spannung und richtiger Zugrichtung dauernd gehalten und beim Fortführen der Naht in richtiger Zusammenarbeit mit dem weiternähenden Operateur rechtzeitig losgelassen und wieder gefaßt wird.

*Hilfe bei der Hautnaht*

Bei der Hautnaht ist wegen der Wichtigkeit genauester Adaption der Wundränder die Hilfe des Assistenten besonders wichtig. Manche Wunden legen sich sehr gut mit Epidermis und Kutis regelrecht aneinander, wenn die Assistenz in den zwei Wundecken je ein einzinkiges Häkchen einsetzt und die Wunde spannt. Im übrigen muß mit einer oder zwei zarten chirurgischen Pinzetten für genaue Adaption der Wundränder gesorgt werden.

Bei großen Eingriffen nimmt der zweite Assistent dem ersten einen Teil seiner Aufgaben ab, während der dritte Assistent die des zweiten übernimmt (vorwiegend Halten der Wundhaken).

## IV. Darstellung der vier Grundoperationen an der Körperoberfläche

### A) Versorgung frischer Verletzungen - Wundnaht

Über die Lehre von der Wunde und Wundbehandlung vgl. ORATOR-KÖLE: Allg. Chirurgie und Chirurg. Unfallkunde.

Für die *Zufallswunden des Friedens*, welche innerhalb der ersten 6—8 Stunden zur Behandlung kommen, wird die *Wundexzision* nach FRIEDRICH ausgeführt. Sofern die Voraussetzungen einer ungestörten Wundheilung gegeben sind, wird die Wunde genäht, sei es durch eine sofortige *primäre Naht*, deren Indikation durch Sulfonamide und Antibiotika erweitert wurde, sei es nach mehrtägiger Beobachtung und günstigem reaktionslosen Verlauf durch eine *Sekundärnaht* (NUSSBAUM) oder „*verzögerte*" *Naht*. Jede Wundnaht erfolgt in Form weitgesetzter Einzelknopfnähte (Abb. 25). Ist eine ungestörte primäre Wundheilung nicht zu erwarten (Blutung, Sekretion), kann ein Dränrohr in das Wundgebiet eingelegt werden, das durch eine gesonderte Stichinzision nach außen geleitet wird.

## B) Abszeßspaltung

Für die *kunstgerechte Abszeßspaltung* gelten folgende Richtlinien:

Für die Lage des Hautschnittes beachte

1.) die Gestalt und Ausdehnung der eitrigen Erweichung;
2.) die Verlaufsrichtung naheliegender Muskel, Nerven- und Gefäßbündel. Der Schnitt wird meist parallel dazu gelegt.
3.) In zweiter Linie entscheidet die Rücksicht auf die Spaltrichtung der Haut. Nur in der Spaltrichtung gelegene Narben heilen zart; quergestellte werden etwas breit gezogen (vgl. Abb. 57).

Die Abszeßeröffnung geschieht über der Kuppe des Einschmelzungsprozesses, verläuft mehr gegen den Abhang der Schwellung zu, um guten Abfluß — ohne Eiterretention — zu gewährleisten.

Die kunstgerechte Abszeßeröffnung wird von dem weniger Erfahrenen zweckmäßigerweise in zwei Akten ausgeführt:

Mit dem *Skalpell* (in *Geigenbogenhaltung* oder in Schreibfederhaltung wie beim anatomischen Präparieren) wird in entsprechender Länge die Haut bis zum Subkutangewebe durchtrennt (Abb. 47), aber auch *nur* die Haut! Der Unerfahrene unterschätzt meist den Widerstand der Kutis und setzt oft unzulängliche „Mikro"-Schnitte, die den Abszeß kaum anritzen.

Um beim weiteren Vorgehen in die Tiefe in dem unübersichtlichen, weil ödematösen und hyperämisch-blutreichen Gewebe der Abszeßumgebung keine unerwünschte Nebenverletzung zu setzen, dringt man nun mit einem stumpfen Instrument — einer geschlossenen, nicht zu plumpen *Kornzange* — in den Abszeß vor. Die Kornzange wird mit *gezielter* Kraft (wiederum um keine unnötige Nebenverletzung zu setzen oder tiefere Gebilde zu gefährden!) an der Stelle der stärksten Fluktuation vorgestoßen. Sobald sich Eiter entleert, wird mit mildem Druck die Kornzange gespreizt (Abb. 48) und diese mit eröffneten Branchen zurückgezogen. Vorsichtige Austastung mit dem gummibehandschuhten Finger. Einlegen von weichen Gummihalbrinnen oder Kautschukstreifen. Bei Blutung Jodoform- oder Silberchloridgazestreifen.

Bei vielen Abszessen ergibt sich bei der einfachen Inzision die Gefahr, daß frühzeitige Hautwundverklebung zu neuerlicher Eiterretention führt.

Es ist dann besser, ovaläre Hautstreifen wegzunehmen, um den Abszeß für längere Zeit offen zu halten (ovaläre *Lochinzision* KIRSCHNER). Man nimmt zu diesem Zweck nach Ausführung der Inzision einen entsprechend breiten halbmondförmigen Streifen des Hautrandes an einer oder beiden Seiten mit der Schere oder mit dem Skalpell fort. Bei größeren, buchtigen Abszessen kann auch eine *Gegeninzision* erforderlich werden, die am tiefsten Punkt auf die von innen vorgedrängten Kornzangenspitzen geführt wird; vgl. bei Kniegelenksempyem.

Für die *Abszeßspaltung sind folgende Instrumente* erforderlich: Messer, Schere, Kornzange, einige Klemmen, Gummidrän und Streifen.

Vorteilhaft ist es auch, die Abszeßeröffnung elektro-chirurgisch vorzunehmen. Vorsicht in der Nähe von Gefäßen und Nerven! *Furunkel* werden — wenn konservativ (Ruhigstellung, Wärme, Pasta plumbi, Umspritzung mit Antibiotika etc.) keine Heilung erzielt wird — mit dem Skalpell eröffnet. *Gesichtsfurunkel* werden konservativ behandelt: Antibiotika, Pasta plumbi, Wärme, strenge Bettruhe, u. U. kleine Stichinzision elektrochirurgisch. Große reife *Nackenkarbunkel* werden mit dem elektrischen Messer breit in toto exstirpiert. Das gleiche gilt für große *Schweißdrüsenabszesse.* Die Behandlung der praktisch so wichtigen Finger- und Handeiterungen läßt sich, was die Technik der Hautschnitte anbelangt, an der Leiche sehr gut üben. Schnittführungen vgl. Abb. 74. Für Parulis und Mundbodenphlegmone vgl. Abb. 118; für Peritonsillarabszeß Abb. 117. Die typische Schnittführung bei den so häufigen Brustdrüseneiterungen zeigt

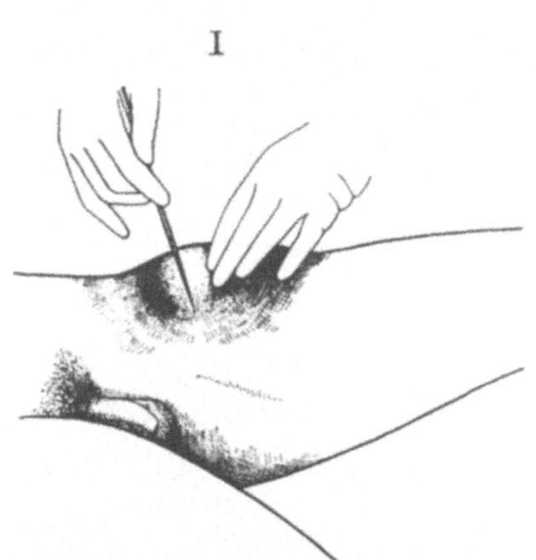


Abb. 47. Abszeßeröffnung I: Hautschnitt

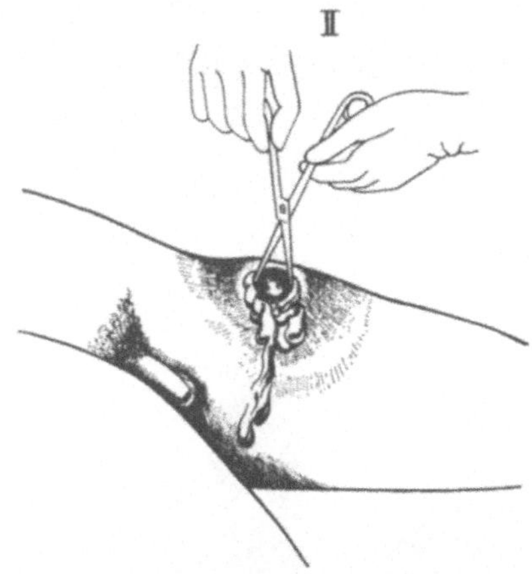


Abb. 48. Abszeßeröffnung II: Gezieltes Einstoßen der Kornzange, dann Spreizen derselben

Abb. 119. Stets muß für die Eiterableitung (Dränage) an die Schwerkraftwirkung gedacht werden. Die Dräns bzw. die Dränhalbrinnen sind stets nach unten herauszuleiten. Für die sonstigen typischen Abszesse vgl. ORATOR-KÖLE: Spezielle Chirurgie, Abschnitte Empyem, Peritonealabszesse, paranephritischer Abszeß.

*Eitrige Bursitis.* Häufig ist die Vereiterung der präpatellaren Schleimbeutel und der Bursa olecrani. Die Eröffnung erfolgt durch 2 seitliche Längsschnitte, dann werden 2 weiche, bleistiftdicke Gummihalbdräns quer durchgezogen, die meist schon nach 3—5 Tagen entfernt werden können.

## C) Exzision kleiner Geschwülste

Lipome, Atherome, Warzen, Spinaliome u. a. Die Eingriffe werden in örtlicher Betäubung meist mit einer ovalären Hautumschneidung ausgeführt. Mit ½- bis 1%iger NSL. (Novocain-Suprarenin-Lösung) infiltrieren wir von 2 oder mehr Hautquaddeln aus — vgl. Abb. 49 und ORATOR-KÖLE: Allg. Chirurgie — entsprechend dem Hautschnitt die Kutis und unterspritzen die Geschwulst im Bereiche des darunterliegenden Subkutangewebes.

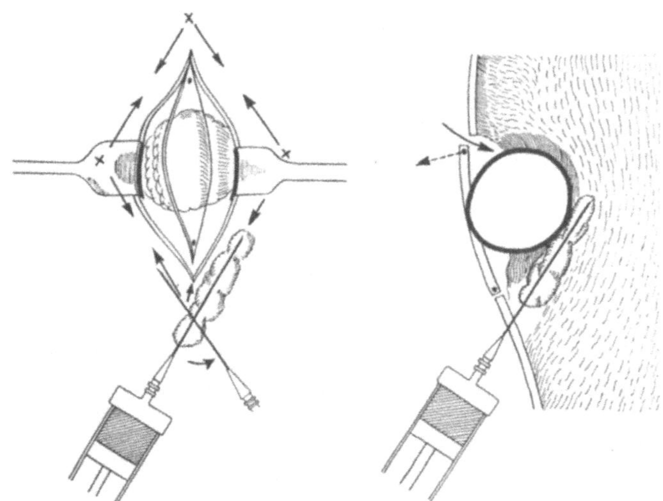

Abb. 49. Atheromoperation in Aufsicht und im Schnitt. Örtliche Umspritzung (sog. HACKENBRUCHscher Rhombus) und pyramidenförmige Unterspritzung von 4 Hautquaddeln aus. Ovaläre Umschneidung einer Hautspindel über der Kuppe, scharfe Lösung des Atheroms aus dem Subkutanfett

*Atherome* (Abb. 49). Vor allem an der behaarten Kopfhaut: Umgebung sorgfältig ausrasieren! Örtliche Betäubung (Unterspritzung) wie oben angeführt. Sorgfältige Präparation erforderlich, um ein vorzeitiges Platzen des Zystenbalges zu verhindern. Die „Wurzel" des Atheroms: die gespannte, meist äußerst verdünnte Haut an der Kuppe des Tumors wird als ovalärer Lappen umschnitten und samt dem Atherom entfernt. Die spitzen Enden dieses zu opfernden Hautlappens ergeben gute Zügel, um das Atherom bei der Präparation anzuheben (Abb. 49 rechts). Die Zyste muß teils stumpf, teils scharf (mit Skalpell oder gebogener Schere) in ihrer ganzen Peripherie aus der Bindegewebshülle schrittweise freipräpariert werden. Der ganze Atherom-Zystensack muß exakt entfernt werden, um ein Rezidiv zu verhindern. Kleine (bis bohnengroße) Atherome lassen sich nach vorsichtiger Hautdurchtrennung gut mit einem kleinen Elevatorium herausheben.

*Warzen* und kleine *Spinaliome* werden unter ovalärer Umschneidung in gesunder Haut, bei Verdacht auf Malignität mindestens 1 cm von der Erkrankungsgrenze entfernt, ausgeschnitten. Lokalanästhesie wie oben, Blutstillung, Hautnaht mit Knopfnähten. Besondere Sorgfalt erfordern alle *pigmentierten* Warzen und Hautmäler. Lokalanästhesie weit im Gesunden. Bei der Operation soll die Pigmentwarze nicht gequetscht und überhaupt nicht berührt werden. Ihre Entfernung soll dem Erfahrenen überlassen bleiben, nach Möglichkeit vorher Rücksprache mit dem Dermatologen bzw. Radiologen wegen einer evtl. prophylaktischen Vorbestrahlung.

Das umschriebene *Lipom* ist in der Regel leicht aus der Umgebung stumpf auszulösen, wenn man in der richtigen Schicht der Bindegewebskapsel vordringt. Der Hautschnitt, meist mit Opferung eines ovalären Hautstückes, wird in der Längsachse der Geschwulst gelegt. Der Gefäßstiel ist im Verhältnis zur Größe des Lipoms dünn.

Die schnellste Entfernung der Lipome gibt die Methode v. HACKERS (Abb. 50): Nach örtlicher Betäubung Längsschnitt durch Haut *und* Ge-

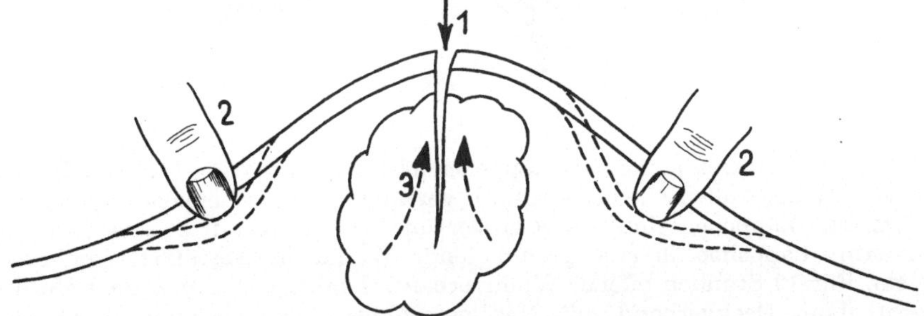


Abb. 50. Lipomoperation (v. HACKER): Längsspaltung von Haut und Geschwulst 1, auf Fingerdruck 2 schnellt das Lipom heraus 3; Ligatur des Gefäßstieles; lockere Hautnaht

schwulst; ein Daumendruck läßt die gespaltene Geschwulst vor die Haut schnellen. Unterbindung des Gefäßstieles, Hautnaht; allenfalls für 24 Stunden ein Gummistreifen am tiefsten Wundwinkel.

*Hämangiome.* Kleinere (Häm. simplex) werden mit Radiumpunktur behandelt, größere (Häm. cavernos.) werden weit im Gesunden exzidiert, dann wird der Defekt plastisch gedeckt.

## D) Plastische Deckung

Bei Entfernung von Geschwülsten oder nach Verletzungen zurückbleibende Defekte müssen plastisch gedeckt werden.

### *1.* Reverdin-*Läppchen* (1869)

Überpflanzung von halbpfennigstückgroßen Epidermis- und Kutisläppchen: Mit einer Nadelspitze wird die Haut angestochen, hochgehoben und mit dem Skalpell abgetragen (Abb. 51a und b); nebeneinandergesetzt kann so auch ein großer Defekt gedeckt werden (Abb. 51c). Kommt heute seltener zur Anwendung.

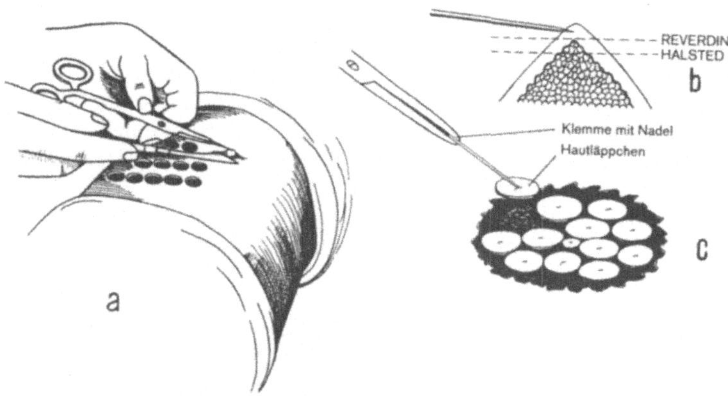


Abb. 51. a Übertragung von Hautläppchen nach Reverdin, 4—6 mm im Durchmesser, von der Außenseite des sorgfältig gereinigten Oberschenkels entnommen. b Halsted-Läppchen sind etwas größer und tieferreichend. c Einsetzen von Reverdin-Läppchen in eine granulierende Wunde in Abständen von etwa ½ cm. Für 12 Stunden offener Wundverband (Drahtgitter mit dünner steriler Gaze), dann Deckverband mit NaCl-getränkter Gaze oder von vornherein Jelonet-Gaze (Balsam. peruv. 10.0, Ol. Olivar. 10.0, Vasel. alb. ad 1000.0 auf Netzstoff). Das wuchernde Epithel ist am 3. Tag meist erkennbar und nach etwa 3 Wochen ist der Defekt gut überhäutet

### *2.* THIERSCH-*Lappen* (1886)

Verpflanzung oberflächlicher Hautpartien, wobei der Schnitt flach durch die Epidermis geführt wird (0,4 mm), so daß an der Entnahmestelle von den Anhangsgebilden der Haut (Drüsen und Haare) genügend Epithel für die Regeneration der Epidermis zur Verfügung steht. Heute instrumentell erleichtert durch das HUMBY-KNIFE (verbessertes THIERSCH-Messer) und das *Dermatom*. Der Vorteil des THIERSCH-Lappens ist günstige Anheilung, der Nachteil starke Schrumpfung und Verfärbung.

### *3. Spalthaut-Lappen (Split-Skin-Grafts)*

Wird durch im Korium gelegene Schnitte abgelöst (0,8—1,0 mm). Großflächiger Hautersatz im Gesicht (Skalpierungsverletzungen, Hämangiome). Er vereinigt die Vorteile des THIERSCH- und WOLFE-KRAUSE-Lappens ohne deren Nachteile. Instrumente zur Entnahme: Dermatom nach PADGETT-HOOD, Dermatom nach SCHUCHARDT, Vakutom nach BARKER, Elektrodermatom nach BROWN.

### *4. Vollhaut-Lappen* (WOLFE-KRAUSE) (1,2—1,5 mm)

Nachteil: Unsichere Anheilung, Vorteil: Vollwertige Haut.

### *5. Kutis-Subkutis-Plastik nach* REHN

### *6. Hautrand-Mobilisierung*

Für tiefer reichende Defekte dient die Hautrand-Mobilisation mit Hautverschiebung, allenfalls mit seitlichen Hilfsschnitten; ferner die Hautlappenverschiebung, oft unter gleichzeitiger Opferung der sog. BUROWschen Dreiecke (Abb. 52).

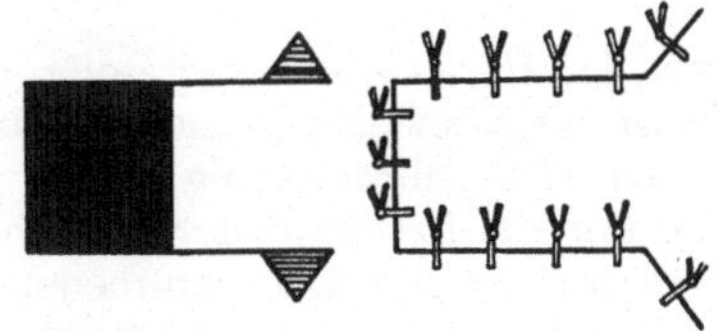

Abb. 52. Defektdeckung (schwarz) durch Hautlappenverschiebung unter Opferung der BUROWschen Dreiecke (schraffiert) an der Lappenbasis

### *7. Gedrehter gestielter Lappen*

Die Deckung einer dreieckigen Lücke durch bogenförmige ein- oder doppelseitige Hilfsschnitte (Abb. 53) leitet über zu gedrehten gestielten Lappen (Abb. 54).

### *8. Henkelstiel- oder Rollappenplastik*

Die weitere Entwicklung zur Henkelstielplastik (Abb. 55) und zum Kipp- und Wanderlappen erfordert besondere Erfahrung. Der Vorteil der Henkelstiel- oder Rollappenplastik liegt darin, daß eine Lappenschrumpfung dabei weniger zu befürchten ist, eine Sekundärinfektion kaum eintritt und etwa erforderliche Knochen- oder Knorpeltransplantate gut einheilen.

### *9. V-Y-Eingriff*

Grundsätzliche Bedeutung besitzt der V-Y-Eingriff, der je nach Bedarf eine Verlängerung oder Verkürzung hervorzurufen vermag (Abb. 56).

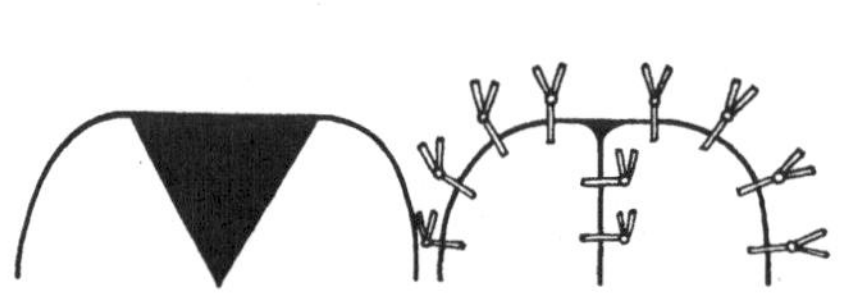

Abb. 53. Defektdeckung durch Hauptlappenverschiebung

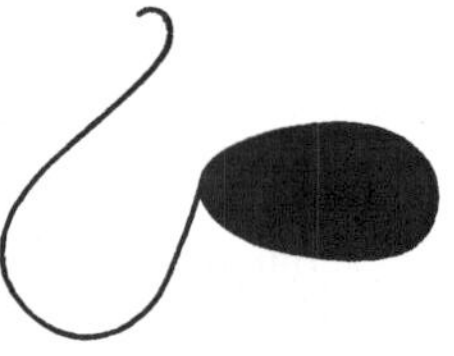

Abb. 54. Defektdeckung durch Drehung eines gestielten Lappens

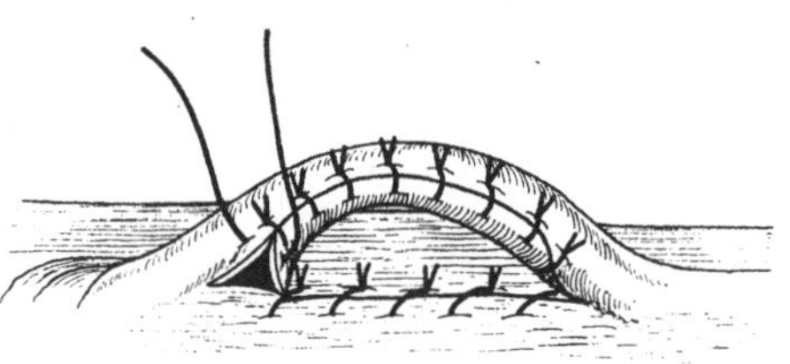

Abb. 55. Henkelstiel- oder Rollappenplastik. Der beidseitig gestielte Visierlappen wird röhrenförmig in sich vernäht und der Defekt an der Entnahmestelle primär durch Zusammenziehen der Hautränder verschlossen

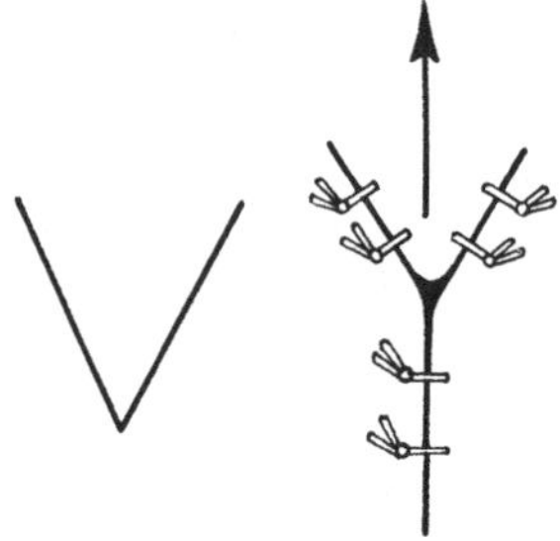

Abb. 56. V-Y-Eingriff. Der durch den V-Schnitt umgrenzte Hautlappen rückt nach oben (Richtung des Pfeiles). Die Wunde wird zu einem Y vernäht

# Operationen an den Gliedmaßen und ihren Wurzeln

## I. Weichteiloperationen an den Gliedmaßen

### A) Allgemeines über Gefäßunterbindungen

*Die Anzeigen zu den Gefäßunterbindungen* lassen sich in drei Gruppen zusammenfassen:

#### 1. Therapeutische Unterbindung

Zur Blutstillung, am häufigsten nach Verletzungen oder nach Arrosionsblutungen infolge entzündlicher Einschmelzung der Gefäßwand (septische Nachblutung bei Phlegmone, Gangrän, Verbrennung u. a.) oder bei Tumorzerfall.

Bei Verletzung großer Gefäße ist, wenn irgend möglich, die Gefäßnaht anzustreben (siehe Seite 20).

Im übrigen ist bei Verletzungsblutungen die Unterbindung der spritzenden Gefäße an der Stelle der Blutung, also *in der Wunde*, am zweckmäßigsten. Die Blutstillung „am Orte der Not“ — loco necessitatis, d. h. laesionis — ist das einfachste und natürliche Vorgehen bei frischen Wunden. Aktivchirurgische Wundversorgung!

Ist dieses Vorgehen etwa wegen Brüchigkeit des Gefäßes am Orte der Blutung, sei es bei Infektion oder aus sonst einem Grunde, nicht möglich, wird das zuführende Gefäß „am Orte der Wahl“ (loco electionis) unterbunden. Ist bei diesem Vorgehen wegen der unveränderten topographischen Verhältnisse am Operationsort der Eingriff in der Regel technisch leichter, so ergeben sich dabei andererseits Komplikationsmöglichkeiten im Hinblick auf die kollaterale Blutversorgung des ausgeschalteten Bezirkes.

Wird am Orte der Wahl an einer Stelle unterbunden, in deren Umgebung reichlich Kollateralbahnen für den Blutkreislauf zur Verfügung stehen, dann besteht die Möglichkeit, daß trotz unterbundener Hauptbahn eine Fortblutung oder Nachblutung stattfindet.

Stehen an der Unterbindungsstelle unzureichende Kollateralbahnen zur Verfügung, so besteht die Gefahr einer peripheren Gangrän. Durch die klinische Erfahrung ist für verschiedene Gefäßunterbindungsorte die Häufigkeit der nachfolgenden Gangrän bekannt. Die wichtigsten Zahlen sind folgende:

| | |
|---|---|
| A. carotis interna . . . bis 30% Gehirnstörungen | A. iliaca comm. . . . über 50 % |
| A. subclavia . . rechts etwa 9% links weniger | A. iliaca externa . . . . 13 % |
| A. axillaris[1] . . . . . . 15 % | A. femoralis . . . . . . 20 % |
| | A. femoralis unterhalb des Abganges der A. prof. fem. 10 % |
| | A. poplitea . . . . . über 35 % |
| | A. tibialis anterior . . . 0 % |
| | A. tibialis posterior . . . 3,5% |

Man sieht, daß nahe beieinanderliegende Gefäßunterbindungsstellen wie A. subclavia und A. axillaris oder A. femoralis und A. poplitea in sehr verschieden hohem Ausmaß die Gefahr der peripheren Gangrän nach sich ziehen.

Die gleichzeitige Venenunterbindung scheint die Gefahr zu mindern. Die Entscheidung, ob im Falle einer Verletzung oder Operation eine Gefäßnaht oder die einfache Unterbindung ausgeführt werden soll, hat weitgehend mit diesen Erfahrungstatsachen zu rechnen. Heute kann sowohl nach einer Verletzung als auch nach einer Operation, z. B. Entfernung eines großen Tumors, zur Überbrückung ein Gefäßtransplantat oder eine Gefäßprothese verwendet werden.

Die voraussichtliche Gangrängefahr kann durch eine Reihe von sog. „Kollateralzeichen", wenn auch nicht ganz verläßlich, festgestellt werden.

Saegesser faßt sie folgendermaßen zusammen:

a) *Kollateralzeichen nach* Henle, Lexer, Coenen. Nach Abklemmen des proximalen Arterienstumpfes blutet es aus dem distalen kräftig und stoßweise weiter. Erfolgt der Blutaustritt dagegen nur sickernd, so ist die Zufuhr über die Kollateralen in den peripheren Stammabschnitt ungenügend.

b) *Zeichen nach* Moszkowicz. Die Extremität wird durch steile Hochlagerung und nachfolgende Einwicklung mit einer elastischen Binde bis nahe an die Verletzungsstelle des Gefäßes blutleer gemacht. Bei hocherhobener Extremität wartet man 5 Min., komprimiert dann die Arterie *unmittelbar* proximal der Verletzungsstelle mit dem Finger, entfernt die elastische Binde und senkt das Glied, unter fortbestehender Fingerkompression der Arterie. Tritt jetzt eine reaktive Hyperämie bis in die peripheren Teile der Extremität auf, dann darf man auf eine genügende Ernährung schließen, auch wenn das Gefäß an der Verletzungsstelle unterbunden wird; denn das in die Peripherie strömende Blut kann nur aus den Kollateralen stammen. Der Nachteil dieses Vorgehens liegt in der nicht immer mit Sicherheit auszuführenden Fingerkompression der Arterie.

---

[1] Hier steht für den Kollateralkreislauf die A. subscapularis nicht mehr zur Verfügung!

c) *Zeichen nach* FRISCH. Eine deutlich sichtbare Stauung distal von der komprimierten Hauptvene bei gleichzeitig abgeklemmter Hauptarterie beweist, daß das Blut durch die Kollateralen bis in die Endverzweigungen der Gefäße dringt.

d) *Äther-Alkoholversuch nach* SANDROCK. Wird der peripher von der Verletzungsstelle gelegene Gefäßabschnitt kräftig mit Äther-Alkohol abgerieben, so tritt spätestens nach einer Minute im gut durchbluteten Gewebe eine deutliche Hyperämie auf.

e) *Zeichen nach* HOTZ. Nach Abklemmung der blutenden Gefäßenden werden in die Zehen oder Finger kurz tiefe, d. h. durch das Korium reichende Einschnitte gesetzt. Die Stärke der Blutung aus diesen Wunden gibt uns Aufschluß über die Kollateralverhältnisse.

### 2. Vorbeugende (präliminare) Unterbindung

um bei Operationen blutsparend vorzugehen, z. B. bei Exartikulationen, Art. lingualis bei Zungenoperationen, A. carotis externa bei Kiefer- und Gesichtsoperationen. Die Gefahren von seiten des Kollateralkreislaufes sind auch hier zu berücksichtigen.

### 3. Gefäßunterbindung als selbständige Indikation (sehr selten!)

bei inoperablen Tumoren, bei Aneurysmen und bei Arrosion großer Gefäße, z. B. Ulcus ventriculi (A. gastr. sin., A. lienalis) oder Ulcus duodeni (A. pancreaticoduodenalis), wenn der Allgemeinzustand einen anderen operativen Eingriff nicht zuläßt.

## B) Allgemeine Technik der Gefäßaufsuchung

Die Unterbindung eines Gefäßes am Orte der Wahl geschieht nach *anatomisch-topographischen Gesichtspunkten.*

Voraussetzung dazu ist:

1. die zweckentsprechende Lagerung der betreffenden Körpergegend,
2. das Aufsuchen bestimmter Anhaltspunkte, die durch Hautmerkmale, Skelettpunkte, Verlauf von Muskeln und Sehnen, in einzelnen Fällen auch durch tastbare Nerven, gegeben sein können.

Für Lage und Länge des *Hautschnittes* sind zu berücksichtigen:

1. ausreichende Übersicht,
2. möglichste Schonung wichtiger Gebilde (Nerven, Gefäße, Muskeln und Sehnen),
3. soweit möglich, Vorsorge für gute Narben durch Lage des Schnittes in der Spaltrichtung der Haut (Abb. 57). Die Spaltrichtung läßt sich durch Entspannung der Haut gut sichtbar machen.

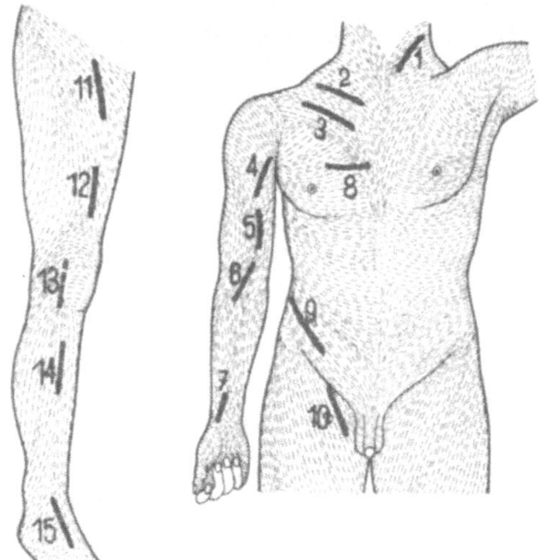


Abb. 57. Spaltlinien der Haut. Typische Schnitte für Gefäßaufsuchungen angedeutet (1 A. carotis, 2, 3 A. subclavia über und unter dem Schlüsselbein, 4, 5, und 6 A. brachialis im oberen, mittl. und unteren Drittel, 7 A. radialis, 8 A. mammaria int., 9 A. iliaca, 10, 11 und 12 A. femoralis im oberen, mittl. und unteren Drittel, 13 A. poplitea, 14 A. tib. ant., 15 A. dors. ped.)

Der Hautschnitt wird dadurch erleichtert, daß die Finger der linken Hand die Haut etwas in Spannung versetzen. Der Widerstand der Haut gegen den Einschnitt ist beträchtlich. Der Unerfahrene gerät deshalb manchmal in die Gefahr, durch zu heftiges Einschneiden tiefer liegende Gebilde mitzuverletzen.

*Das weitere Vordringen* in die Tiefe geht nach folgenden Regeln:

1. Nach Unterbindung, allenfalls durchtrennter Subkutangefäße wird durch Einsetzen zweier Hautwundhaken die Wunde auseinandergezogen.

2. Durchtrennung der tiefen Faszie. Der weniger Geübte spaltet sie auf der daruntergeschobenen Hohlsonde: kleine Inzision der Faszie, von dieser Lücke aus flaches Vorschieben der Hohlsonde, knapp unterhalb der Faszie; Durchtrennung der Faszie, indem man entweder mit dem Skalpell oder mit einer geraden Schere entlang der Hohlsonde vorgeht. Jede Nebenverletzung tieferer Gebilde wird dadurch vermieden. Beiseiteziehen der Faszie mit stumpfen Wundhaken.

3. Einschneiden der Gefäßscheide. Orientierung über die Gebilde nach folgenden Regeln:

die *Arterie:* dickwandig, am Lebenden pulsierend, an der Leiche blutleer;

der *Nerv:* ein spulrunder, solider, weißlicher, deutlich längsgestreifter Strang;

die *Vene:* dünnwandig, weit, blutgefüllt, dunkelblau durchschimmernd.

4. Isolieren des Arterienrohres: Einschneiden der bindegewebigen Hüllen (Gefäßscheide, Adventitia) in der Längsrichtung auf die Mitte der Arterie zu. Nun wird zuerst die eine, dann die andere Lefze der Adventitia mit feiner Pinzette gefaßt, hochgehoben und mit dem Messer, knapp an der Arterie sich haltend, von dem Gefäßrohr zur Seite präpariert, bis über die größte Breite des Gefäßes vordringend.

Die gleiche Präparierarbeit mit angeschlossener Wegnahme der freigelösten Adventitia in mehreren Zentimetern Ausdehnung am Stamm größerer Schlagadern stellt die „*Sympathektomie*" (LÉRICHE) dar. Mit der Adventitia werden die sympathischen Nervengeflechte entfernt, wodurch meist für einige Zeit bessere Durchblutung erzielt wird. DOPPLER hat eine chemische Sympathektomie ausgearbeitet, indem er die ringsum freigelegte Arterie, also die in der Adventitia verlaufenden sympathischen Fasern, mit 7%iger Phenollösung intensiv bepinselte. Wirkungsvoller ist die Wegnahme des zervikalen oder lumbalen Grenzstranges; s. S. 118 u. 167.

Dann wird mit stumpfem Instrument das Gefäßrohr an der hinteren Seite unterfahren, stets von der Seite der Vene her kommend. In gleicher Weise wird das Unterbindungsinstrument um die Arterie herumgeführt, da bei umgekehrtem Vorgehen die Vene verletzt werden könnte, weil der weniger Erfahrene wohl den Eintritt des umfahrenden Instrumentes, nicht aber ebenso sicher dessen Austrittstelle genau voraussehen kann.

Die typische Gefäßunterbindung hat also mit folgenden Akten bzw. Handgriffen zu rechnen:

1. Bereitlegen der notwendigen Instrumente. Lagerung und topographische Orientierung.
2. Durchtrennung der Haut, Einsetzen der Hauthaken.
3. Durchtrennung der Faszie auf der Hohlsonde, allenfalls Einsetzen der Weichteilhaken.
4. Eröffnung der Gefäßscheide und Isolierung der Arterie.
5. Eigentliche Unterbindung des Gefäßes.

Zur Gefäßunterbindung *notwendige Instrumente:*

Für die Gefäßaufsuchung benötigt man das übliche *Weichteilinstrumentarium:*
Messer und Schere,
anatomische und chirurgische Pinzette,
zwei Hautwundhaken (Rechenhaken),
zwei (stumpfe) Weichteilwundhaken,
Hohlsonde (KOCHER- bzw. SCHMIEDEN-Sonde) und DESCHAMPSsche Unterbindungsnadel mit Faden, Gefäßklemmen und Nahtinstrumente (vgl. Abb. 5 u. 16).

## C) Spezielle Technik der Gefäßaufsuchung

Beim Operationskurs kommen für regelmäßige Übungen vor allem drei Gruppen von Gefäßaufsuchungen in Frage:

1. *Die Aufsuchungen am Oberarm,* die drei wichtige Unterbindungen umfassen: a) *A. axillaris,* b) *A. brachialis,* c) *A. cubitalis.* Diesen Gruppen von Aufsuchungen schließen sich an: nach oben zu die Unterbindungen der *A. subclavia* supra- und infraclavikulär und nach unten zu die *Aufsuchungen der A. radialis* und der *A. ulnaris* am Vorderarm.

2. *Die Aufsuchungen am Oberschenkel.* Die *A. femoralis* wird a) im SCARPAschen *Dreieck,* direkt unter dem POUPARTschen Leistenband, weiter b) *in der Mitte des Oberschenkels* und endlich c) *im Adduktorenkanal* aufgesucht. Diesen drei wichtigen Aufsuchungen schließt sich nach abwärts zu die Aufsuchung der *A. poplitea* an, nach aufwärts zu die Unterbindung der *A. iliaca externa,* die von einem Leistenschnitt aus, unter Verschiebung des Peritoneums, dargestellt werden kann. Der Stamm der A. femoralis und ihr nach oben abgehender Ast: A. epigastrica inf. geben *die Achse für das Verständnis der Schenkelbruchpforte und Leistenbruchpforte.*

3. *Die Aufsuchungen am Unterschenkel: A. tib. anterior, A. tib. posterior und A. dorsalis ped.* gestatten eine Wiederholung der Unterschenkelweichteilanatomie.

### 1. Eingriffe an der oberen Extremität

#### a) Allgemeine Richtlinien zur Gefäß- und Nervenaufsuchung
(Abb. 58 u. 59)

Die Gefäßaufsuchungen in der Achselhöhle, am Oberarm und in der Ellenbeuge lassen sich unter einigen einheitlichen Gesichtspunkten betrachten, sie erleichtern dem Gedächtnis, die Aufsuchungen in Erinnerung zu behalten. Diese gemeinsamen Gesichtspunkte beziehen sich einerseits auf das Verhältnis der Oberarmschlagader zum Strange des Bizepsmuskels, anderseits auf ihr Verhältnis zu den Oberarmnerven.

A. *Bizepsstrang* (Abb. 58 u. 59): Der Musc. biceps, dessen lange Sehne bei der Schulterresektion (s. d.) eine Hauptrolle spielt, zieht mit seiner kurzen Sehne schräg nach oben medial zum Proc.coracoideus. Diese kurze Bizepssehne wird gestützt vom Musc. coracobrachialis, der sie begleitet.

Nach unten zu zieht die Bizepsendsehne schräg nach radial gegen den Radiushals (seltene Radiushalsfrakturen durch plötzlichen Muskelzug). Gemäß diesem Hauptansatz ist der Bizeps nicht bloß Beuger des Ellenbogens, sondern auch Supinator des Vorderarmes. Um eine volle Beugekraft auf das Ellenbogengelenk zu gewährleisten, setzt an die Bizepssehne zu ihrer Ergänzung ein nach ulnar distal ausstrahlender Faszienstrang, die Aponeurosis musc. bicip. brachii an, die an der ulnaren Seite des Vorderarmes ansetzt.

Wir wollen diesen ganzen Muskelzug (in der Achsel: kurze Bizepssehne + M. coracobrachialis; am Oberarm Bizepsbauch; in der Ellenbogenbeuge: die Bizepsendsehne) kurz als *Bizepsstrang* bezeichnen.

Dieser Bizepsstrang läßt sich beim Lebenden wie an der Leiche, auch bei reichlichem Unterhautfettgewebe, jederzeit leicht feststellen, da bei Beuge-Streckbewegungen des Ellenbogengelenks der Bizepsbauch stets gut zu tasten und bei entsprechender Spannung nach oben zum M. coracobrachialis und nach unten zur Endsehne gegen den Radiushals hin leicht zu verfolgen ist. Die Wichtigkeit dieses Stranges liegt in einer einfachen topographischen Beziehung zur Arterie: *diese liegt nämlich jeweilig an der Innenseite des Bizepsstranges. Als Achselgefäß am Innenrand des M. coracobrachialis, als Oberarmgefäß an der inneren Umrandung des Bizepsmuskels und als Ellenbogengefäß an der Innenseite der Bizepsendsehne.* Das Ellenbogengefäß muß demgemäß dorsal von der Aponeurose des M. biceps liegen, die zum Zwecke ihrer Aufsuchung gespalten werden muß.

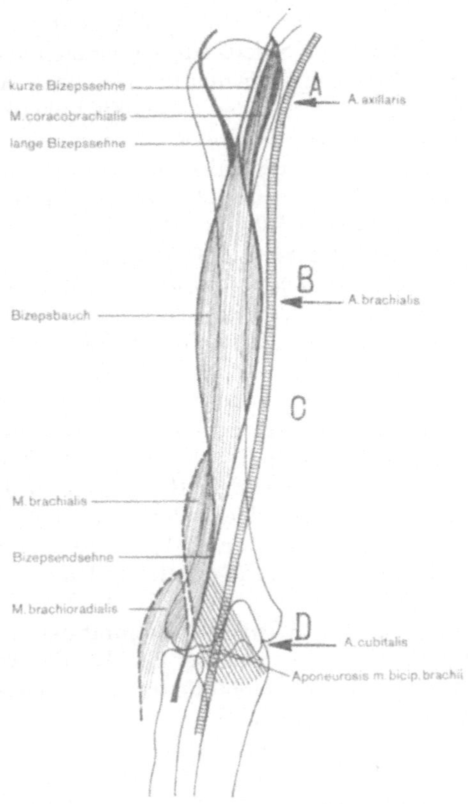


Abb. 58. Oberarmgefäß. Seine Lage zum Bizepsstrang und zur Aponeurose des M. biceps. Rechter Arm von vorne. Die Pfeile bezeichnen die drei Aufsuchungsstellen. A, B, C, und D vgl. Abb.

Für das Verständnis der Nervenaufsuchungen müssen wir zu dem genannten Muskelstrang noch zwei Muskeln hinzufügen, die ebenso wie der M. coracobrachialis in ihrem Namen das Wort „*Brachialis*" enthalten. Gegenüber dessen Lage oben innen am Bizepsstrang liegt daran außen unten der M. brachialis, dem sich an der Außenseite des Ellenbogens der M. brachioradialis anschließt (also coraco-*brachialis-brachialis-brachio*radialis). Zwischen M. brachialis und M. brachioradialis verläuft der Sulcus bicipitalis radialis, in dessen Tiefe der Nervus radialis (Abb. 59 C) und oberflächlich die Endäste des Nervus musculocutaneus (in der Abb. weggelassen) liegen. — Der gleiche Sulcus führt oberflächlich die Vena cephalica, die neben der im Sulcus bicipitalis ulnaris verlaufenden Vena basilica aus dem Ellenbogenvenengeflecht (V. mediana cubiti) hervorgeht.

B. *Verhältnis zu den Armnerven* (Abb. 59): Neben dieses eindeutige Verhältnis der A. brachialis zum „Bizepsstrang" tritt nun als *zweite Hauptregel das Verhältnis zu den Armnerven, die als Plexus vom Hals herabtretend etwa in Schlüsselbeinhöhe mit der Medianusgabel das Gefäß umschließen und — je weiter distal wir das Gefäß verfolgen — schrittweise, einer nach dem anderen, die Bahn des Gefäßes verlassen und die Fühlung mit ihm verlieren.*

*Im Bereiche des Ellenbogens* steht nur mehr der N. medianus in Berührung mit der Arterie. Er ist dort im Begriffe, als letzter Nerv die Arterie zu verlassen und liegt (so wie er genannt wird: „medianus") *„median" von der Arterie.* Der N. ulnaris liegt am Ellenbogen im Sulcus des Epicondylus medialis (das „Mäuschen" der Süddeutschen; so benannt wegen der bei seiner plötzlichen Berührung in den Kleinfinger ausstrahlenden Parästhesien; er spielt eine große Rolle bei der Ellenbogenresektion, s. d.). Der N. radialis liegt in der Tiefe, die Endäste des N. musculocutaneus oberflächlich im Sulcus bicipitalis radialis, zwischen dem M. brachialis und M. brachioradialis, welche Furche durch die Haut meist leicht zu tasten ist, wenn man den Vorderarm bewegt (Abb. 59 D).

*Oberhalb des Ellenbogens* kommt der N. med. vor die Arterie zu liegen und behält diese Lagerung bei bis über die Achsel, wo er aus der Medianusgabel entsteht, die zu beiden Seiten der Schlagader aus dem inneren und äußeren Plexusstrang erwächst.

Das gesetzmäßige Verhalten des N. medianus direkt vor der Arterie findet sich nur verändert bei der sog. *hohen Teilung* der A. brachialis. Bei etwa 9% erfolgt diese Aufteilung in die A. radialis und ulnaris schon am Oberarm. In diesem Falle verläuft ein arterielles Gefäß an typischer Stelle hinter dem N. medianus, während das zweite Gefäß vor ihm abwärts zieht. Es kann sowohl das vordere wie auch das hintere Gefäß im weiteren Verlauf die Radial- oder Ulnararterie bilden. In solchen Fällen findet sich also bei der Aufsuchung an der Medialseite des Bizepsstranges schon vor dem Mediannerven ein Gefäß. Es muß dann auch das zweite hinter dem Nerv liegende Gefäß aufgesucht werden.

Diese typische Lagerung der Arterie direkt hinter dem N. medianus ist deshalb bedeutungsvoll, *weil man in der Regel den N. medianus schon durch die Haut tasten kann.* Wenn man mit 2—3 Fingerkuppen über den Sulcus bicipitalis ulnaris gleitet, ist der spulrunde, fast bleistiftdicke Strang in der Regel deutlich zu tasten, und läßt sich sowohl gegen die Achselhöhle zu, wie auch gegen die Ellenbeuge hin, meist deutlich verfolgen, so daß die Lage der gesuchten Arterie schon vor dem Hautschnitt ziemlich genau erkannt werden kann.

Bei der Aufsuchung der Arterie selbst ist im Bereich des Ellenbogens der N. medianus (wie oben erwähnt) schon von der Arterie, *so wie er heißt,*

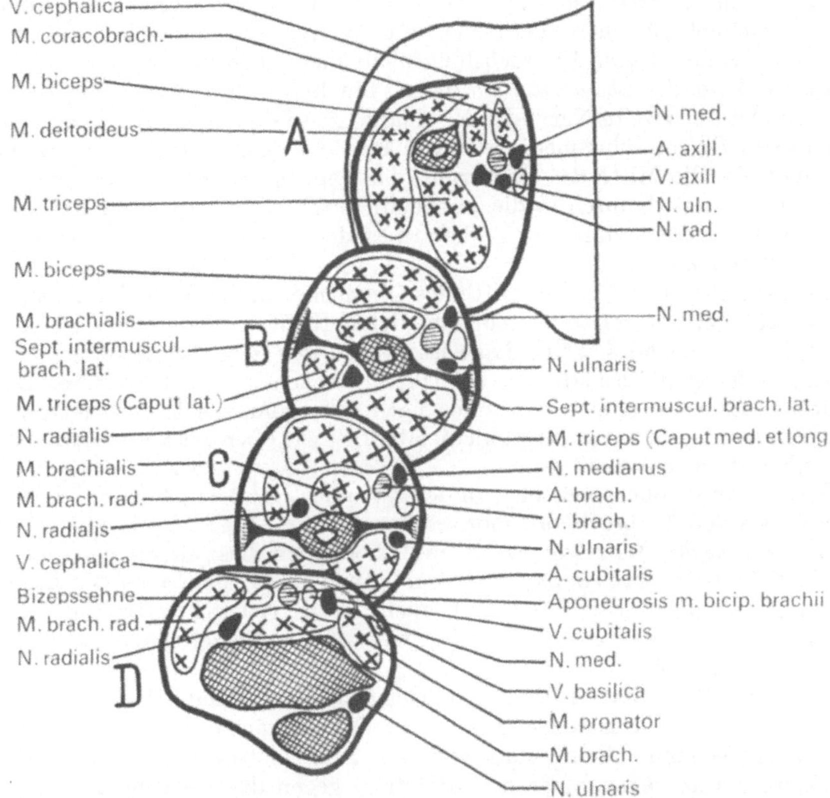


Abb. 59. Oberarmquerschnitte. A = Querschnitt im Bereich der A. axillaris. B, C = Querschnitte oberhalb und unterhalb der Mitte des Oberarms; beachte die Lageveränderung des N. ulnaris und N. radialis gegenüber dem ulnaren und radialen Septum intermusculare, beides Bewegungen im Sinne des Uhrzeigers. D = Querschnitt durch den Ellenbogen

*„median“ abgewichen.* Bei der Aufsuchung am Oberarm und in der Axilla, wo der Nerv die Arterie deckt, erscheint es nun am zweckmäßigsten, den Nerv, *so wie er heißt, nach „median“ zu verziehen; man wird dann zwischen dem Muskelbauch des M. biceps bzw. des M. coracobrachialis und dem median verzogenen N. medianus am leichtesten die Arterie finden.* Es besteht dann keine Gefahr, sich nach medial hinten, zwischen sonstige Nerven und Venen, zu verlieren, was gerade in der Achselhöhle dem Unerfahrenen leicht zustoßen kann.

Erst wenn die Arterie sichergestellt und durch einen Unterbindungsfaden gekennzeichnet ist, sucht man auch die übrigen Nerven und Gefäße zu isolieren. Dann ist eine Verwechslung nicht mehr möglich.

*In der Mitte des Oberarmes,* wo die A. brachialis gewöhnlich aufgesucht wird, findet der zweite Nerv, der N. ulnaris, Anschluß an sie. Er zieht vom Sulcus des Epicondylus medialis in der Faszienloge des M. triceps, durchbricht gegen die Mitte des Oberarmes das Septum intermusculare brachii mediale, gelangt dadurch in die Faszienhülle des M. biceps und lehnt sich nun in der oberen Hälfte des Oberarmes der Innenseite der Arterie an (Abb. 59 B, C).

Der N. radialis liegt in der Mitte des Oberarmes in der Tiefe der Trizepsmuskulatur, zwischen lateralem und medialem Kopf, im Sulcus nervi radialis des Oberarmknochens. Seine Lage ist, wegen der Möglichkeit seiner Verletzung oder Kallusschädigung bei Oberarmbrüchen, von besonderer Bedeutung. Er schlingt sich von innen nach außen um die Hinterfläche des Oberarmknochens, um im Sulc. bicip. lateralis, wie oben erwähnt, die Ellenbogenbeuge zu erreichen.

Der N. musculocutaneus liegt in der Tiefe der Bizepsmuskulatur, die er, ebenso wie den M. brachialis, motorisch versorgt.

*Im Bereiche der A. axillaris* (Abb. 59 A) finden wir diese also an der Innenseite des M. coracobrachialis, vorn vom N. medianus, ulnar vom N. ulnaris begleitet. An dieser Stelle tritt nun auch der N. radialis in die Nähe des Gefäßes heran, das er aus der Furche zwischen den kurzen Trizepsbäuchen von hinten erreicht.

Der vierte Nerv endlich, N. musculocutaneus, hat gewöhnlich schon etwas höher die Arterie verlassen und ist in den Muskelbauch des M. coracobrachialis eingetreten. Wenn man von der Achselaufsuchungsstelle diesen Muskelbauch an seiner ulnaren Umrandung gegen die Achselhöhle hinaus abstreift, trifft man in der Regel dort den in ihn eintretenden Nerv.

*Man kann also zusammenfassend über das Verhältnis der Arterie zu den wichtigsten Oberarmnerven sagen: der N. medianus verläßt die Arterie in der Ellenbeuge, der N. ulnaris in der Mitte des Oberarmes, der N. radialis an der Aufsuchungsstelle der A. axillaris, der N. musculocutaneus schon ein Stück weiter proximal.*

Nach diesen allgemeinen Richtlinien gestalten sich die Einzeloperationen folgendermaßen (Abb. 58 u. 59):

### b) Technik

*Darstellung der A. axillaris*

α) *Lagerung:* Der Oberarm wird leicht abgespreizt und außenrotiert.

β) *Topographische Orientierung:*

1. Unter prüfender Beugung des Ellenbogens faßt die linke Hand den Bizepsbauch, verfolgt ihn nach oben und gelangt damit in den Bereich des M. coracobrachialis,
2. Die über den Sulc. bicip. medialis hinweggleitenden Finger tasten den derben Medianusnerven. Er läßt sich in der Regel in die Achselhöhle hinauf verfolgen.
3. Als Hauptanhaltspunkt gilt die alte Regel: den Schnitt in die vordere Haargrenze der Achselbehaarung zu legen. Der Anfänger legt den Schnitt häufig zu weit in den Oberarm.

γ) *Aufsuchung:* Wir suchen die A. axillaris an der inneren Umrandung des M. coracobrachialis direkt hinter dem N. medianus auf.

Haut und Subkutangewebe sowie Faszie müssen also derart durchtrennt werden, daß der M. coracobrachialis sichtbar wird. Der N. medianus wird mitsamt der Muskelfaszie nach median verzogen, und direkt hinter dem Nerv, also zwischen dem „median verzogenen“ N. medianus und dem Bauch des M.coracobrachialis findet sich das Gefäßrohr, kenntlich an der relativ dicken weißlichen Wandung und der Blutleere.

*Darstellung der A. brachialis*

α) *Lagerung* und β) *Orientierung wie oben!*

γ) *Aufsuchung:* Der Hautschnitt wird an der inneren Seite des Bizepsbauches gelegt, und zwar durch die Haut, das Subkutan-Gewebe und die Bizepsfaszie, so daß der M. biceps sichtbar ist. Wird jetzt der innere Rand der durchtrennten Faszie mitsamt dem N. medianus median verzogen, ähnlich wie bei der Axillarisaufsuchung, so stößt man direkt auf das Gefäß.

Soll der N. ulnaris gesucht werden, so muß nach Freilegung des N. medianus nach ulnar zu weiter gesucht werden, gegen das Septum intermusculare mediale hin.

*Darstellung der A. cubitalis*

α) *Lagerung* des Armes in Supination.

β) *Orientierung:* Das Gefäß verläuft an der Ulnarseite der Bizepssehne und, da diese schräg nach radial zieht, wird auch der Hautschnitt quer über die Mitte der Ellenbogenbeuge, schräg von innen oben nach unten außen, zu legen sein. Kocher gibt als Anhaltspunkt für diese Schnittrichtung den Leitsatz: „Der Schnitt wird in der Richtung der Vorderarmachse durch die Ellenbogenbeuge gelegt.“ Diese verläuft ja auch im Verhältnis zur Oberarmachse nach außen abgeknickt. Die alte Chirurgenregel gab für die Richtung des Schnittes an: zwei Querfinger oberhalb des Epicondylus medialis zu zwei Querfinger unterhalb des Epicondylus lateralis.

γ) *Aufsuchung:* Ein solcher nach außen schräg abfallender, medial entlang der Bizepssehne verlaufender Schnitt kreuzt rechtwinklig die Faserzüge der Aponeurose des M. biceps. Eine Hohlsonde wird von oben nach unten außen unter die Aponeurose (unter Schonung der Bizepssehne) durchgeführt und die Aponeurose mit dem Skalpell durchtrennt.

Nach dessen Durchtrennung liegt der Innenrand der Bizepssehne frei, und medial von ihr findet man unschwer die Arterie, begleitet von der Vene, während der N. medianus (so wie er heißt) etwas weiter „median“ zu suchen ist.

Die Aufsuchung der A. cubitalis läßt auch die subkutanen Venen darstellen (V. cephalica, V. basilica, V. mediana cubiti). An ihnen werden die häufigsten intravenösen Injektionen und Infusionen gemacht.

### *Darstellung der A. radialis und der A. ulnaris*

Am Vorderarm suchen wir die A. radialis und die A. ulnaris auf. Wird die Hand gebeugt, dann treten in der Mitte des Vorderarmes die Beugesehnen deutlich hervor, am weitesten radialwärts der M. flexor carp. radialis. Radial davon ist die bekannte Grube, an der gewöhnlich der Puls gefühlt wird, und es macht keine Schwierigkeiten, dort die Arterie freizulegen.

Die Aufsuchung der A. ulnaris ist leicht zu merken, wenn wir uns einprägen, daß *beide Vorderarmarterien radialwärts von den entsprechenden Handbeugern* liegen. Ebenso wie die Radialarterie radialwärts vom M. flexor carp. radialis sich befindet, liegt die Ulnararterie radialwärts vom M. flex. carp. ulnaris. Die Sehne des M. flex. carp. ulnaris aber ist daran leicht zu erkennen, daß sie am Os pisiforme ansetzt; dieses ist an der Ulnarseite des Handgelenks als volarer Knochenvorsprung schon durch die Haut deutlich zu tasten.

### *Aufsuchen der drei Nerven (N. medianus, N. ulnaris und N. radialis)*

Es ergibt sich aus dem oben Besprochenen und der Abb. 59. Der N. medianus ist im ganzen Verlauf leicht darzustellen; der N. ulnaris am medialen

Epikondyl (59 D) und am medialen Zwischenmuskelseptum; der N. radialis zwischen M. brachialis und M. brachioradialis (59 C) in der Tiefe der radialen Ellbogenmuskelfurche (Sulcus bicipitalis lateralis) oder in der Tiefe der Trizepsfurche im mittleren Oberarmdrittel von einem Schrägschnitt aus an der Außenseite in Fortsetzung des vorderen Deltoideusrandes. Schäden am N. radialis nach Oberarmfrakturen mit starker Kallusbildung oder nach Schußverletzungen geben häufig Anlaß zur *Neurolyse* oder zur Ausführung der *Nervennaht* (siehe S. 19).

### c) Sehnenoperationen

Bei Lähmung des N. radialis Verlagerung von Endsehnen der Handbeuger auf die Fingerstrecker, wobei zur Vermeidung der Fallhand eine Tenodese der durchtrennten Strecksehnen oder besser eine Arthrodese des Handgelenks hinzugefügt wird (PERTHES): Der M. extensor carp. rad. wird durch einen Bohrkanal des Radiusendes gestrafft. Eine zweckmäßige Modifikation der PERTHES-Operation zeigt die Abb. 60 nach SCUDERI-RICHMOND. Der M. flexor carp. uln. wird auf die Streckseite verzogen und unter entsprechender Spannung an die Fingerstrecker vernäht. Das dorsale Lig. carpi transv. wird exzidiert. Die Flexorsehne wird der Länge nach gespalten (Abb. 60 A) und deren eine Hälfte durch angelegte Knopflöcher der Fingerstrecksehnen geführt, darauf die andere Hälfte darüber vernäht (Abb. 60 B und C). Die

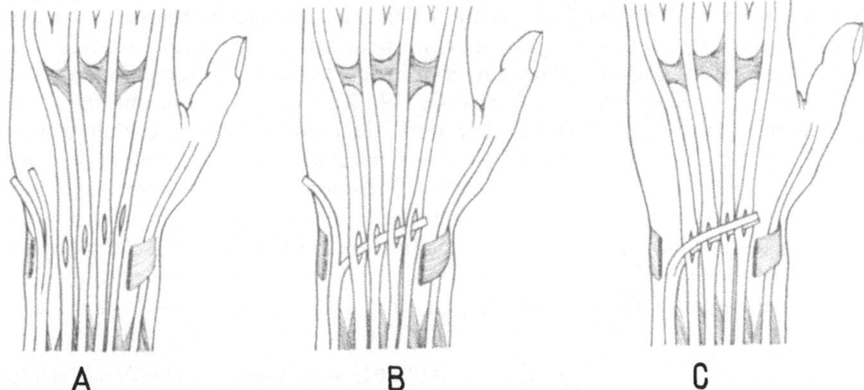


Abb. 60. Sehnentransplantation bei Radialislähmung nach PERTHES (linke Hand). Die durchtrennte und gelöste Sehne des M. flexor carpi ulnaris wird nach Spaltung (A) in Knopflöchern (B) der Fingerstrecksehnen fixiert (C). Zur Ergänzung Vernähung des M. palmaris longus mit dem M. ext. poll. longus (vgl. Abb. 40)

Knopflöcher in den Strecksehnen werden so angelegt, daß sie für den Kleinfinger am meisten proximal, für den Zeigefinger am meisten distal liegen, weil dabei die transplantierte Sehne möglichst geradlinig verläuft. Eine kombinierte Extension und Abduktion des Daumens wird erreicht, indem die in der Tabatière durchtrennte Sehne des M. extensor poll. long. mit der Sehne des M. palmaris long. in der Knopflochtechnik (Abb. 40) vereinigt wird.

### d) Venaesectio

Eine *Venaesectio* zum Zweck der Infusion von Blut, Blutersatzstoffen und Medikamenten wird dann durchgeführt, wenn eine einfache Venenpunktion infolge mangelhaft entwickelter Venen oder wegen Kollapses derselben nicht möglich ist. Vorwiegend wird hiefür die V. mediana cubiti oder die V. basilica, manchmal auch ein Ast der V. saphena magna in der medialen Knöchelregion verwendet. Es ist jedoch dabei zu beachten, daß eine Venaesectio den Verlust des betreffenden Gefäßabschnittes zur Folge hat. Bei großen Operationen an Kopf, Brust und Bauch muß jedoch bei unverläßlicher Venenpunktion die intravasale Blut- und Medikamentenzufuhr durch eine Venaesectio sichergestellt sein.

Die *Lagerung* erfolgt auf einer Schiene; oberhalb der beabsichtigten Inzision wird eine Staubinde angelegt, welche den venösen Rückfluß unterbricht. Über dem gut sichtbaren Gefäß wird die Haut in einer Ausdehnung von etwa 2—3 cm in Längsrichtung inzidiert. Bei sehr fettreichem Subkutangewebe oder bei Gefäßkollaps ist die Anlegung eines Querschnittes günstiger. Nach Spaltung der Haut wird die Vene teils mit Schere und Pinzette, teils mit der geschlossenen Pinzette mobilisiert. Nach Unterschieben einer Rinnensonde (Kocher-Sonde) wird das Gefäß zunächst angeschlungen und dann peripher ligiert. Die Ligatur und die beiden offenen Fäden werden mit Klemmen versehen. Dann hebt der Operateur die Vene zentral der peripheren Ligatur mit einer anatomischen Pinzette an und inzidiert sie schräg mit einer spitzen Schere. Der dadurch entstehende Zipfel in der Gefäßwand wird mit einer zarten Pinzette gefaßt und in die Öffnung der Polyäthylenschlauch oder die Knopfkanüle eingeführt. Hinter dem Kanülenknopf wird dann die zentrale Ligatur angezogen und geknüpft (Abb. 61); die Fäden

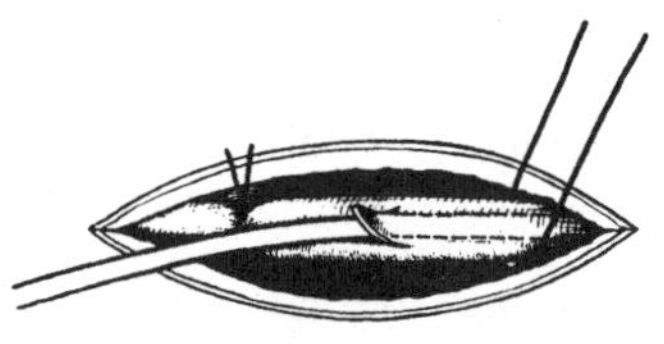

Abb. 61. Venaesectio I. Die Vena basilica ist peripher ligiert und zentral mit einem Faden umschlungen; dazwischen wurde die Vene V-förmig inzidiert und der Polyäthylenschlauch körperwärts eingeschoben. Dann wird der zentral gelegene Faden geknotet

werden kurz abgeschnitten und der zur Blutkonserve oder zum Infusionsgefäß führende Schlauch sofort an die Kanüle angeschlossen, wobei darauf zu achten ist, daß er zur Gänze mit Flüssigkeit gefüllt ist und keine Luft enthält. Durch die dazwischengeschaltete Tropfkugel kann die Geschwindigkeit der Infusion dosiert werden. Die Kanüle bzw. der Schlauch werden mit zwei gekreuzten Leukoplaststreifen am Unterarm fixiert (Abb. 62). Abschließend wird die Extremität auf der Schiene mit Mullbinden fixiert.

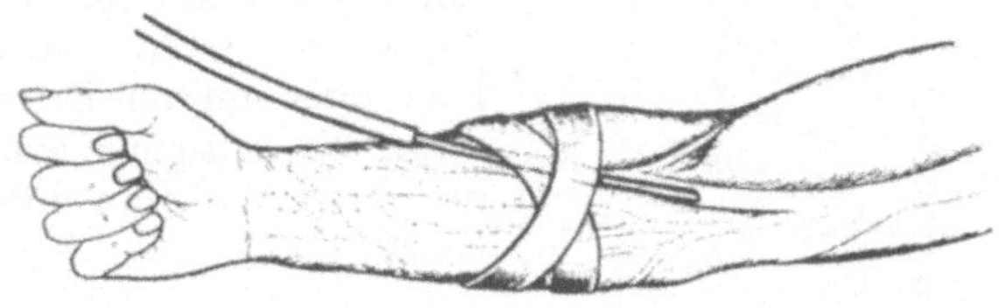

Abb. 62. Venaesectio II. Nach beendeter Venaesectio liegt der Polyäthylenschlauch in der V. basilica; an ihn ist der Infusionsschlauch angeschlossen. Der Polyäthylenschlauch wird durch gekreuzte Leukoplaststreifen am Unterarm fixiert

Wenn die Absicht besteht, die Dauertropfinfusion für mehrere Tage bestehen zu lassen, wird die Haut sofort primär geschlossen. Es braucht dann nach mehreren Tagen die Kanüle nur herausgezogen und ein Druckverband angelegt zu werden. Wenn die Infusion jedoch nach erfolgtem Zweck sofort entfernt wird, muß die Vene auch proximal unterbunden und der Mittelteil mit der eingebundenen Kanüle reseziert werden. Verschluß der Haut mit 2 Knopfnähten.

## 2. Eingriffe an der unteren Extremität

### a) Allgemeine Richtlinien zur Gefäß- und Nervenaufsuchung (Abb. 63 u. 64)

Die Gefäßaufsuchung wird in der Regel an drei Stellen vorgenommen:

1. nahe unter dem Leistenband, im Trigonum femorale (sog. Scarpasches Dreieck);
2. in der Mitte des Oberschenkels;
3. im Adduktorenkanal.

Diese drei Aufsuchungen lassen einige gemeinsame Leitlinien feststellen, die zuerst besprochen werden sollen.

A. *Iliokondylenlinie* (Abb. 63):

Die Arterie verläuft vom Leistenband zur Kniekehle in der *sog. Iliokondylenlinie.* Sie beginnt etwa zentimeterbreit nach innen von der Mitte des Leistenbandes (Lig. Pouparti), also zwischen Spina iliaca anterior superior und Tuberculum pubicum. Sie zieht nach abwärts gegen die Mitte des Condylus fem. medialis. Ob wir die Arterie im oberen, mittleren oder unteren Drittel des Oberschenkels aufsuchen wollen, stets ist der Hautschnitt in dieser Linie zu legen.

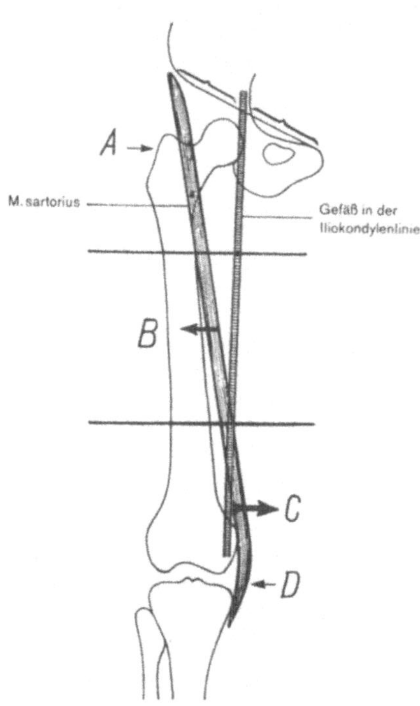


Abb. 63. Oberschenkelgefäß, in der Iliokondylenlinie verlaufend, gekreuzt vom M. sartorius. Die Pfeile bei A, B, C und D sind Aufsuchungsstellen, entsprechend den Querschnitten in Abb. 64

B. *Tiefenlage der Arterie* (Abb. 64 A u. B):

Die Arterie liegt am Leistenband, direkt unter ihm, und wird nach Spaltung der Oberschenkelfaszie sogleich zur Darstellung gebracht. In ihrem Verlauf gegen das Knie zu senkt sie sich immer tiefer in die Muskelschichten hinein, denn sie sucht die hinten gelegene Kniekehle zu gewinnen. Demgemäß werden die Muskelschichten, die wir bei ihrer Aufsuchung zu durchtrennen haben, von oben nach unten zu immer zahlreicher.

Daraus ergibt sich als Folgerung, daß wir bei Aufsuchung der Arterie in der Kniekehle diese sehr tief und vollkommen medial liegend zu suchen haben werden.

C. *Verhältnis der Arterie zum M. sartorius* (Abb. 63):

Über die Mitte des Oberschenkels hinweg, herausgehoben aus der großen Muskelgruppe, verläuft der M. sartorius, von der Spina il. ant. sup. nach medial innen zum Knie, zum Pes anserinus (vgl. Abb. 64 B) am medialen Tibiakondyl. Dieser Muskel überkreuzt die früher genannte Iliokondylenlinie und ist uns für die Arterienaufsuchung im mittleren und unteren Drittel ein wichtiger Führer.

Im oberen Drittel liegt der M. sartorius noch weit lateral und hat für die Aufsuchung keine Bedeutung. Im mittleren und unteren Drittel fällt aber der M. sartorius in den Aufsuchungsbereich, und das regelrechte Beiseite-

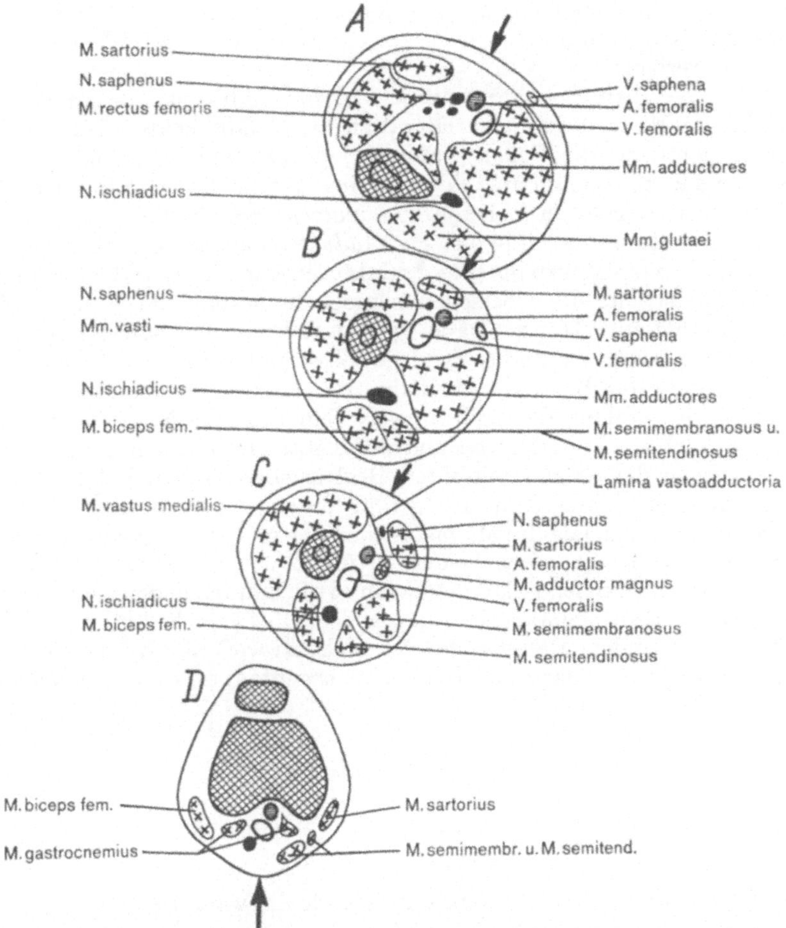


Abb. 64. Oberschenkelquerschnitte; rechter Oberschenkel, proximale Schnittflächen gezeichnet. A = im oberen Drittel des Oberschenkels. B = im mittleren Drittel; der M. sartorius ist lateralwärts zu ziehen. C = in der Höhe des Adduktorenkanals; der M. sartorius ist medialwärts zu verziehen, dann die Lamina vastoadductoria zwischen M. adductor magnus-Sehne und M. vastus medialis zu spalten. D = in Kniehöhe. Die Pfeile bezeichnen die Schnittrichtung

ziehen dieses Muskels stellt einen wichtigen Akt dieser Aufsuchung dar. Der Muskel ist an seinem charakteristischen Schrägverlauf mit den langen Muskelfasern und daran, daß er eben ein relativ schmales Band darstellt und in gesonderter Muskelscheide verläuft, gut zu erkennen. Er ist so weit darzustellen, daß man ihn aus der Muskelscheide herausheben kann. Im mittleren Drittel muß er nach lateral zu, im unteren Drittel nach medial verzogen werden.

D. *Bei der Aufsuchung im mittleren Drittel* (Abb. 64) ist mit der Verziehung des M. sartorius nach lateral zu die Gefäßscheide schon zur Darstellung gebracht, die Venen schimmern durch, und es genügt jetzt, die Gefäßscheide zu spalten und in typischer Weise die Arterie nach allgemeingültigen Regeln zu isolieren. *Im unteren Drittel* ist die Arterie noch eine Etage tiefer getreten, in den sog. *Adduktorenkanal.* Sie drängt sich hier zwischen M. vastus medialis und Adduktorensehnen (M. adductor longus), um die Medialseite des Oberschenkelknochens herum, um so in die Tiefe der Kniekehle zu gelangen. Dabei spannt sich von der starken Sehne des M. adductor longus ein derber Bindegewebszug über die Gefäße hinweg zur Muskelscheide des M. vastus medialis, die Lamina vastoadductoria. Auf dieser Lamina verläuft der Endast des N. femoralis, der N. saphenus. Außer der Sichtbarkeit dieses Nerven und der Tatsache, daß hier durchtretende Gefäße gegen die Arterie mit ihren Begleitvenen hinleiten, läßt sich der Adduktorenkanal mit dem Tastgefühl erkennen; man tastet deutlich lateral die Muskelmasse des M. vastus medialis und weiter medial die starke Adduktorensehne. Zwischen beiden ist die Grube gewöhnlich deutlich zu fühlen, und entsprechend dieser Grube muß die Lamina in der Längsrichtung gespalten werden. Beim Suchen gegen den Oberschenkelknochen zu sind die Gefäße zu finden. Man verliere sich nicht zu weit tibialwärts. Besonders wichtig ist, die Nebenäste der Gefäße zu beachten, da diese am sichersten zum Hauptstamm hinleiten.

### b) Technik

*Darstellung der A. femoralis im oberen, mittleren und unteren Drittel*

*Im oberen Drittel* (Abb. 64 A):

α) *Lagerung:* auf dem Rücken, mit leichter Auswärtsdrehung des Beines.

β) *Orientierung:* Aufsuchung des Leistenbandes zwischen Spina il. ant. sup. und Tuberc. pubicum. Die Iliokondylenlinie beginnt etwa fingerbreit nach innen von der Mitte des Leistenbandes und zielt gegen die Mitte des tibialen Femurkondyls (Abb. 63).

Der Schnitt wird im oberen Drittel der Iliokondylenlinie gelegt, derart, daß das Leistenband im oberen Wundwinkel zur Darstellung kommt. Nur durch Aufsuchung knapp unter dem Leistenband wird mit Sicherheit der Stamm der A. femoralis freigelegt, da in manchen Fällen die A. profunda femoris sehr hoch oben von der A. femoralis abzweigt.

$\gamma$) *Aufsuchung:* Schnitt durch Haut und Unterhautzellgewebe, Spaltung der Oberschenkelfaszie auf der untergeschobenen Hohlsonde.

Regelrechte Isolierung der Arterie, die an der Medialseite von der Vene, an der Außenseite vom Nerv begleitet wird.

Wird vom weniger Erfahrenen die Spaltung der Oberschenkelfaszie etwas zu weit medial oder zu weit lateral vorgenommen, so stößt er in ersterem Falle auf die Vene bzw. die dort einmündende V. saphena magna, im anderen Falle auf Nervenäste bzw. auf den M. iliopsoas. Die Kenntnis der Topographie läßt dann auch bei ursprünglich nicht völlig richtiger Lage des Schnittes die Arterie leicht auffinden, wenn man von den Venen etwas lateralwärts oder von den Nerven bzw. Muskeln etwas medialwärts präpariert.

*Im mittleren Drittel* (Abb. 64 B): *Lagerung* und *Orientierung* wie oben. *Aufsuchung:* Hautschnitt im mittleren Drittel der Iliokondylenlinie, Verlagerung des M. sartorius nach lateral, Spaltung der Gefäßscheide und Isolierung des Gefäßes.

*Im unteren Drittel* (Abb. 64 C): Hautschnitt im unteren Drittel der Iliokondylenlinie, Verlagerung des M. sartorius nach medial, Abtasten der Adduktorsehne, des M. vastus medialis und der Lamina vastoadductoria. Spaltung der Lamina und Isolierung der Arterie.

### *Darstellung der A. poplitea*

Die rhombische Gestalt kommt durch die Muskeln zustande. Von unten her strahlt vom Wadenmuskel der äußere und innere Bauch des M. gastrocnemius gegen die beiden Femurkondylen auseinander. Von oben zieht von den Oberschenkelkniebeugern der M. biceps femoris nach lateral, während zum medialen Tibiakondyl der M. semimembranosus und M. semitendinosus verlaufen, um sich mit dem M. sartorius zum Pes anserinus zu vereinen.

Das topographische Verhältnis von Arterie, Vene und Nerv in der Tiefe dieser rautenförmigen Grube läßt sich dadurch dem Gedächtnis einprägen, wenn man überlegt, daß die Arterie von der Vorderfläche des Oberschenkels an der Medialseite des Femurknochens vorbeigleitend (vgl. Adduktorenkanal) in die Kniekehle eintritt, während der N. ischiadicus hinten lateral am Oberschenkel unter dem Glutäalmuskel hervortritt, bloß vom M. biceps femoris überkreuzt, relativ oberflächlich an der Hinterfläche des Oberschenkels herabzieht. Es liegt also der (leicht aufzufindende) Nerv, der hier schon in den N. tibialis und den N. peronaeus zweigeteilt ist, relativ oberflächlich und lateral. Wir müssen, um die Gefäße zu treffen, vom Nerven nach medial in die Tiefe zu präparieren, wobei wir zuerst die bläulich durchschimmernde Vene auffinden. Mit ihr durch straffes Bindegewebe verbunden, aber wiederum medial von der Vene und noch tiefer gelegen, finden wir die Arterie. Diese verläuft ja unmittelbar an der Gelenkkapsel und am Knochen. Wegen dieser Lage muß auch bei der Knieresektion durch besondere Vorsicht ihre Verletzung vermieden werden (vgl. Knieresektion). Aus demselben Grund besteht bei jeder Knieluxation und bei suprakondylären Femurfrakturen besondere Gefahr für das Gefäß (Vorfußgangrän!).

*Demgemäß die Aufsuchung der A. poplitea* (Abb. 64 D): Längsschnitt in der Mitte der rautenförmigen Grube, oberflächlich und seitlich finden sich leicht die Nerven. Durch Präparation in die Tiefe medialwärts wird die Vene gefunden und medial noch tieferwärts anschließend die Arterie.

### *Aufsuchen der A. tib. ant, der A. tib. post. und der A. dors. ped.*

Die A. tib. anterior wird in der oberen oder unteren Hälfte des Unterschenkels sowie ihr Endast, die A. dorsalis pedis am Fußrücken und die A. tibialis posterior am inneren Knöchel aufgesucht.

*A. tibialis anterior* (Abb. 65a): Die breite, vordere, nach innen zu gelegene Tibiafläche ist leicht zu tasten. Ihr lehnen sich seitlich die Streckmuskeln an. Direkt am Tibiaknochen der M. tibialis anterior, weiterhin der M. extensor hall. und M. ext. dig. communis. *Das Gefäß liegt lateral vom ersten Muskel.* Durch einen Schnitt *fingerbreit* seitlich *von der Tibiakante* wird Haut *und* Unterschenkelfaszie gespalten. Die Muskeln bzw. ihre Sehnen müssen freiliegen; die Tibiakante soll getastet werden! Es gelingt dann leicht, indem man mit dem Finger oder einem stumpfen Instrument *um den ersten Muskel bzw. seine Sehnen sich herumtastet,* in die richtige Muskelspalte in die Tiefe vorzudringen. Nur eine falsche Anwendung von schneidenden Instrumenten kann fehlleiten. Die Gefäße liegen eben in der Tiefe des ersten Muskel- bzw. Sehnenspaltes seitlich der Tibiakante.

*A. tibialis posterior* (Abb. 65b): Dem inneren Knöchel angelagert liegen die Sehnenscheidenfächer für die tiefen Beuger (M. flexor hall., M. flex. dig., M. tib. posterior). Dieses Sehnenfach soll unverletzt bleiben. Erst hinter ihm liegt, gedeckt durch das Retinaculum mm. flexorum, die Arterie mit den Begleitvenen. *Deshalb bogenförmiger Schnitt fingerbreit entfernt vom Knöchel.* Etwa in halber Entfernung zwischen Knöchelmitte und Achillessehne wird das Retinaculum gespalten, die Venen schimmern bläulich durch und erleichtern die Aufsuchung der von ihnen umrandeten Arterie.

*A. dorsalis pedis* (Abb. 65a): In der Gegend des *Retinaculum mm. extensorum inferius* kreuzt die Arterie unter der Strecksehne der Großzehe nach lateral, so daß jetzt diese Strecksehne medial vom Gefäß liegt. Bei Bewegungen der Großzehe ist die Strecksehne leicht durch die Haut zu tasten. *Durch einen Schnitt lateral vom Großzehenstrecker gelingt es meist mühelos, zwischen dieser Sehne und dem medialen Rand des M. ext. dig. brevis das Gefäß darzustellen.*

### *Aufsuchen des N. ischiadicus*

Die Aufsuchung des N. ischiadicus am Oberschenkel erfolgt entsprechend den Stellen, wo wir bei Ischias die Nervendruckpunkte suchen. Etwa in der Mitte zwischen Tuber ischiadicum und Trochanter major läßt er sich unter dem Glutäalrande leicht finden, zieht von da senkrecht zur Kniekehle herab, wobei er von dem schräg nach außen ziehenden M. biceps femoris überkreuzt wird. — Ebenso wichtig wie die Freilegung ist die Vermeidung des N. ischiadicus bei der intramuskulären Injektion. Der bevorzugte Ort ist die Tiefe der Glutäalmuskelmasse in ihrem „äußeren oberen Quadranten".

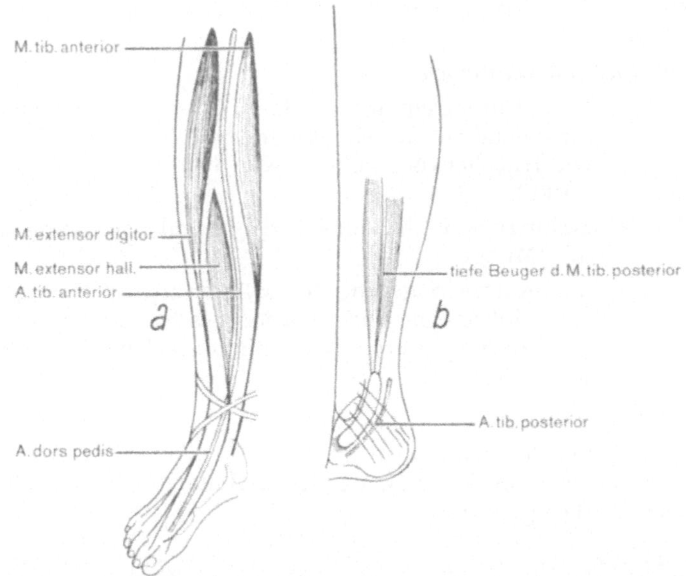


Abb. 65. Schematische Darstellung des rechten Unterschenkels, a von vorne und b von innen. a A. tibialis anterior in dem ersten Muskelinterstitium neben der Tibiakante, A. dors. pedis lateral von der Großzehenstrecksehne. b A. tibialis posterior fingerbreit vom inneren Knöchel

### c) Sehnenoperationen

Bei Lähmungen wird die Sehnenverlagerung bzw. Sehnenverpflanzung (NICOLADONI 1882) ausgeführt. Dabei wird die Sehne eines funktionstüchtigen Muskels verpflanzt, um einen Funktionsausfall eines gelähmten Muskels zu ersetzen. Es erscheint vorteilhafter, die Sehne direkt am Knochen bzw. am Periost zu verankern als Sehne auf Sehne zu verpflanzen.

α) Bei *Peronaeusschwäche bzw. -lähmung* Verlagerung der M. tibialis-anterior-Sehne an die Außenseite des Fußrückens. Zunächst subtalare Arthrodese. Dann legt je ein kleiner Schnitt das Sehnenende und die beabsichtigte neue Ansatzstelle am Periost des äußeren Fußrandes frei; von einem dritten Schnitt, handbreit über dem Sprunggelenk, wird nach Sehnendurchtrennung der M. tibialis ant. (vgl. Gefäßaufsuchung) nach oben durchgezogen und sofort in den — mit einer Kornzange vorgebohrten — Kanal an den äußeren Fußrand mittels einer Fadenschlinge wieder heruntergeleitet und dort verankert. Redressierender Verband.

β) Beim *Lähmungsklumpfuß* Verpflanzung des M. tib. post. auf die Außenseite des Fußrückens mit gleichzeitiger Arthrodese des unteren Sprunggelenkes.

γ) *Plattfußoperationen*

1. Nach Durchtrennung an ihrem Ansatz Verpflanzung der M. tib. ant.-Sehne auf das Navikulare, wo sie durch einen unter und vor dem Knöchel vorgebohrten Knochenkanal befestigt wird (NIEDERECKER).
2. Verkürzung der M. tib. ant.-Sehne und Versetzung auf das Navikulare (MÜLLER).
3. Rückwärtsverlagerung des M. tib. ant., Z-förmige Verlängerung der Achillessehne und Fixation des Navikulare an richtiger Stelle am Taluskopf durch Seidennähte, welche die Sehne des M. tib. post. mitfassen.

δ) *Hohlfuß*

Anheftung der Sehne des M. extensor hallucis am Metatarsus I direkt am Köpfchen mit Vereinigung des peripheren Sehnenendes mit dem 2. Zehenstrecker (SCHERB).

### d) Eingriffe bei Varizen

Sofern die konservative und die Injektionsbehandlung nicht ausreichen, wird die Operation ausgeführt:

α) Nach TAVEL-MOSZKOWICZ: In Allgemeinanästhesie Darstellung der V. saphena magna mit einem Schnitt knapp unterhalb des Lig. inguinale, Unterbindung und Durchtrennung sämtlicher in sie einmündender Venenäste (oft bis 10 und mehr Äste) und Unterbindung der V. saphena magna direkt an der Einmündung in die V. femoralis; in das periphere Venenstück werden je nach Ausdehnung der Varizen 10—18 $cm^3$ Phlebocid oder Varicocid injiziert — oft unter Zuhilfenahme eines dünnen Katheters — und abschließend ein etwa 5 cm langes Venenstück reseziert. Elastische Binde bzw. Zinkleimverband.

β) Nach BABCOCK: Exstirpation der die Varixknoten tragenden Venenstämme mit der BABCOCK-Sonde von zwei oder mehreren Hautschnitten aus.

γ) Nach KOCHER: Einfache perkutane Katgut-Umstechungen, welche über kugelige Gazetupfer geknotet werden.

## D) Gedächtnisstützen für Gefäßunterbindungen

*Im Rückblick der Unterbindungen am Orte der Wahl lassen sich also für die praktisch wichtigsten „drei mal drei“ Gefäßaufsuchungen folgende Leitsätze angeben:*

*Oberarmaufsuchungen (Abb. 58 u. 59):*

1. *An der „Ulnarseite des Bizepsstranges“*
2. *„median liegt“ bzw. „median ist zu verziehen“ der N. medianus.*

*Oberschenkelaufsuchungen (Abb. 63 u. 64):*

1. *In der „Iliokondylenlinie“*
2. *„gekreuzt vom M. sartorius“*
3. *vom Lig. inguinale um die Innenseite des Femurs herum in die Kniekehle tiefertretend.*

*Unterschenkelaufsuchungen (Abb. 65):*

*In Ermangelung eines einheitlichen, anatomischen Leitpunktes können wir dem Gedächtnis das Schlagwort einprägen: „fingerbreit daneben“. Die A. tibialis anterior fingerbreit neben der Tibiakante, die A. tibialis posterior fingerbreit neben dem inneren Knöchel, die A. dorsalis pedis neben der Großzehensehne.*

# II. Knochenoperationen an den Gliedmaßen

## A) Absetzen von Gliedmaßen

### 1. Amputationen (vgl. ORATOR-KÖLE: Chirurg. Unfallheilkunde)

Definition: „Gliedabsetzung in der Kontinuität des Knochens".

Indikation: Unabwendbare Gangrän; lebensbedrohender Infekt oder Tumor. Störende, völlige Gebrauchsunfähigkeit der Gliedmaßen.

Bei schwerer Gliedmaßenzertrümmerung ist die Anzeigestellung äußerst verantwortungsvoll, da eine zu weit getriebene konservative Einstellung mit höherer Mortalität (infolge Infektionen) rechnen muß. Jedoch haben die Erfolge, die man bei der Infektbekämpfung durch Anwendung von Sulfonamiden und Antibioticis und durch die moderne Schocktherapie (vgl. ORATOR-KÖLE: Allg. Chirurgie und Unfallheilkunde) erzielt hat, dazu beigetragen, daß man viel intensiver als früher das Glied zu erhalten strebt. Anzeige zur „Frühamputation" ergeben bösartige Tumoren der Extremitäten und ausgedehnte offene Trümmerbrüche, bei denen infolge gleichzeitiger Nerven- und Gefäßverletzungen Gangrän oder Gasbrand zu erwarten oder bestenfalls das erhaltene Glied völlig unbrauchbar wäre. Analoge Amputationsanzeige bei Granatschußfraktur. — Anzeige zur „Spätamputation" gibt Gangrän, Gasbrand und zu Sepsis führender, nicht beherrschbarer Infekt, insbesondere der großen Gelenke.

Jede Amputation zerfällt in drei Akte:

Erster Akt: Durchtrennung der Weichteile nach zweckentsprechender Legung des Hautschnittes.

Zweiter Akt: Durchtrennung und Versorgung des Knochens.

Dritter Akt: Versorgung der Weichteile (Gefäße, Nerven, Muskeln, Haut).

Jede Amputation zielt auf einen möglichst guten Stumpf. Die Bedingungen dafür sind:

1. Zweckmäßige Länge des Amputationsstumpfes.

Hierbei spielt die Rücksichtnahme auf die später zu tragenden Kunstglieder eine wichtige Rolle. Während die untere Grenze des Amputationsbereiches von der vorliegenden Erkrankung abhängt, wird man sogar gesunde Gliedabschnitte opfern, wenn dadurch die Anbringung und Beweglichkeit des später zu tragenden Kunstgliedes erleichtert wird. Hauptsächlich auf Grund von Erfahrungen an Kriegsamputierten hat ZUR VERTH ein Schema gegeben, aus dem die Wertigkeit der einzelnen Gliedmaßenabschnitte für die Funktion von Amputationsstümpfen ersichtlich ist (Abb. 66).

Einer der wichtigsten Gesichtspunkte ist die Rücksichtnahme auf ein gut sitzendes und arbeitendes Prothesengelenk, sei es am Knie- oder Sprunggelenk, das etwa in gleicher Höhe wie das körpereigene Gelenk sitzen muß. Dazu benötigt es zwecks guter Einpassung vom Gelenkspalt aufwärts etwa 6—8 cm Höhe. Sowohl für Ober- wie Unterschenkel sind also überlange Stümpfe ungeeignet, da diese eben keinen geeigneten Platz für die Gelenke haben. *Am vorteilhaftesten sind demnach die Gliedabsetzungen etwa in der Mitte des Unterschenkels bzw. des Oberschenkels.*

2. Gute Weichteildeckung

3. Gute Knochenstumpfverhältnisse.

Voraussetzungen dafür sind: Möglichst komplikationslose, aseptische Heilung; entsprechende Führung der Weichteilschnitte und zweckmäßige Gestaltung des Knochenstumpfes.

So zerfallen die Forderungen, die wir an eine technisch kunstgerechte Gliedabsetzung zu stellen haben, in zwei Hauptaufgaben:

Gute Weichteildeckung, — guter Knochenstumpf.

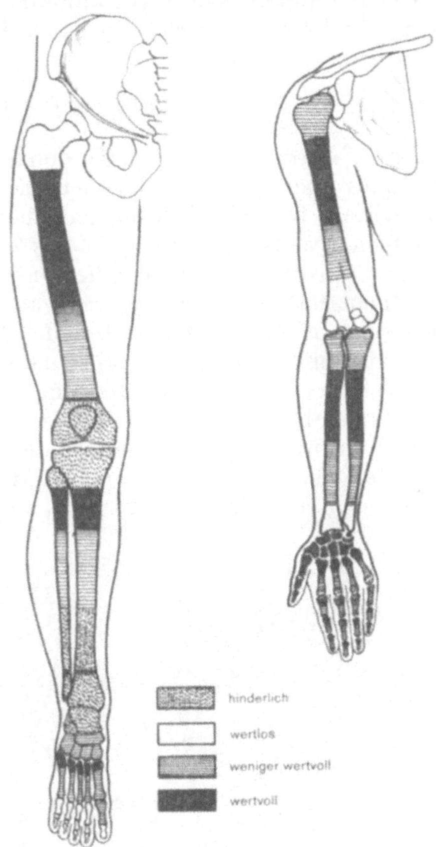


Abb. 66. Wertigkeit der einzelnen Gliedmaßenabschnitte für die Funktion von Amputationsstümpfen (nach ZUR VERTH). Beim Handarbeiter ist das untere Oberarmende nicht als schädlich, sondern nur als minder wertvoll zu bezeichnen, sofern nur ein Arbeitsarm ohne Ellenbogengelenk oder gar keine Prothese getragen wird. — KREUZ unterscheidet hingegen nur „unentbehrlich", „entbehrlich" und „hinderlich"

### a) Erstes Problem: Gute Weichteildeckung

Wir haben einmal die Weichteildurchtrennung mit entsprechender Schnittführung zu erörtern und fügen gleich die Besprechung der Weichteilversorgung und Nachbehandlung an.

**Durchtrennung der Weichteile** (Abb. 67)

Die Schnittführung bei Amputationen kann äußerst verschiedenartig sein. Wir können grundsätzlich *zwei Hauptarten der Schnittführung* unterscheiden.

*Zirkelschnitt und Lappenschnitt*

*Beim Zirkelschnitt* nehmen wir von dem ganzen Umfang des Amputationsstumpfes überall gleichviel Weichteile und Haut zur Deckung: dann wird die spätere Narbe gerade mitten über den Amputationsstumpf zu liegen kommen. Das ist der Grundsatz des Zirkelschnittes, der einfach als runder Schnitt um die betreffende Gliedmaße angelegt wird, oder in Form einer Hautmanschette (vgl. unten), oder auch in Form zweier gleich großer Lappen, wenn nämlich der Zirkelschnitt durch zwei senkrechte Längsschnitte als Hilfsschnitte unterteilt und so daraus zwei gleich große Lappen gebildet werden. Bei diesen Schnittführungen entsteht das gleiche schlechte Ergebnis, nämlich eine über die Mitte des Stumpfendes verlaufende Narbe.

Eine grundsätzlich andere Art der Stumpfdeckung, die *Lappenschnittmethode*, geht so vor, daß von einer Hälfte des Gliedumfanges ein größerer Hautweichteillappen gebildet wird, welcher später über den Amputations-

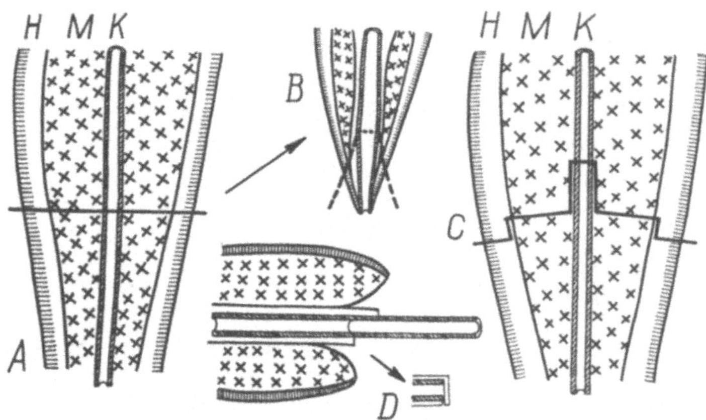


Abb. 67. Zirkelschnittamputation. H = Haut, M = Muskeln, K = Knochen. A = einzeitiger Zirkelschnitt, B = sein Spätergebnis = konischer Amputationsstumpf. Zu seiner Verbesserung notwendig eine *Reamputation* (punktierte und gestrichelte Linie!), C = mehrzeitiger Zirkelschnitt (dreizeitiger: 1. Haut, 2. Muskeln, 3. Knochen), D = schematische Darstellung der Periostlappen-Methode zur Knochenstumpfbildung

stumpf geklappt wird, so daß dann die Narbe rein seitlich den Stumpf halbzirkelförmig umkreist und die Stumpffläche selbst überall von gesunder kräftiger Haut bedeckt ist. Diese Methode hat besondere Bedeutung bei Fingeramputationen, wenn die Greiffähigkeit der Hand möglichst gut erhalten werden soll.

*Zirkelschnitt* und *Lappenschnitt* haben ihre Vor- und Nachteile. Beim Lappenschnitt wird eine bessere Belastungsfähigkeit erzielt, andererseits verursacht er tiefere Wundtaschen als der Zirkelschnitt. Wundkomplikationen sind bei der Zirkelschnittmethode geringer als beim Lappenschnitt. Auch muß bei der Lappenschnittmethode wenigstens an einer Hälfte des Gliedes doppelt soviel Weichteildeckung zur Verfügung stehen als beim Zirkelschnitt.

Abgesehen von den Fingerabsetzungen spielt die direkte Belastungsfähigkeit des Amputationsstumpfes an der oberen Extremität keine Rolle. Dagegen wird zwecks guter Ausnutzung in Prothesen meist eine entsprechende Hebelarmlänge anzustreben sein. Deshalb wird oft mit Zentimetern einer Stumpflänge gekargt.

Früher wurde für die Beinamputationen eine direkte Belastungsfähigkeit des Stumpfendes gefordert; das gilt für den heutigen Stand der Prothesentechnik nicht mehr. Vgl. Nachbehandlung der Amputierten.

Aus alldem ergibt sich, daß *in der Regel an der oberen Extremität der Zirkelschnitt, an der unteren Extremität das Lappenschnittverfahren angewendet wird.*

*Zirkelschnittmethoden* (Abb. 67)

Das einfachste Zirkelschnittverfahren (Celsus) ist der „Schinkenschnitt" (Abb. 67 A). Wenn bei Absetzungen wegen Gasbrand u. ä. möglichst glatte, offene Wundverhältnisse geschaffen werden sollen, wird er als *einzeitiger Zirkelschnitt* auch heute noch besonders in der Kriegschirurgie angewandt. Er schafft in der Regel keine endgültigen, tragbaren Stumpfverhältnisse. Haut, Muskulatur, Periost und Knochen werden in einer Ebene durchtrennt. Im normalen Heilverlauf schrumpfen die Weichteile stark und retrahieren sich, so daß der Knochen mit seiner Spitze immer mehr vorragt. Es entsteht der *konische* Stumpf (Abb. 67 B), an dessen Kuppe das Knochenende vorragt: Dekubitalgeschwüre, Knochenrandsequester (sog. Kronensequester und chronische Eiterungen sind die Regel). Wiederherstellung erfolgt durch den typischen Eingriff der

*Reamputation* (Abb. 67 B, gestrichelte Linie): Nach Umschneidung der schlechten Narbe wird der Knochen freigelegt und ein Stück weiter oben abgesetzt, so daß jetzt eine bequeme Weichteil- und Hautdeckung über dem Stumpf möglich ist.

*Mehrzeitige Zirkelschnitte* (Abb. 67 C): Um die genannten Schäden der Weichteilretraktion von vornherein auszuschalten, wird bei der primären Amputation, wenn tragfähige, gute Stumpfverhältnisse geschaffen werden sollen, sozusagen die Reamputation vorweggenommen. Es dürfen also Haut, Muskeln und Knochen nicht in einer Ebene abgesetzt werden, sondern in Voraussicht der Weichteilretraktion stufenförmig. Wir nennen dieses Vorgehen den *zweizeitigen* (PETIT 1718) und *dreizeitigen Zirkelschnitt*; gewöhnlich wird der dreizeitige angewendet. Bei ihm wird die Haut erst zirkulär durchtrennt, dann im Unterhautzellgewebe die Verschiebbarkeit der Haut ausgenutzt und die Haut möglichst rumpfwärts zurückgezogen. Nunmehr wird eine Stufe höher die Muskulatur bis auf den Knochen durchtrennt, zuletzt möglichst unter nochmaliger Zurückschiebung der Muskulatur, mittels Kochsalzkompressen oder dafür bestimmter Retraktoren (Abb. 68), der Knochen wieder eine Stufe höher abgesetzt.

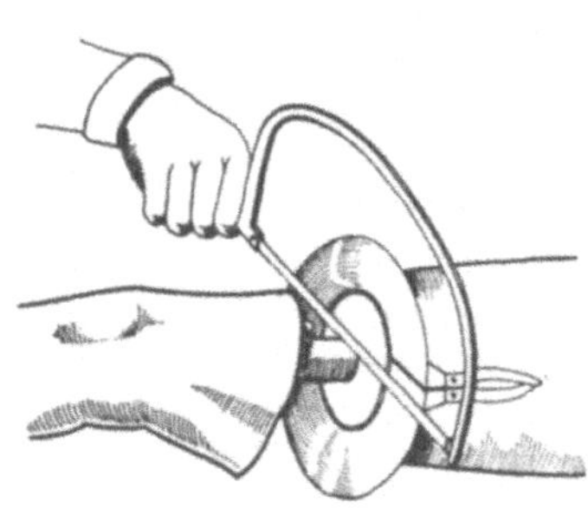

Abb. 68. Durchtrennung des Knochens mit der Knochensäge, die Weichteile werden durch die Amputationsscheibe nach PERCY zurückgehalten und geschützt

Ein modifizierter dreizeitiger Zirkel schnitt ist die Manschettenbildung, wobei zuerst eine Hautmanschette wie ein Umlegekragen zurückpräpariert und dann, wie oben, wiederum stufenförmig die Muskel- und Knochendurchtrennung ausgeführt wird.

Beispiele für die Zirkelschnittmethode sind die typischen Oberarm- und Unterarmamputationen. Meist wird am Oberarm der dreizeitige Zirkelschnitt mit seitlichen Hilfsschnitten und am Unterarm die Hautmanschettenbildung verwendet.

*Technisches Vorgehen bei der Amputation nach dem Zirkelschnittverfahren*

Da wir rechtshändig arbeiten, treten wir so an das abzutragende Glied heran, daß es zu unserer rechten Seite abfällt, also bei Amputation der rechten Extremitäten zur rechten Seite des Patienten, kopfwärts von der Extremität, die seitlich abgestreckt gehalten wird. Bei Amputation des linken Beines steht der Chirurg zwischen den Beinen, bei Amputation des linken Armes unter Abduktion desselben links vom Rumpf.

Ein Assistent steht zu unserer Linken und hält den zu schaffenden Stumpf hoch, eine zweiter faßt das wegfallende Glied.

Blutleere, Asepsis und Schmerzbetäubung nach den Regeln der allgemeinen Chirurgie.

Das Weichteilinstrumentarium wird ergänzt durch das Amputationsmesser, allenfalls durch das zweischneidige Messer (CATHELINE), die Knochensäge, das Raspatorium, den scharfen Löffel, die LÜER-Zange und eine Feile (Abb. 1a).

Der Zirkelschnitt erfolgt mit dem langen Amputationsmesser, das in voller Faust wie ein Schlachtschwert gehalten wird, jedoch mit der Schneide gegen den Operateur gekehrt. Das Amputationsmesser wird von unten her um das Glied herumgeführt. Um möglichst in einem Zuge den Zirkelschnitt führen zu können, wird die Schneide des Messers nahe am Messergriffende am oberen Umfang des Gliedes angesetzt. Das Messer wird nun über die obere, dann hintere und untere Fläche der Extremität weg zu dem uns zugekehrten Teil der Extremität vorgezogen. Während der Messergriff langsam aus der vollen Faust in den Fingerspitzengriff hineinrutscht, gleitet die Klinge nach oben in den Anfang des Zirkelschnittes hinein. Die Messerklinge vollführt also einen vollen Kreisbogen um das zu amputierende Glied.

Beim zweizeitigen Zirkelschnitt wird das Messer sofort durch Haut und Muskeln bis auf das Periost durchgezogen, beim dreizeitigen Zirkelschnitt bloß bis in das Subkutangewebe. Erst nach Hochziehen der Haut wird der gleiche Zirkelschnitt eine Stufe höher durch die Muskulatur geführt.

Ist die Weichteildurchtrennung mittels Zirkelschnitt am Oberarm einfach, so erfordert die Durchtrennung der interossären Muskeln bei den zweiknochigen Gliedabschnitten (Unterarm und Unterschenkel) die Anwendung eines zweischneidigen Messers, nach dem Pariser Chirurgen CATHELINE genannt. Die Durchtrennung der Zwischenknochenmuskeln erfolgt mit diesem zweischneidigen Messer am schnellsten mittels einer exakten sog. Achtertour. Einstechen des zweischneidigen Messers in den Zwischenknochenraum, möglichst unter Senkung des Messergriffes bis zum Ende der Schneide, dann möglichst Heben des Messergriffes, während das Doppelmesser wieder herausgezogen wird. Diese Achtertour kann als Ergänzung der zwei unvollständigen, einander überschneidenden Zirkeltouren gedacht werden, die die beiden Knochen theoretisch erfordern würden.

### *Lappenschnittmethode* (Abb. 69)

Für die Bildung der Lappenschnitte ist erforderlich: die richtige Lage des Lappenstieles zwecks sicherer Ernährung und die entsprechende Größe des Lappens zwecks ausreichender Deckung des Stumpfes.

Der Lappen muß breit sein und die Basis des Lappens soll mindestens die Hälfte des Gliedumfanges darstellen.

Auch die Lappenlänge muß entsprechend sein; der Lappen soll ja die ganze Dicke des Stumpfendes decken. Da man mit mindestens 10% Schrumpfung der umschnittenen Haut rechnen muß, ist die Länge des Lappens etwa in der Dicke des Amputationsstumpfes auszumessen.

Der Lappen soll sich von der Basis bis zu seinem Ende nur ganz wenig verschmälern, um auch der Breite nach den Stumpf genügend decken zu können.

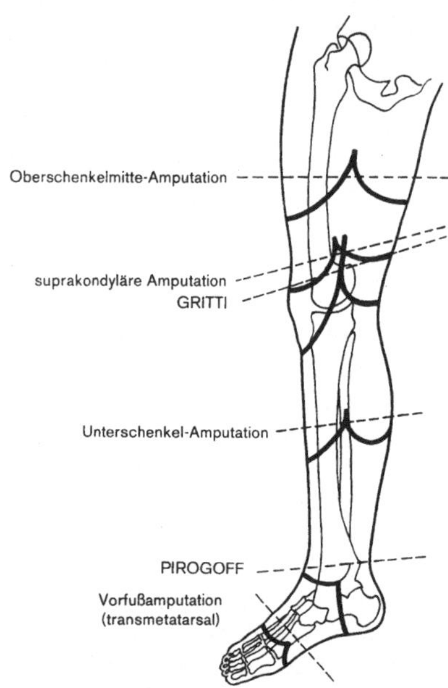


Abb. 69. Lappenschnitte für Ober- und Unterschenkelamputation

Meist wird nur ein größerer Lappen von der Vorder- und ein kleinerer von der Hinterseite verwendet. Die üblichen Lappen für Ober- und Unterschenkelamputationen zeigt Abb. 69.

### Versorgung der Weichteile

Die Amputation wird in ESMARCHscher Blutleere oder nach Arterienligatur ausgeführt (vgl. ORATOR-KÖLE: Allg. Chirurgie). Dann werden die wichtigsten Gefäße mit 2 Pinzetten isoliert, vorgezogen und einzeln unterbunden, die größeren Arterien doppelt (vgl. die Querschnittbilder Abb. 59 u. 64).

Die Nerven werden gefaßt, weit vorgezogen und möglichst hoch oben durchtrennt. Dadurch kommen die sich allenfalls bildenden Endneurome entfernt von der Stumpffläche zu liegen und verursachen deshalb seltener Beschwerden. Von den Verfahren zur *Verhütung* des Amputationsneuroms sei das O. FOERSTERs genannt: proximal von der Durchschneidungsstelle werden in den Nerv 1—2 ccm 5%iges Formalin oder 2 ccm absoluten Alkohols eingespritzt.

Bei Amputationen wegen *geschlossener* Tumoren und Gangrän erfolgt nach Naht der Muskulatur einschließlich der Faszie mit kräftigem Katgut eine lockere Hautnaht unter Einlegen von Glas- oder Gummidräns in die Nahtecken für 24 Stunden. Auch in der Unfallchirurgie wird heute unter Sulfonamid- und Antibiotikaschutz primär genäht.

### Nachbehandlung des Amputierten

ist von größter Bedeutung. Die richtige Pflege des Amputationsstumpfes gewährleistet erst dessen volle Ausnutzung in der Prothese. Darauf hat besonders der BIER-Schüler HIRSCH hingewiesen. Er suchte vor allem durch ein Training des Stumpfes, durch vorsichtige, langsam gesteigerte Klopfmassage eine möglichst gute Druck- und Schlagbelastungsfähigkeit des Stumpfendes zu erzielen. Auf Grund seiner großen Erfahrungen mit Kriegsamputierten kam später ZUR VERTH zu der Ansicht, daß die Tragfähigkeit des Stumpfendes bei den Amputierten wohl erwünscht, aber nicht alleinige Bedingung einer guten Funktion des Amputationsstumpfes ist. Die Hauptsorge ist, freie Beweglichkeit der Gelenke des Stumpfes zu erzielen. Richtige Lagerung, Anlegen von Schienen, aktive und passive Bewegungen und Übungen sowie Bade- und Wärmebehandlung helfen dabei. Die Weichteile des Stumpfes müssen kräftig gewickelt werden, da dadurch das Ödem verdrängt wird. Ähnlich wirkt die Massage der Stumpfmuskulatur, welche der Muskelatrophie entgegenarbeitet. Auch die Pflege der Stumpfhaut (kalte Waschungen mit nachfolgenden alkoholischen Einreibungen) ist angezeigt. Einer Weichteilretraktion wird durch Stumpfextension entweder mit Hilfe eines Trikotstrumpfes oder durch eine Heftpflasterextension entgegengewirkt. Durch frühe Anwendung von Behelfsprothesen (Gips- und Stockprothesen) wird dem Tragen der endgültigen Prothese vorgearbeitet. Die Hauptgefahr für Beinamputierte ist wegen mangelnder Bewegung das Ansetzen von übermäßigem Fettgewebe. Frühzeitig einsetzende Gymnastik, Schwimmen und Sport verhindern dies und stärken den Leistungswillen. — Ebenso wichtig wie die physikalische Behandlung ist die seelische Beeinflussung des Amputierten und eine der sozialen Stellung angepaßte Berufsfürsorge (Rehabilitation).

Die wichtigsten *Beschwerden nach der Amputation* können bedingt sein durch: 1. Veränderungen an der Haut des Stumpfes infolge Prothesendruck, Follikulitis oder Schleimbeutel; 2. Exostosen oder Randosteomyelitis am Knochenstumpf; 3. Amputationsneurome; 4. Neurovegetative Beschwerden und Phantomschmerzen (Behandlung: Sympathikusblockaden, ev. neurochirurgische Eingriffe).

### b) Zweites Problem: Guter Knochenstumpf

#### Einfache periostale Verfahren

Ein schlechter Amputationsstumpf kann außer durch ungünstige Weichteildeckung, deren Vermeidung wir eben besprochen haben, auch durch ungünstige Verhältnisse am Knochenende selbst bedingt sein. Die wichtigsten sind: 1. Infektion des eröffneten Knochenmarkes und dadurch bedingte Osteomyelitis und Ostitis des Amputationsstumpfes, damit verbunden langwierige Eiterung, Schmerzhaftigkeit, Randsequester u. a. 2. Überschüssige Knochenneubildung in Form von Knochenaufsätzen (Exostosen) oder in die Weichteildeckung des Stumpfes hineinreichende Knochensporne.

Diese Schäden wurden früher durch die *osteoplastische* Knochenversorgung überwunden. Die Knochenwundfläche wird hierbei durch einen passenden Knochendeckel, der periostüberkleidet ist, gedeckt und damit einer sekundären Infektion wie auch einer überschüssigen Knochenwucherung ein Hindernis vorgeschoben. Der Druck auf den Stumpf trifft auf eine normale periostüberkleidete Knochenkortikalis. Freilich kann ein solcher Knochendeckel auch zu Mißerfolgen führen, nämlich, wenn er sich sekundär verschiebt und in schlechte Stellung gerät, oder wenn er schlecht ernährt wird und gerade dadurch zu größeren Sequestern Anlaß gibt. Für die dringliche Chirurgie spielen demgemäß die osteoplastischen Methoden keine Rolle.

Es ist das Verdienst von Bunge, die einfachere, sog. *aperiostale* Methode der Knochenstumpfversorgung ausgearbeitet zu haben. Nach entsprechend hoher zirkulärer Umschneidung des Periostes mit dem Raspatorium wird das Periost am Knochen rein distalwärts abgekratzt. Die Absetzung des Knochens mit der Säge erfolgt etwa 4 mm distal von der Periostdurchtrennung, also an periostloser Stelle, deshalb aperiostale Methode genannt. Um vom Endost überschüssige Knochenneubildung hintanzuhalten, wird mit dem scharfen Löffel einige Millimeter tief auch das Knochenmark exkochleiert. Wenn zuviel Knochenmark entfernt und zuviel periostentblößter Knochen stehen bleibt, droht der „Randsequester“ (Kronensequester). Wegen dieser Komplikationen tritt an Stelle des aperiostalen Vorgehens von Bunge jetzt besser die *Periostlappenmethode* von Wullstein: vom wegfallenden Knochenteil bleibt ein gestieltes Periostläppchen stehen, das über die nicht ausgekratzte Markhöhle gelegt wird (Abb. 67 D).

Für die Notchirurgie genügt die glatte Knochen-Periostabsetzung.

### **Osteoplastische Verfahren** (Abb. 70)

Vor Ausarbeitung der periostalen Methoden hat man das Problem des tragfähigen Knochenstumpfes für die untere Extremität durch osteoplastische Methoden zu lösen versucht.

Drei Verfahren kommen in Frage: Die osteoplastische Unterschenkelamputation nach Pirogoff (1852), die osteoplastische Oberschenkelamputation nach Gritti (1857) und das osteoplastische Amputationsverfahren nach Bier (1893).

Die in Rußland so häufigen Fußerfrierungen lassen es als keinen Zufall erscheinen, daß ein russischer Chirurg die osteoplastische Methode der Unterschenkelamputation ausarbeitete. Bei den Vorfußerfrierungen ist häufig die Ferse unversehrt. Es lag nahe, bei der wegen Erfrierung ausgeführten Unterschenkelamputation den hinteren Teil des Fersenbeines zu erhalten und auf die Knochenwundfläche des Unterschenkels draufzuklappen. Durch diesen primären Knochendeckelverschluß wurde einer sekundären Infektion vorgebeugt, der Stumpf wurde gut belastungsfähig, auch eine Verkürzung war damit umgangen.

GRITTI übertrug die Methode auf die tiefe Oberschenkelamputation und verwendete als Verschlußdeckel des Oberschenkelstumpfes die vordere Hälfte der Kniescheibe, nachdem die knorpeltragende Gelenkfläche abgesägt worden war.

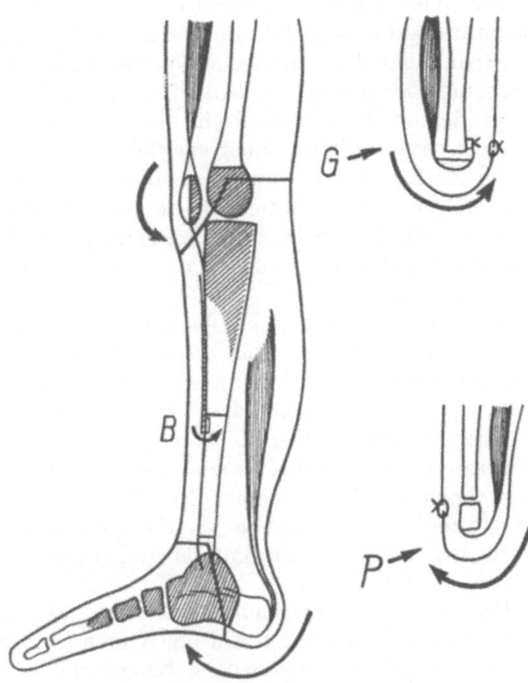

Abb. 70. Osteoplastische Amputation. G = GRITTIS osteoplastische Oberschenkelamputation. Deckung mit Patella. P = PIROGOFFS Unterschenkelamputation. Deckung mit Kalkaneus. B = BIERS Unterschenkelamputation. Deckung mit Periostknochenhütchen

Auf Grund neuerer Erfahrungen hat sich die Beurteilung der Amputationen von GRITTI und PIROGOFF stark gewandelt. Die ursprünglich stets als tiefe (supramalleoläre bzw. suprakondyläre) Amputationen ausgeführten Methoden ergaben vom Standpunkt neuzeitlicher Prothesentechnik beide den Nachteil, daß für den Einbau der Prothesengelenke (vgl. S. 69) kein genügender Raum vorhanden war. Es wird dadurch Abhilfe geschaffen, daß, unter geringer Änderung der Originalmethoden, jeweils das untere Drittel vom Unter- bzw. Oberschenkel mitgeopfert wird. Der osteoplastische Deckel wird dann eben entsprechend höher dem Diaphysenstumpf aufgesetzt. Wir sprechen dann vom „*hohen* GRITTI“, der in der Regel einen guten Stumpf darstellt. Analog wird die PIROGOFF-Amputation als „*kurzer* PIROGOFF-*Stumpf*“ angewandt. Doch ist dessen Beurteilung umstritten.

Für das Vorgehen an der Leiche schildern wir unten das Originalverfahren, da es weniger verstümmelt. Die entsprechend höheren Absetzungen ergeben keine technischen Schwierigkeiten. Das Verfahren läßt sich auch als zweizeitige Methode ausführen, wobei die osteoplastische Aufsetzung des Deckels erst erfolgt, wenn die Infektionsgefahr abgeklungen ist (OEHLECKER).

Unabhängig von bestimmten vorgebildeten anatomischen Gegebenheiten wurde von BIER die osteoplastische Amputationsmethode, in Vervollkommnung der sog. Hütchenmethode von HELFERICH, 1893 ausgearbeitet, für jede Höhe der Unterschenkelamputation und auch für den Oberschenkel passend. Dabei wird vor Ausführung der Knochendurchtrennung aus dem wegfallenden Knochenteil ein entsprechend großes Stück Kortikalis samt Periost umschnitten, ausgemeißelt und beiseite gebogen, um es nach erfolgter Knochenabsetzung, und zwar unter Erhaltung des Perioststieles (es ist deshalb notwendig, von der Basis des Knochenlappens einen Streifen abzubeißen, um die Drehung des Knochendeckels ohne Zerrung der Periostbasis zu ermöglichen) um 90° gedreht, auf die Knochenwundfläche zu legen (Abb. 70 B).

*Die drei osteoplastischen Amputationsmethoden:* PIROGOFF, GRITTI, BIER *kann man mnemotechnisch als die I-Punktmethoden bezeichnen: der osteoplastische Knochendeckel wird auf den Knochenstumpf gesetzt, wie das Pünktchen auf das i im Namen der drei Autoren.*

Alle osteoplastischen Methoden arbeiten — es sind ja Amputationen an der unteren Extremität — nach der Lappenmethode, wobei der Lappen den Knochendeckel samt seiner Ernährungsbrücke umfaßt. Demgemäß liegt bei PIROGOFF der Lappen als Fersenlappen hinten, der Halbzirkelschnitt vorn, bei GRITTI der die Patella umkreisende Lappen vorn, der Halbzirkelschnitt hinten.

Das operative Vorgehen ist stets so, daß im ersten Akt der Lappen umschnitten und im zweiten Akt der Knochendeckel hergerichtet wird, während als dritter Akt die eigentliche Knochenabsetzung folgt. Das Vorgehen ist bei GRITTI einfacher als bei PIROGOFF, weil der Knochendeckel aus der Patella leichter herzustellen ist als der PIROGOFFsche Knochendeckel aus dem hinteren Kalkaneusteil.

### *1. Osteoplastische Oberschenkelamputation GRITTI (Abb. 70)*

*Erster Akt:* Großer vorderer Lappen mit der Basis am Femurkondyl und der Spitze nach der Tuberositas tibiae. Durchtrennung des ganzen Streckapparates und Eröffnung des Kniegelenks (ähnlich wie bei der Kniegelenkresektion mit TEXTORschnitt). Der Lappen wird nach oben geklappt.

*Zweiter Akt:* Herrichten des Knochendeckels. Ein scharfer Haken, knapp am Patellarand in das Lig. pat. eingesetzt, zieht die Patella nach oben, die seitlichen Stränge werden so weit eingekerbt, daß eben die völlige Umdrehung der Kniescheibe um 180° gelingt; die Kniescheibe soll aber so weit straff fixiert bleiben, daß nunmehr ihre Durchsägung leicht gelingt. Die Bogensäge sägt die jetzt nach vorn vorliegende knorpelüberzogene Gelenkfläche vollkommen ab, so daß nur die ursprünglich ventrale Hälfte der Kniescheibe zurückbleibt, die auf den zu schaffenden Femurstumpf zu liegen kommen soll.

*Dritter Akt:* Amputation. Von einem Ende des Lappenschnittes zum anderen wird jetzt der hintere Halbzirkelschnitt angesetzt und wie bei einem einzeitigen Zirkelschnitt die Femuramputation vorgenommen.

*Vierter Akt:* Nach Versorgung von Gefäß und Nerven wird nun der Kniescheibenstumpf am hinteren Periost des Femurs angenäht. Weichteil- und Hautnähte.

### *2. Osteoplastische Unterschenkelamputation* PIROGOFF *(Abb. 70)*

*Erster Akt:* Der hintere Weichteillappen, der den Kalkaneusknochendeckel umfassen soll, wird durch einen Schnitt begrenzt, der von einem Knöchel zum anderen quer über die Fußsohle hinwegzieht und der sofort bis auf den Knochen geführt wird. Der Operateur steht bei dieser Operation der Fußsohle gegenüber, faßt den Vorfuß mit der stark pronierten linken Hand, die den Fuß gewöhnlich etwas in die Höhe hebt. Traditionsgemäß nennen wir diese Stellung Fechterstellung (obwohl „ein Fechter niemals so steht“), den Schnitt selbst, Steigbügelschnitt (obwohl „der Steigbügel nur beim Ungeübten an dieser Stelle sitzen würde“).

*Zweiter Akt:* Das Herrichten des osteoplastischen Knochendeckels. Dieser Akt ist bei PIROGOFF wesentlich komplizierter als bei GRITTI. An der Unterfläche und den Seitenflächen ist der Kalkaneusdeckel zwar schon durch den Steigbügelschnitt begrenzt, schwierig aber ist es, den Knochendeckel von oben her vorzubereiten. Zu diesem Zweck muß das obere Sprunggelenk eröffnet und die Talusrolle aus der Malleolengabel vollständig ausgelöst werden, um hinter den Processus posterior tali an die obere Umrandung des Kalkaneuskörpers zu gelangen. Zu diesem Zweck ist also bei PIROGOFF schon für den zweiten Operationsakt die Anlegung des vorderen Halbzirkelschnittes notwendig: die Spitzen des Steigbügelschnittes an den beiden Knöcheln werden durch einen vorderen Halbzirkelschnitt miteinander verbunden. Bei leichter Plantarflexion des Vorfußes erfolgt die Eröffnung des oberen Sprunggelenkes. Vorsichtig werden an den beiden Knöcheln die Seitenbänder durchtrennt, wobei man besonders am inneren Knöchel eine Verletzung der A. tibialis posterior vermeiden muß, um die Ernährung des Fersenlappens nicht zu gefährden. Während die linke Hand den Vorfuß noch kräftiger plantarwärts drückt, wird die Talusrolle aus der Knöchelgabel herausgelöst, so daß das vortastende Messer um den Processus posterior tali herum an die obere Fläche des Kalkaneuskörpers gelangt. Wenn der Kalkaneuskörper ringsum von Weichteilen gelöst ist, wird die Bogensäge eingesetzt und von oben nach abwärts entsprechend dem Steigbügelschnitt der Kalkaneuskörper durchtrennt.

*Dritter Akt: Amputation*

Da bei Pirogoff der vordere Halbzirkelschnitt schon beim zweiten Operationsakt — zwecks Vorbereitung des Kalkaneusdeckels — ausgeführt werden muß, sind jetzt nur mehr, unter Einsetzen von Weichteilhaken, Schienbein und Wadenbein ringsum bis oberhalb der Knöchel mit dem Periostmesser zu umschneiden und die Absägung der Knochen, knapp oberhalb der Tibiagelenkfläche, vorzunehmen.

*Vierter Akt: Stumpfversorgung*

Nun erfolgt die Aufsetzung des nach vorn zu klappenden Kalkaneusfersenlappens, der durch Periostnähte, Sehnennähte und Hautnaht fixiert wird.

Dieser Original-Pirogoff hat einige Schwächen:

1. Die Haut der Ferse ist der dauernden Belastung meist nicht gewachsen; es besteht so die Gefahr des Dekubitalgeschwüres. Daher ist es zweckmäßiger, die Stumpfbelastung der daran gewöhnten Fußsohlenhaut zuzumuten.

2. Wegen der Drehung des Kalkaneusdeckels um 90° kommt es zu einer Spannung der Achillessehne, die ja dabei mit gedreht wird. Eine Verschiebung des Kalkaneusdeckels durch den Zug dieser Sehne kann die Folge sein. Deshalb wurde manchmal dem Pirogoff die Tenotomie der Achillessehne beigefügt.

Um beiden genannten Schwächen auszuweichen, wurde eine Modifikation der Richtung der Knochendurchtrennung empfohlen. Während beim Original-Pirogoff die Unterschenkelknochenschnittfläche waagerecht, die am Kalkaneus senkrecht liegt, werden bei der Modifikation beide Knochenschnitte parallel von hinten oben nach vorn unten abfallend ausgeführt, wobei dann eben der Steigbügelschnitt etwas schräg nach vorn abfallen muß und an der Fußsohle etwas weiter vorn liegt. Dadurch wird eine Spannung der Achillessehne vermieden; zugleich fällt die Druckbelastung nicht auf die empfindliche Fersenhaut, sondern auf die kräftige Fußsohlenhaut.

## 2. Exartikulationen

Unter Exartikulation versteht man die Absetzung eines Gliedmaßenteiles, bei der die Abtragungslinie in die Diskontinuität einer Gelenklinie fällt. Bei einer Exartikulation wird also kein Knochen durchtrennt. Für die Operation genügen die Weichteilinstrumente und das Periostmesser.

### a) Große Exartikulationen

Wenn bei der Exartikulation am Grundgelenk der Extremität operiert wird, sprechen wir auch von einer *Exstirpation*. Die großen Exartikulationen in der Schulter und in der Hüfte kommen selten zur Anwendung. Als operativen Zugang benutzt man die Schnitte der Gelenkresektion (vgl. Gelenkresektionen), wenn möglich wird aus der Schulter- bzw. der Glutäalmuskulatur für genügend Weichteildeckung gesorgt.

Die Hauptschwierigkeit macht die Vermeidung von Blutungen, da ja die Anlegung der ESMARCHschen Binde bei großen Exstirpationen nicht möglich ist. Es kann auf dreifache Weise vorgegangen werden.

1. *Operation* unter *gleichzeitiger Digitalkompression* der *A. subclavia* (gegen die erste Rippe) bzw. der A. femoralis (gegen den Beckenrand unter dem Leistenband). Zweckmäßiger ist:
2. *Operation* nach *präliminarer Unterbindung* des Gefäßstammes
3. Die sog. *Amputationsresektion* (bei vielen Fällen von Tumor oder septischer Infektion nicht anwendbar). Hier wird, unter entsprechend hoch angelegtem ESMARCHschem Schlauch (vgl. ORATOR-KÖLE: Allg. Chirurgie), zuerst eine möglichst hohe Amputation ausgeführt mit Blutstillung usw. und dann sekundär der Rest des Knochens bis ins Gelenk ausgelöst.

Die großen Exartikulationen sind sehr eingreifende Operationen und erfordern volle chirurgische Erfahrung.

Zusätzlich seien noch zwei seltene große Eingriffe erwähnt:

1. die Exarticulatio inter-scapulo-thoracica und
2. die Exarticulatio inter-ileo-abdominalis. Sie wurden von KOCHER als typische Operationen ausgebaut. Selten bei Schulter- oder Beckentumoren anwendbar. Heroische Großeingriffe!

Praktische Bedeutung besitzen die kleineren Exartikulationen vor allem am Vorfuß und die Exartikulationen der Zehen und Finger.

### b) Vorfuß-Exartikulationen (Abb. 71)

gehen auf zwei französische Chirurgen zurück: CHOPART (1791) und LISFRANC (1815).

Wir schildern diese beiden Exartikulationen, weil deren Übung an der Leiche einen ausgezeichneten Einblick in die für die Praxis so wichtige Vorfußanatomie (Senkfuß, Spreizfuß, Arthritis, Verletzungen usw.) erlaubt.

Beide geben schlechte Stümpfe, wie unten ausgeführt wird. Das vor allem aus den Erfahrungen bei zahlreichen Kriegsverletzten gewonnene Wertigkeitsschema für Absetzungen im Bereich des Fußes von ZUR VERTH zeigt Abb. 66. In der Praxis wird an Stelle des CHOPART die typische Unterschenkelamputation auszuführen sein. In jenen seltenen Fällen, wo begründeterweise ein LISFRANC angezeigt ist, gelingt es fast immer noch, die proximalen Enden der Mittelfußknochen und damit wichtige Sehnenansätze (M. tib. anterior, M. tib. posterior) sowie bessere Unterstützungspunkte des Fußgewölbes mit zu erhalten. Diese *Amputatio metatarsea* nach SHARP-JÄGER wird nach Bildung eines dem LISFRANC ähnlichen Weichteillappens und zirkulärer Umschneidung der Weichteile durch Durchsägung der fünf Mittelfußknochen im proximalen Drittel ausgeführt. Keine Gefahr des Spitzfußes, da die Fußstrecker dabei erhalten sind.

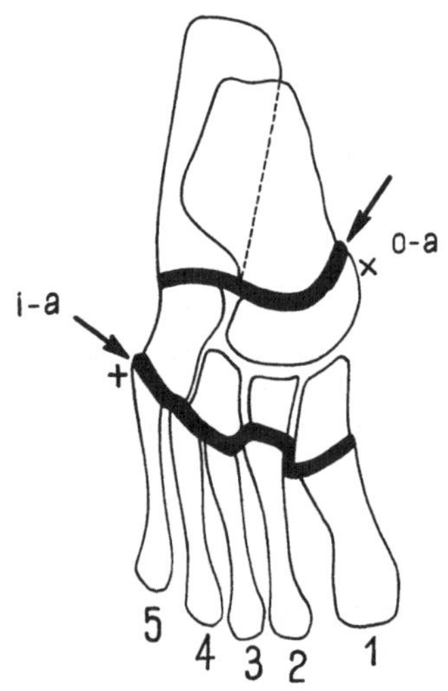


Abb. 71. Schema der Fußexartikulationen nach LISFRANC (i—a, distal) und CHOPART (o—a, proximal); + = Tuberositas ossis metatarsi quinti, hinter der sich die LISFRANCsche Gelenklinie eröffnet. x = Tuberositas ossis navicularis, proximal von ihr eröffnet sich die CHOPARTsche Gelenklinie. Beide Gelenklinien S-förmig!

Für CHOPART und LISFRANC ist eine anatomische Wiederholung notwendig. Wir trennen den ganzen Fuß in drei Teile:

I. Proximales Drittel = große Fußwurzelknochen = Talus und Kalkaneus

II. Mittelteil = kleine Fußwurzelknochen = medial Navikulare und 3 Cuneiformia, lateral das Kuboid

III. Fußvorderteil = Mittelfußknochen und Zehen.

Der Mittelteil wird distalwärts von der LISFRANCschen Grenzlinie, proximalwärts von der CHOPARTschen begrenzt.

*Mnemotechnisch werden die beiden durch den Anhaltspunkt der Vokale, die sie enthalten, eingeprägt, entsprechend den zwei Hauptgelenkslinien des Fußes:*

LISFRANC: *i—a distal.*

CHOPART: *o—a proximal.*

Die Auffindung der beiden Gelenklinien muß sich an antomische Merkmale halten und erlaubt weitgehende *Analogien* (Abb. 71).

A. Am tibialen und fibularen Fußrande findet sich je ein Knochenvorsprung, der an jedem Fuß deutlich durchzutasten ist. Es ist dies am fibularen Fußrand die Tub. ossis metatarsi V, am tibialen Fußrand die Tub. os. nav. Diese beiden Knochenpunkte führen direkt an die Gelenklinien heran. Da der Metatarsus V bei LISFRANC wegfällt, ist der Eingang in die LISFRANCsche Gelenklinie direkt proximal vom fibularen Knochenvorsprung zu suchen. Ebenso ist beim CHOPART-Gelenk, da bei dieser Exartikulation das Navikulare mit wegfällt, auch hier der Eingang zum Gelenk direkt proximal vom tibialen Knochenvorsprung.

Wir müssen uns also nur merken, daß die Knochenvorsprünge, die die betreffenden Gelenklinien kennzeichnen, bei der Resektion wegfallen, *demgemäß stets proximal vom Knochenvorsprung eingeschnitten werden muß.* Wir werden, um die Gelenklinie leicht treffen zu können, mit ihrer Eröffnung logischerweise am sicheren Knochenvorsprung anfangen, und *demgemäß wird das* CHOPART*sche Gelenk von tibial nach fibular, das* LISFRANC*sche Gelenk von fibular nach tibial eröffnet.* Wir erleichtern uns die Eröffnung der Gelenklinie, indem wir den Vorfuß mit der linken Hand möglichst fußsohlenwärts drücken, so daß die Gelenklinie, nach Spaltung der dorsalen Bänder, zum deutlichen Klaffen gebracht wird.

B. Die *Weichteilversorgung* beider Exartikulationen erfolgt durch einen entsprechend großen plantaren Weichteillappen, weil dieser kräftige, an Belastung gewöhnte Haut und gute Weichteildeckung gewährleistet. Am Dorsum wird entsprechend dem Verlauf der Gelenklinie ein leicht bogenförmiger Querschnitt angelegt und von dort aus die Gelenklinie eröffnet.

C. Um den Weichteilschnitt (dorsaler Querschnitt und Begrenzung des plantaren Weichteillappens durch Schnitt am fibularen und tibialen Fußrand) abzugrenzen, genügt es für CHOPARTsche und LISFRANCsche Resektionen nicht, die entsprechenden Knochenfixpunkte am tibialen bzw. fibularen Fußrande festzustellen. Wir müssen auch die gegenüberliegenden Eckpunkte der Weichteillappen, also bei CHOPART einen Punkt am äußeren Fußrand festsetzen, bei LISFRANC am inneren Fußrand, die sog. *konstruierten Eckpunkte.* Wir finden diese konstruierten Eckpunkte, wenn wir von den genannten Knochenpunkten zweifingerbreit oder gut daumenbreit entsprechend distal oder fersenwärts gehen (vgl. unten).

D. Als letztes Gemeinsames wäre nun noch der Verlauf der Gelenklinien zu betrachten. Sie *verlaufen bei beiden Exartikulationen S-förmig! Zuerst distalkonvex, dann distalkonkav*; vorausgesetzt, daß wir eben bei CHOPART von innen nach außen vordringen und bei LISFRANC von außen nach innen. Bei CHOPART wird der konvexe Teil durch den Kopf des Talus gebildet, während der laterale, konkave Anteil durch die Gelenkfläche des Kalkaneus zustande kommt. Zwischen beiden setzt das Y-förmige Band als „Schlüssel des CHOPARTschen Gelenkes“ an.

Bei LISFRANC wird der distal konvexe Anteil gebildet durch den bogenförmigen Verlauf des Kuboids und dritten Kuneiforme, während im weiteren Fortschreiten nach medial zu die konkave Hälfte der Gelenklinie nicht bogenförmig, sondern *stufenförmig* zustande kommt, insofern als *der zweite Mittelfußknochen „wie die Ferse“ nach proximal vorspringt,* während der erste Mittelfußknochen weiter zehenwärts liegt.

Nach dieser Analogisierung genügt eine kurze Skizzierung beider Methoden im einzelnen.

### α) Chopart (Abb. 71)

Tasten der Tub. os. nav., Einstich knapp proximal.

Tasten der Tub. os. met. V., zwei Querfinger proximal Einstich als lateraler konstruierter Eckpunkt. Von den beiden Eckpunkten aus wird an den Fußrändern bis zur Zehenwurzel der plantare Hautlappen begrenzt. Jetzt Verbindung der beiden Eckpunkte quer über den Fußrücken. Unter starker Plantarbeugung des Vorfußes Einschneiden knapp hinter dem tibialen Knochenpunkt und Eröffnung der S-förmigen, d. h. in der tibialen Hälfte konvexen, in der fibularen Hälfte konkaven Gelenklinie. Dauernd starke Plantarflexion!

Nach voller Eröffnung des Gelenkes wird der Vorfuß unter weiterer Plantarflexion herausgedreht, indem das Messer, knapp an den Knochen sich haltend, die Weichteile der Planta von diesem abtrennt. Nach Erreichung der Zehenwurzel wird die Planta quer durchtrennt, so daß das exartikulierte Stück wegfällt: der Lappen wird hochgeklappt und an die Plantarmuskulatur werden, soweit möglich, die dorsal durchtrennten Sehnen angenäht.

Gefahr des Choparts besteht in dem häufig eintretenden Übergewicht der Achillessehne, auch deren Durchtrennung genügt nicht. Der Chopartstumpf ist also meist schlecht!!

### β) Lisfranc (Abb. 71)

Tasten des lateralen Knochenpunktes, Einstich knapp proximal. An dem inneren Fußrand Einstich zwei Querfinger distal vom inneren Knochenpunkt des Navikulare. Umschneidung des plantaren Hautlappens und Querschnitt über den Fußrücken, analog Chopart. Eingehen in die Gelenklinie, beginnend am sicheren Knochenpunkt, also lateral, wieder unter extremer Plantarbeugung. Berücksichtigung der S-förmigen Gelenklinie, hinter der Tub. os. met. V. steil nach distal, bogenförmig konvex, der zweite Mittelfußknochen fersenartig nach proximal, stufenförmig vorspringend. Das Auffinden des Gelenkspaltes erfolgt unter starker Plantarflexion für das langsam nach proximal tastende Knochenmesser sehr leicht, ohne Plantarflexion wesentlich schwieriger. Unter diesem Druck kommt es sofort zum Klaffen des Gelenkes, das erste metarsale Grundgelenk liegt wiederum stufenförmig, etwa $^3/_4$ cm weiter zehenwärts. Die Auslösung des Vorfußes erfolgt wieder völlig analog wie bei Chopart.

Auch bei Lisfranc droht die Gefahr des Spitzfußes, weshalb der Stumpf ungünstig ist.

#### c) **Zehen- und Fingerexartikulationen** (Abb. 72)

Die Wertigkeit der einzelnen Teile der Finger und Hand zeigt das Schema von ZUR VERTH (Abb. 66).

Die Weichteildeckung hat derart zu erfolgen, daß die Narbe nicht an die Greiffläche zu liegen kommt. Sie soll handbzw. fußrückenwärts liegen; beim ersten und fünften Strahl soll die Narbe auch nicht am Rande, sondern mehr gegen die Mitte zu liegen kommen. Wir erreichen solche Narben entweder durch plantare bzw. volare Lappen oder durch den sog. Rackettschnitt bzw. Ovalärschnitt, in dem ein einen volaren Lappen fassender Halbzirkelschnitt gegen das Dorsum zu spitzoval in einen Längsschnitt ausläuft, also volarer Bogen- und dorsaler Längsschnitt ovalär ineinander übergehend (Abb. 72). Unter aseptischen Verhältnissen kann die Beugesehne im volaren Lappen über den Knochenstumpf gebracht werden. Das Eingehen in die Gelenklinie erfolgt vom Dorsum aus in Plantar- oder Volarflexion, um die zu durchtrennenden Bänder und Kapselteile anzuspannen; das Gelenk liegt weiter distal, als der Unerfahrene annimmt.

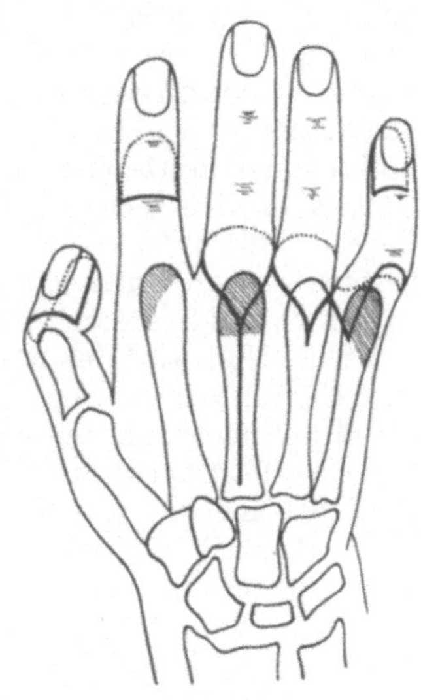

Abb. 72. Absetzungen an den Fingern mit Lappen- oder Ovalär-(Rackett-) Schnitten. Bei Fingerexartikulation wird oft das Mittelhandköpfchen (durch Schraffierung angedeutet!) ganz oder zum Teil (Gelenkfläche samt Knorpel) mitentfernt

## B) Wiederherstellende Knocheneingriffe

### 1. Osteosynthese (Knochennagelung)

#### a) Operative Behandlung der Schenkelhalsfraktur

Lagerung im Bett auf BRAUNscher Schiene. Suprakondyläre STEINMANN-Nagelextension in Lokalanästhesie, Belastung mit etwa $^1/_7$ des Körpergewichtes. In den nächsten Tagen interne Operationsvorbereitung und Röntgenkontrollen, um festzustellen, wie sich die Fraktur einstellt.

Die *Operation* (Nagelung) beginnt mit der Lagerung des Patienten am Extensionstisch. Nach Narkosebeginn wird die Fraktur unter Zug und Innenrotation neuerlich eingestellt. Röntgenaufnahmen in zwei Ebenen (ap. und axial) kontrollieren die Stellung. Eine weitere Aufnahme mit aufgelegtem JESCHKE-Drahtnetzgitter (Abb. 116, ORATOR-KÖLE: Chirurg. Unfallheilkunde) ermöglicht die Feststellung der Richtung des Führungsdrahtes und Festlegung dieser mit eingestochenen Nadeln. Nun wird das Operationsgebiet gewaschen und abgedeckt. Es folgt die Infiltration der Gegend des Hautschnittes mit 2%igem Novocain unter Zusatz eines Antibiotikums, wobei man mit der Injektionsnadel Fühlung mit dem Femur aufnimmt und so dessen Verlaufsrichtung und die Mitte seiner Zirkumferenz feststellt. Nun wird der Führungsdraht geschossen. Röntgenaufnahmen in zwei Ebenen zeigen seine Lage an. Er soll etwa in Halsmitte verlaufen und den Kopf mehr im unteren, hinteren, tubernahen Quadranten treffen. Danach erfolgt ein kleiner Hautschnitt an der Außenseite des Oberschenkels. Ein Dreilamellennagel nach SMITH-PETERSEN, dessen richtige Länge vorher am Röntgenbild ausgerechnet wurde, wird eingeschlagen und der Führungsdraht erst entfernt, bis man sich an Hand von zwei weiteren Röntgenbildern über die richtige Lage des Nagels informiert hat. Schluß der Wunde durch Hautnähte. Entfernung des suprakondylären STEINMANN-Nagels.

### b) Operative Behandlung der per- und subtrochantären Fraktur

Bei per- und subtrochantären Frakturen bleibt das Vorgehen gleich, nur wird der Hautschnitt länger gewählt, um den richtig sitzenden Nagel mit einer Schaftplatte und Drahtcerclagen oder Schrauben am Femurschaft fixieren zu können. Bei subtrochantären Frakturen empfiehlt sich die Verwendung von langen Platten und 6 bis 8 Cerclagen oder Schrauben, da nur so eine ausreichende Fixation der Fraktur zu erreichen ist.

### c) Operative Behandlung von Oberschenkelschaftfrakturen

Lagerung im Bett auf BRAUNscher Schiene. STEINMANN-Nagelextension am Tibiakopf in Lokalanästhesie, Belastung mit etwa $^1/_7$ des Körpergewichtes. In den nächsten Tagen interne Operationsvorbereitung und Röntgenkontrollen in zwei Ebenen, um festzustellen, wie sich die Fraktur einstellt. Die eigentliche Nagelung nach KÜNTSCHER beginnt mit der Lagerung am Operationstisch seitlich oder am Extensionstisch in Rückenlage. Das weitere Vorgehen ist entweder ein *offenes* oder *geschlossenes*. Beim *offenen* Verfahren wird die Bruchstelle freigelegt, beim *geschlossenen* wird lediglich von einer Stichinzision über dem Trochanter major der Nagel eingeschlagen.

*Das geschlossene Vorgehen*

Lagerung und Stichinzision über dem Trochanter major. Aufsuchen der Markhöhle mit einem Führungsspieß und Aufbohren derselben. Unter Röntgenkontrolle (Aufnahmen in zwei Ebenen oder SIEMENS-Bildverstärker) wird der Führungsspieß über die Bruchstelle hinweggeführt und die Markhöhle in ihrer ganzen Länge aufgebohrt. Einschlagen eines in seiner Länge und Dicke entsprechenden KÜNTSCHER-Nagels und Vorschlagen dieses bis an die Bruchstelle. Unter neuerlicher Kontrolle wird der Nagel über die Bruchstelle vorgeschlagen und der Führungsspieß entfernt. Der Nagel soll bis knapp an das Kniegelenk heranreichen. Schluß der Stichinzision mit Hautnähten. Entfernung des STEINMANN-Nagels. Röntgenabschlußbilder in beiden Ebenen.

*Das offene Vorgehen*

Seitliche Lagerung und Längsschnitt an der Außenseite des Oberschenkels. Gewebeschonende Durchtrennung der Muskulatur und Freilegung der Bruchstelle. Sie wird gereinigt und etwa interponierte Weichteile und Knochenstücke entfernt. Nun wird von distal nach proximal ein Führungsspieß in die Markhöhle eingeführt und soweit vorgeschlagen, daß er durch den Knochen am Trochanter major unter die Haut gelangt. Stichinzision an dieser Stelle. Nach Aufbohren der Markhöhle Einschlagen eines passenden KÜNTSCHER-Nagels von proximal nach distal bis an die Bruchstelle. Aufbohren der distalen Markhöhle und Reposition der Fraktur. Fixation der Bruchstücke mit einer LAMBOTTEschen Zange und Vorschlagen des Nagels. Röntgenkontrollen in zwei Ebenen. Entfernung der LAMBOTTEschen Zange. Schichtweiser Verschluß der Wunde am Oberschenkel, Hautnähte für die Stichinzision. Entfernung des STEINMANN-Nagels. Röntgenabschlußbilder in beiden Ebenen.

## 2. Osteotomie

Bei Verbiegungen des Knochens und der dadurch bedingten abnormen Gelenkbelastung nach Knochenerkrankungen (Rachitis) oder deform geheilten Brüchen kann durch paraartikuläre Durchmeißelung Richtigstellung und Ausheilung im Gipsverband erzielt werden. In der Regel wird die sog. *subkutane Osteotomie* mit dem Meißel von einem kleinen Hautschnitt aus ausgeführt. Die betreffende Gliedmaße wird auf einen Sandsack gelagert. Nach einer kurzen Stichinzision unter strenger Vermeidung von Nerven und größeren Gefäßen wird an der beabsichtigten Stelle der Meißel aufgesetzt und der Knochen schrittweise durchtrennt. Die Abb. 73 zeigt die wichtigsten typischen Osteotomiestellen.

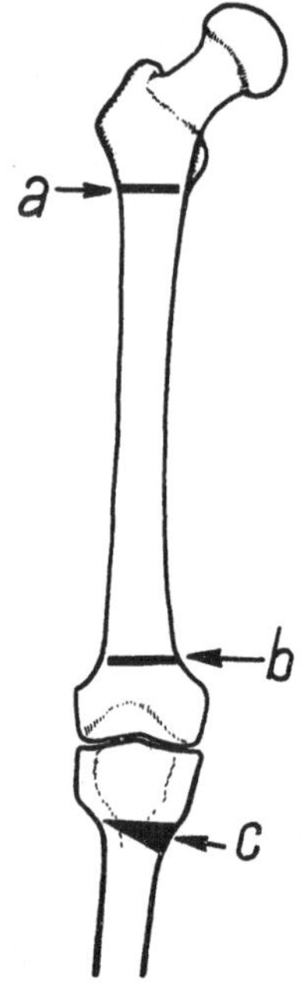


Abb 73. a) Osteotomia femoris subtrochanterica, b) Osteotomia femoris supracondylica, c) Keilosteotomie der Tibia (nach SCHMIEDEN-FISCHER)

### 3. Sequestrotomie

Die *Sequestrotomie* ist gerade bei den infizierten Schußbrüchen häufig erforderlich. Sie ist in der Regel ein atypischer Eingriff, der sich den Besonderheiten des Einzelfalles anzupassen hat. Die Größe des Eingriffes schwankt zwischen der schonenden Entfernung des Sequesters vom kleinsten Schnitt (biologische Sequestrotomie KLAPP) und den breitesten Freilegungen eines ganzen Knochens, wie er bei Totalsequester nach Ausbildung einer ausreichenden Totenlade notwendig werden kann. Günstig ist die Y-förmige Schnittführung nach NEUBER. Wesentlich für den Heilerfolg ist die Wegnahme alles Nekrotischen, die Bildung einer flachen Knochenmulde, in die sich die Weichteillappen bequem hineinschlagen lassen, lokale Applikation von Sulfonamiden und Antibioticis und Nachbehandlung mit hohen Dosen von Antibioticis.

### 4. Eingriffe an Fingern und Zehen

#### a) Panaritienschnitte

Die Lage der wichtigsten Schnitte bei Finger-Handeiterungen ist aus Abb. 74 zu ersehen. Die Paronychie wird in Leitungsanästhesie an der Fingerwurzel (zur Technik vgl. Abb. 75) durch Bogen- oder Halbkreisschnitte an der Nagelwurzel eröffnet (1). Manchmal ist die Entfernung der betroffenen seitlichen Nagelhälfte notwendig: gezeigt am Ringfinger der Abb. 74. Bei den Panaritien Operation in Allgemeinbetäubung und in Blutleere. Bei Endgliedpanaritien halbe Froschmaulschnitte (Abb. 74) nahe dem Nagelrande (2); bei ossärer Form breite Aufklappung. Grundsätzlich zu vermeiden ist ein Schnitt an der Fingerkuppe und Fingermitte: Spätere

Narbe an der Greiffläche oft hinderlich! „Normalschnitte" am Mittelfinger sind aus Abb. 74 (3) zu ersehen. Ebenda ist die Gelenkseröffnung am Zeigefinger als Schnitt 4, die Eröffnung der Sehnenscheidenphlegmone als Schnitt 7 und 8, der Interdigitalphlegmone als Schnitt 5 usw. dargestellt.

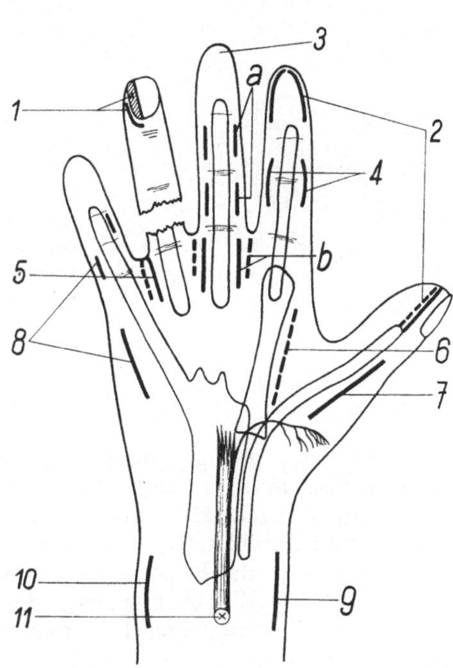


Abb. 74. Panaritienschnitte (die Hand von der Vola gesehen, nur der Ringfinger vom Rücken. Die gestrichelt gezeichneten Schnitte liegen ebenfalls am Handrücken!). 1 Paronychie (Halbmondschnitt, Entfernung des halben Nagels, bei fortgeschrittenem Prozeß des ganzen Nagels (siehe unten). 2 Froschmaulschnitt (nahe dem Nagelrand!) bei Endgliedpanaritium. 3 Sehnenscheidenpanaritium: a kurze Seitenschnitte nach KLAPP-KANAVEL, b Vorgehen von ISELIN: Eröffnung des proximalen Endes der Sehnenscheide von kurzen beidseitigen Längsschnitten in der Hohlhand, die durch je einen Gummistreifen zu parallel gelagerten Längsschnitten am Handrükken durchdräniert werden. 4 Seitliche Eröffnung eines Gelenkpanaritiums. 5 Interdigitalschnitt. 6 Thenarschnitt (von dorsal aus, daumenwärts vom 2. Mittelhandknochen). 7 Eröffnung der radialen, 8 der ulnaren Sehnenscheiden. 9 und 10 Vorderarmschnitte. 11 N. medianus mit Ästen zum Daumenballen

### b) Finger- oder Zehennagelentfernung (Abb. 76)

Leitungsanästhesie (Abb. 75); Längsspaltung des Nagels durch Scherenschlag; die Schere wird mit dem spitzen Ende flach eingeführt, dann aufgerichtet. Die beiden Nagelhälften werden mit einer starken Klemme gefaßt und durch Drehung nach der Seite zu aus ihrem Bett gelöst. Salbenverband. Bei Rezidiv auch Exzision des Nagelbettes.

### c) Unguis incarnatus

Kommt gleichfalls meist am Großzehennagel vor. Die Operation besteht in der Teilentfernung des Zehennagels und Keilexzision des seitlichen

Nagelwalls (Abb. 77). Zur Vorbeugung darf der Zehennagel nicht wie die Fingernägel konvexbogig geschnitten, sondern muß einfach quer abgesetzt werden. Die Nagelrandecke muß das Nagelbett übertragen. Fußpflege!

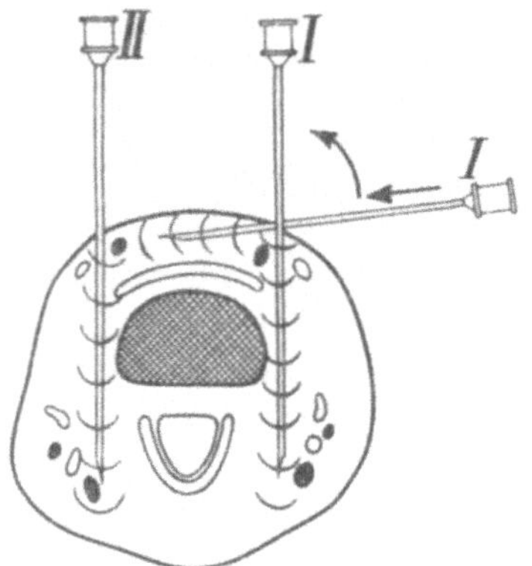


Abb. 75. Örtliche Betäubung (Leitungsanästhesie) an der Fingerwurzel, im Querschnitt gezeichnet. Knochen schraffiert, Nerven schwarz; Streck- und Beugesehnen deutlich. Nadel I anästhesiert vorerst — schräg eingeführt — beide Einstichstellen am Fingerrücken. Die Nadeln I, II werden dann nacheinander knapp am Knochen vorbei unter dauernder Quaddelbildung (in der Skizze durch Halbbogen angedeutet) gegen die Beugeseite vorgeschoben, so daß das Infiltrat der Nadelspitze stets voraneilt und die Gefäße stumpf beiseite drängt, zuletzt die Haut der Beugeseite deutlich auftreibt

## d) Hallux valgus

1. Nur selten genügt unter Korrektur des Plattfußes die Abmeißelung der Exostose und das Rücknähen des Periostlappens.

2. Eingriff nach Hueter-Mayo: Unter senkrechter ovalärer Hautexzision und Zurückklappen des Schleimbeutels mit distaler Stielung wird das Köpfchen des 1. Mittelfußknochens sparsam reseziert. Zwischenlagerung des Periostlappens. Gipsschuh mit Abspreizung der Großzehe (Abb. 78)

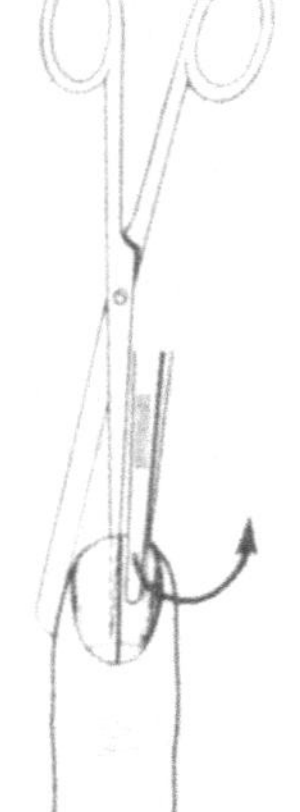

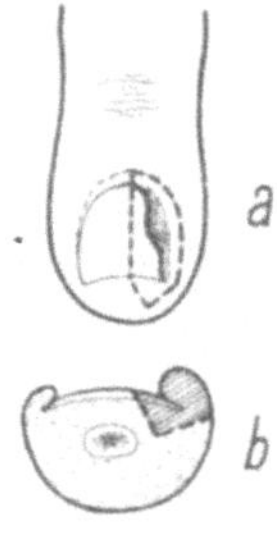


Abb. 77. Unguis incarnatus. Teilentfernung des Zehennagels und Keilexzision des seitlichen Nagelwalls, a in der Aufsicht, b im Querschnitt

Abb. 76. Nagelentfernung nach Längsspaltung durch einen Scherenschlag, Auswärtsdrehen der mit einer starken Kocher-Klemme gefaßten Nagelhälften

3. Operation nach BRANDES: Von einem bogenförmig nach dorsal gerichteten Hautschnitt aus wird die körpernahe Hälfte des Großzehengrundgliedes reseziert, allenfalls auch eine starke Exostose des Metatarsalköpfchens abgemeißelt (Abb. 79).

### e) Hammerzehe

Sie kommt teils anlagemäßig, teils als vestimentäre Belastungsdeformität oder als Kontraktur bei schweren Beinverletzungen, z. B. Oberschenkelfrakturen, vor. In der Regel läßt sie sich durch Resektion des Köpfchens des Zehengrundgliedes (HOHMANN), die sich von einem dorsalen Längsschnitt aus leicht durchführen läßt, mit gutem Erfolg zu behandeln. Die Strecksehne wird dabei längsgespalten und durch eine sich überkreuzende Raffnaht verkürzt (Abb. 80). Nur ausnahmsweise ist eine Exartikulation der Zehe erforderlich.

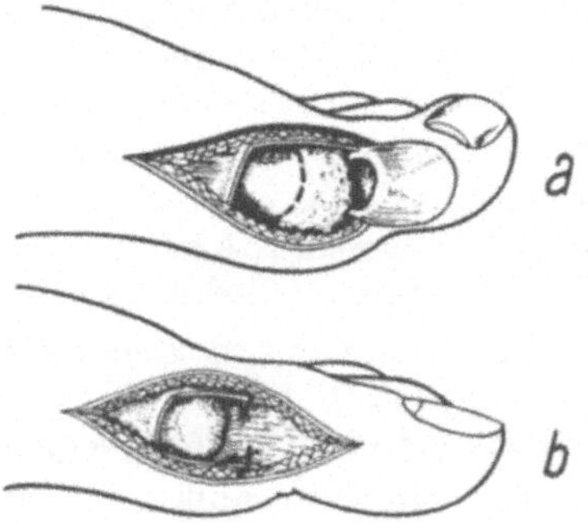

Abb. 78. Operation nach HUETER-MAYO. a Das Großzehengrundgelenk und das Köpfchen des Metakarpale I werden durch einen distal gestielten Kapsellappen freigelegt, Resektion des Mittelfußköpfchens (strichlierte Linie); b nach Glättung mit dem LÜER Einschlagen des Kapsellappens in den Gelenkspalt und Fixation an der lateralen Kapselwand durch Katgutnähte

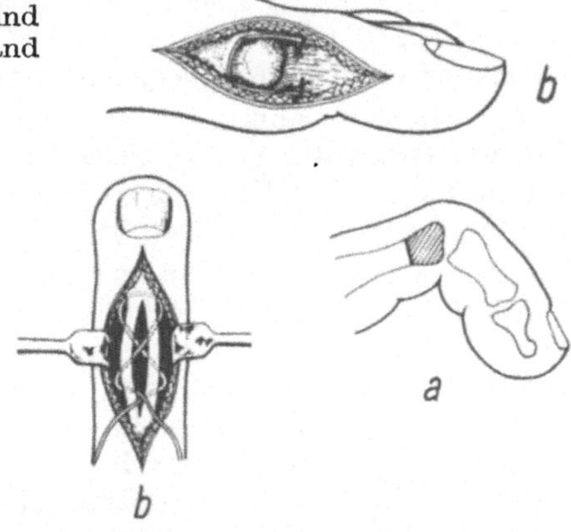


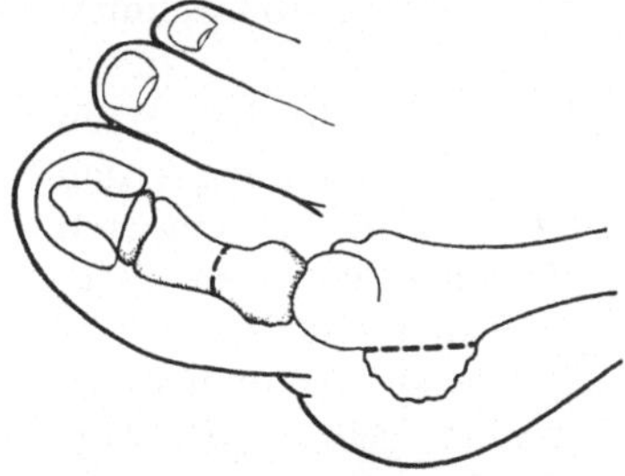

Abb. 79. Operation nach BRANDES. Resektion der proximalen Hälfte der Grundphalanx und Abmeißelung der Exostose am Metakarpale I

Abb. 80. Hammerzehenoperation nach HOHMANN. a Resektion des Grundgliedköpfchens und Anfrischen der Gelenkfläche des Mittelgliedes durch Knorpelexzision; b Längsspaltung der Strecksehne und Verkürzung durch eine sich überkreuzende Raffnaht

# III. Gelenksoperationen

## 1. Gelenksresektion

Die Resektion, wie sie LANGENBECK im Deutsch-Dänischen Krieg 1864 in größerem Ausmaß an durchschossenen Gelenken ausbaute, hat im Laufe der Entwicklung die bis dahin bevorzugte Gliedabsetzung verdrängt.

Die Gelenksresektion war ursprünglich ein stark verstümmelnder Eingriff. Den Untersuchungen B. HEINES (1840) verdankt man vor allem die Erkenntnis von der überwertigen Bedeutung des Periostes für Ernährung und Regeneration des Knochens. Von dem meist „Vater der deutschen Chirurgie" genannten B. v. LANGENBECK wurde die sog. *subperiostale Gelenksresektion* ausgebaut. Dabei wird das Periost möglichst geschont, so daß der Knochen weitgehend wiederhergestellt werden kann und gleichzeitig die Muskel- und Sehnenansätze erhalten bleiben. Außerdem hat LANGENBECK *anatomisch möglichst schonende Eröffnungsschnitte* ausgearbeitet, um ohne nennenswerte Nebenverletzungen die Gelenke freilegen zu können. Wir verwenden heute noch weitgehend seine Schnitte, die in der Regel Längsschnitte sind, entsprechend dem Längsverlaufe aller wichtigen Gebilde an den Gliedmaßen.

LANGENBECKS *subperiostale Gelenksresektion mit Längsschnitten ist also die Regel; bloß für das Kniegelenk wird ebenso häufig ein Querschnitt verwendet, der von* TEXTOR *angegeben wurde.*

(Zur Mnemotechnik brauchen wir uns bloß daran zu erinnern, daß GOETHES Großvater TEXTOR geheißen hat. So tritt neben die Längsschnitte LANGENBECKS, des *Vaters* der deutschen Chirurgie, am Knie die Schnittführung des *Großvaters* TEXTOR).

a) *Die Schonung des Periostes* mit seinen Muskel- und Sehnenansätzen erfordert eine bestimmte Technik, da gerade in der Gelenkumgebung wegen dieser Ansätze das Periost sehr straff den äußeren Knochenschichten anhaftet. Es ist dort nicht wie im Bereich der Knochenschäfte möglich, nach Spaltung des Periostes, dieses stumpf vom Knochen abzuheben, wie es in klassischer Weise bei der Rippenresektion möglich ist. Wenn wir das Periost in Gelenknähe vom Knochen entfernen wollen, gelingt dies nur, wenn wir die Beinhaut millimeterweise scharf mit dem Messer von der Knochenoberfläche trennen. Wir benötigen dazu ein besonders stark gearbeitetes, festes Messer mit derbem Griff, ein sog. Periost- oder Knochenmesser. *Nachdem an typischer Stelle mit einem Längsschnitt das Periost gespalten ist, wird unter entsprechender Drehung des Gliedmaßenknochens und dadurch bewirkter Anspannung der Muskel- und Bänderansätze nach einer*

*Richtung hin, schrittweise fortschreitend, Schnitt neben Schnitt millimeterweise nebeneinandergesetzt und so direkt am Knochen das ansitzende Periost abgelöst.*

b) *Das zweite Problem ist die zweckmäßige Legung der Weichteilschnitte.*

1. *Schultergelenk:* Unbedingter Schonung bedarf der Gefäßnervenstrang an der Achselseite.

Von gleicher Wichtigkeit ist die Funktion des M. deltoideus, sowohl was den Muskel selbst, als auch den N. axillaris anlangt, der, von der hinteren Achsellücke kommend, sich außen um den Oberarmhals herumschlingt. Deshalb macht man einen Längsschnitt nahe dem vorderen Rande des M. deltoideus, der direkt auf den Sulcus intertubercularis führt, in dem die, wenn möglich zu schonende, lange Bizepssehne liegt (Längsschnitt nach LANGENBECK), oder einen Schrägschnitt am Vorderrand des M. deltoideus nach HUETER-OLLIER.

2. *Ellenbogengelenk:* Die wichtigsten Gefäße und Nerven liegen an der Volarfläche, nur der N. ulnaris in seinem Sulcus am Epicondylus medialis. Der logische Zugangsweg ist also dorsal in der Mittellinie ein Längsschnitt über dem Olekranon; die Schonung des N. ulnaris spielt eine ähnliche Rolle wie die Schonung der langen Bizepssehne bei der Schulterresektion. Andere Zugangswege sind: der Schnitt nach KOCHER an der Radialseite des Ellenbogengelenkes und die Längsspaltung der Bizepssehne von volar nach LÄWEN.

3. *Hüftgelenk:* Die nötige Schonung der Femoralgebilde vorn und des Ischiasnerven hinten führen zu dem typischen Längsschnitt von LANGENBECK über der leicht auffindbaren Knochenmasse des großen Rollhöckers. Daneben muß die Freilegung des Hüftgelenkes von vorn, von einem Schnitt entlang dem Innenrande des oberen Drittels des M. sartorius genannt werden, der seitlich vom M. iliopsoas direkt auf das Gelenk führt.

4. *Kniegelenk:* Da alle wichtigen Gefäße und Nerven in der Kniekehle gelegen sind, wird das Gelenk grundsätzlich von ventral eröffnet. LANGENBECK machte einen medial von der Kniescheibe gelegenen Längsschnitt. Er wird in Form des die Patella umkreisenden tibialen Wellenschnittes nach PAYR auch heute noch geübt, wenn das Gelenk beweglich bleiben soll. Schonender ist die Anwendung des TEXTORschnittes.

Bei allen Operationen, die eine Versteifung des Gelenks nach sich ziehen können, wird an Stelle des LANGENBECKschen Längsschnittes der TEXTOR-Schnitt angewandt, quer von einem Kondyl zum anderen reichend, zwischen unterem Kniescheibenrand und Tuberositas tibiae, der den gesamten Streckapparat des Knies quer durchtrennt und unter Beugung des Knies den breitesten Einblick in das Gelenk bietet.

c) *Im einzelnen ist zu den Resektionen folgendes zu sagen:*

### a) Mit LANGENBECKs Längsschnitt

#### Schulterresektion

*Erster Akt:* Durchtasten des großen und kleinen Rollhöckers des Oberarmkopfes und der dazwischen gelegenen Furche, die die lange Bizepssehne beherbergt; unter leichter Seitabstreckung und Drehung wird der Oberarm derart gelagert, daß diese Knochenfurche nahe dem Vorderrande des M. deltoideus zu liegen kommt.

Hautschnitt senkrecht in der Faserrichtung durch den M. deltoideus auf diese Knochenfurche, der dabei also nahe dem Vorderrande des genannten Muskels zu liegen kommt.

Mit zwei Weichteilhaken wird der durchtrennte M. deltoideus mit der Haut nach vorn und hinten auseinandergehalten.

*Zweiter Akt:* Einschnitt auf die Faszienhülle der Knochenfurche und Hochziehen der freigelegten, langen Bizepssehne. *Diese wird in das Gelenk hinein verfolgt unter Spaltung der die Sehne deckenden Gelenkkapselteile. Dabei wird schon das Schultergelenk eröffnet.*

*Dritter Akt:* Freimachung des kleinen Rollhöckers.

Während die linke Hand des Operateurs mit Hilfe des rechtwinklig gebeugten Vorderarmes den Oberarm möglichst außenrotiert und dadurch die Innendreher des Schulterkopfes in Spannung versetzt, geht die Spitze des Periostmessers durch den Kapselschlitz in das Gelenk ein. Die Messerschneide wird jetzt gegen den Oberarmknochen senkrecht gedreht und durch einen in der Längsrichtung des Oberarmes geführten Schnitt knapp neben dem Sulcus intertubercularis das Periost mit den Muskeln und Bänderansätzen als schmaler Saum vom Tuberculum minus getrennt. Diese senkrecht geführten Schnitte werden nun unter dauernder Auswärtsdrehung des Armes — millimeterweise nach innen rückend — wiederholt, bis das ganze Tuberculum minus, von seinem Periost entblößt, unter Außendrehung des Oberarmes zutage tritt. Während dieses dritten Aktes der Schulterresektion wird der Oberarmkopf gleichfalls in die Wunde hineingedreht. Es gelingt schon in diesem Akt zu erkennen, wie weitgehend der Oberarmkopf verändert ist.

*Vierter Akt:* Ist das ganze Tuberculum minus vom Periost befreit, wird nunmehr der Arm einwärts gedreht unter Einwärtsziehung der gelösten langen Bizepssehne. Mit den LANGENBECKschen Längsschnitten wird bei innen rotiertem Oberarm, wodurch die Außenrotatoren in Spannung gebracht werden, nun durch millimeterweise nebeneinander gesetzte Längsschnitte das Tuberculum majus vom Periost befreit.

*Fünfter Akt:* Jetzt gelingt die Luxation des Kopfes aus der Kapsellücke nach oben, vorn, außen, indem man den gebeugten Ellbogen nach innen, hinten aufwärts drängt und als langen Hebelarm benützt; an entsprechender Stelle des Oberarmhalses wird nun der Humeruskopf abgesägt.

Danach ist der Einblick in die Pfanne bequem möglich. Eine Ausräumung der kranken Pfannenteile beendet die Resektion.

## Ellenbogenresektion

*Erster Akt:* Längsschnitt über der Ulnarkante und der Olekranonspitze, nach oben zu fortgesetzt, sogleich in die Tiefe der Olekranongrube, und auf die Hinterfläche des Oberarmknochens hinaufreichend.

*Das besonders schonungsbedürftige Gebilde bei der Ellenbogenresektion ist der Nervus ulnaris.* Die Art des Vorgehens ist ähnlich der Schulterresektion: ein langsames Freipräparieren des Knochens von seinem Periost, was am Ellenbogengelenk wegen der Olekranongrube und der Zweiteilung in Ulna und Radiusköpfchen etwas schwerer ist.

*Zweiter Akt:* Da das gefährdete Gebilde des N. ulnaris am Epicondylus medialis verläuft, dringen wir zuerst an den Epicondylus medialis heran. Durch den ersten Hautschnitt ist der ganze Streckapparat des Ellenbogengelenkes (Trizepssehne, Periost und Periostansätze der dorsalen Vorderarmmuskeln) in der Mitte gespalten; durch das schrittweise Abschneiden der Periostansätze vom Olekranon gelingt es, diesen Streckapparat vom Oberarm zum Unterarm im Zusammenhang zu erhalten und ihn sorgfältig nach ulnar zur Seite zu präparieren.

Hält man sich bei dieser Präparation nach ulnar zu streng an die Knochenoberfläche und nimmt millimeterweise längsschneidend das Periost mit den übrigen Weichteilen mit, dann bekommt man den N. ulnaris gar nicht zu Gesicht, er liegt gedeckt vom Periost in dem Weichteillappen.

*Dritter Akt:* Die Freipräparierung um den Epicondylus lateralis herum stößt auf keine gefährlichen Gebilde.

*Vierter Akt:* Sobald die Seitenflächen der beiden Epikondylen freipräpariert sind, wird der Ellenbogen stärker gebeugt, eine Faust in die Ellenbeuge eingelegt und über dieses Hypomochlion das von hinten her ja schon eröffnete Ellenbogengelenk zum Klaffen gebracht. Nun wird, ähnlich wie bei der später zu besprechenden Knieresektion, erst das Humerusende, dann das Ellenspeichenende in der Operationswunde möglichst herausluxiert und, indem man sich eng an den Knochen hält, auch die volare Fläche bis knapp über die Gelenkkörper vom Periost befreit und die Resektion ausgeführt.

## Hüftresektion

Typische Resektion nach Langenbeck.

Seitenlagerung, leichte Beugung des Hüftgelenks, Längsschnitt über der

Kuppe des großen Rollhöckers, ein beträchtliches Stück aufwärts und abwärts reichend. Spaltung bis auf den Knochen unter Durchtrennung der Glutäalmuskulatur, sofortiges Eindringen auf den Schenkelhals. Vom großen Rollhügel werden nach vorn und hinten zu die Periostansätze vom Knochen mit den LANGENBECKschen Resektionsschnitten abgelöst, während scharfe Wundhaken die Weichteile in Spannung halten.

Entlang des Schenkelhalses vordringend, gelangt man an den Schenkelkopf, womit das Gelenk eröffnet ist; unter entsprechender Beugung und Außenrotation wird der Schenkelkopf herausluxiert und reseziert.

#### Fußresektion

erfolgt vom fibularen Bogenschnitt KOCHERS, der den äußeren Knöchel umkreist. Unter Einkerbung des Periostes werden die Mm. peronaei gelöst und nach hinten, alle Strecksehen nach vorn gezogen (LANGENBECK-Haken) und die seitlichen Gelenkbänder durchtrennt; Ablösung der Gelenkkapsel. Starke Adduktion des Fußes läßt jetzt die Talusrolle aus der Knöchelgabel luxieren.

#### Handgelenksresektion

ist selten. Sie wird von dorsalen Längsschnitten aus durchgeführt: entweder „dorsoradial“ (LANGENBECK; zwischen Daumenstreckern und radialen Handstreckern einerseits und den Fingerstreckern anderseits vordringend) oder „dorsoulnar“ (KOCHER; ulnar vom Kleinfingerstrecker in die Tiefe dringend).

### b) Mit TEXTORs Querschnitt

#### Kniegelenksresektion (1847)

Wir üben an der Leiche meist die Resektion mit querem Bogenschnitt nach TEXTOR. Um bei Gelenkseiterung guten Abfluß zu gewährleisten, macht man seitliche Längsschnitte über den Sehnen des M. biceps femoris und M. semimembr.-tendinosus und verbindet sie durch einen leicht bogenförmigen Querschnitt, der von einem Femurkondyl zum anderen reicht und etwa in der Mitte zwischen unterem Kniescheibenrand und Schienbeinhöcker den ganzen Streckapparat des Knies durchtrennt. Dabei läßt sich die Anatomie des gesamten Kniestreckapparates, die für die Beurteilung und Behandlung der verschiedenen Formen der Kniescheibenbrüche von ausschlaggebender Bedeutung ist, demonstrieren. In der Mitte ist das Lig.

patellae, während zu beiden Seiten der Kniescheibe von der Oberschenkelstreckmuskulatur als sog. Hilfsstreckapparat des Knies die *Retinacula patellae* (das Retinaculum pat. med. und lat.) zur vorderen Fläche des Tibiakopfes herabziehen. Ihre funktionelle Bedeutung für die Kniestrekkung läßt sich an der Leiche meist gut zeigen. Die seitlichen Gelenkbänder werden gleichfalls durchtrennt. Nötigenfalls Entfernung der Patella. *Das Klaffen des Gelenkes wird noch von den Kreuzbändern verhindert.*

Da der Hinterfläche der Kniegelenkkapsel die A. poplitea direkt angelagert ist, *werden die Kreuzbänder von hinten nach vorn durchtrennt.* Man tastet bei halbgebeugtem Kniegelenk seitlich der Kreuzbänder mit dem Messer vorsichtig nach hinten, sticht hinten quer die Kreuzbänder durch und zieht von dort hinten die Messerklinge nach vorn zu durch.

*Nach Durchtrennung der Kreuzbänder kann das „Schubladenphänomen" geprüft werden* (vgl. ORATOR-KÖLE: Chirurg. Unfallheilkunde).

Nunmehr folgt eine extreme Beugung des Kniegelenkes (vgl. den entsprechenden Akt bei der Ellenbogenresektion) mit Einlegen einer Faust in die Kniekehle, wodurch das Kniegelenk zum Klaffen gebracht wird.

Dann wird einzeln das Femurende, späterhin das Tibiaende aus der Wunde herausluxiert, auch von der Beugefläche dieser Knochenenden das Periost vom Knochen bis knapp oberhalb der Gelenkkörper abgetragen und nun die Resektion in sparsamer Ausdehnung angeschlossen.

### c) Osteoplastische Gelenkseröffnungen

Für die großen (aseptischen) Gelenksplastiken hat LEXER osteoplastische Gelenkseröffnungen ausgearbeitet, die eine weite Übersicht des Gelenkes ermöglichen. Wichtigste Gelenkseröffnungen:

1. Kniegelenk: Großer Bogenschnitt (tiefer als der TEXTORsche), der die Tuberositas tibiae umkreist; nach deren Abmeißelung wird der ganze Streckapparat samt Kniescheibe und abgemeißelter Tuberositas hochgeklappt; nach vollendeter Operation wird die Tuberositas am alten Platz angenagelt.

2. Hüfte: Hier umfaßt der große Lappen den Trochanter major, der abgemeißelt und mitsamt der ganzen Glutäalmasse hochgeklappt wird (vgl. Abb. 171).

3. Ellenbogen: Analoges Vorgehen mit der Olekranonspitze, wodurch das Hochklappen der Trizepssehne möglich wird.

4. Schulter: Lappenbildung erfolgt hier umgekehrt. Der HUETER-OLLIER-Schnitt wird bogenförmig nach oben über die Schulterhöhe verlängert, wo er winkelig nach hinten abbiegt und bis zur Mitte der Spina scapulae reicht. Mit dem Meißel wird von Klavikula und Akromion mit einem Knochenspanstreifen der Ursprung des M. deltoideus in Form einer Kno-

chenspange abgelöst. Dadurch kann der M. deltoideus-Lappen ohne Störung seiner Nervenversorgung nach außen hinten umgeklappt werden. — So werden u. a. veralterte Schulterluxationen blutig freigelegt und eingerichtet oder manche Verrenkungsbrüche operativ angegangen.

## 2. Gelenkspunktion

Sie sind die häufigsten Eingriffe an Gelenken. Die allgemeine Technik sowie die erforderlichen Instrumente sind S. 26 besprochen. Strengste Asepsis. Örtliche Betäubung der Haut und Subkutis meist ausreichend. Hauptanzeigen: Verdacht auf Bluterguß nach gelenknahem Trauma und fragliche Entzündung. Bei Schußverletzungen Entlastung und Kontrolluntersuchung bei Infektionsverdacht.

Das Vorgehen an den einzelnen Gelenken geschieht folgendermaßen:

Das Schultergelenk (Abb. 81) wird durch den M. deltoideus durch, unterhalb des Akromion schräg von hinten (Einstich 1 cm innen von der hinteren Akromialecke, Richtung gegen den Rabenschnabelfortsatz; Tiefe etwa 4 cm) oder von vorne punktiert.

Das Ellenbogengelenk (Abb. 82) wird von außen hinter dem Epicondylus lat. am gebeugten Gelenk oder von hinten durch die Trizepssehne oberhalb der Olekranonspitze erreicht.

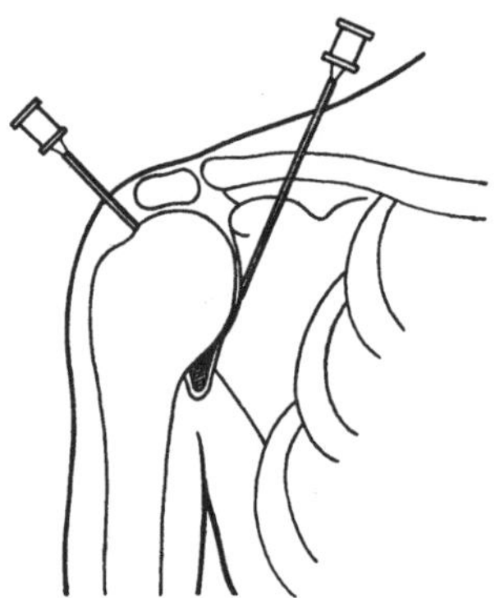

Abb. 81. Schulterpunktion. Punktion unter dem Akromion durch den M. deltoideus schräg von hinten oder Punktion von vorne

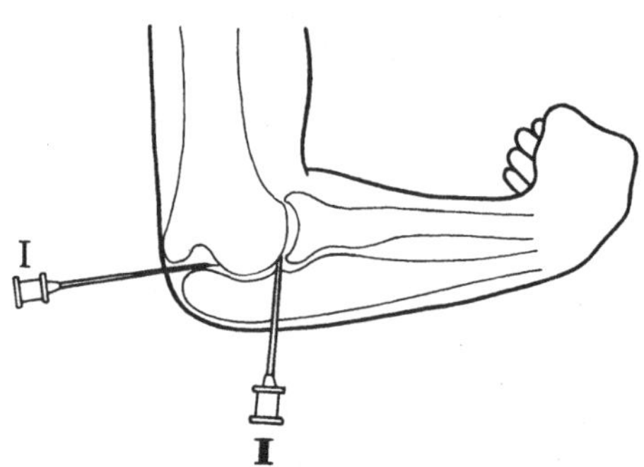


Abb. 82. Ellenbogenpunktion. Punktion von hinten oberhalb der Olekranonspitze durch die Trizepssehne (I) oder von außen zwischen Radiusköpfchen und lateralem Humeruskondyl (II)

Die Hüftgelenkspunktion (Abb. 83) folgt der Lage der Resektionsschnitte. Die Nadel wird also entweder von der Seite, unterhalb der Trochantermasse gegen den Schenkelhals sich vortastend, eingestochen oder die Punktion erfolgt genau von vorn nach hinten, u. zw. unterhalb des Leistenbandes lateral von dem gut tastbaren Puls der Arteria femoralis. Die aufgelegte Fingerspitze der linken Hand, die die Arterie tastet, schützt gleichzeitig dieses Gefäß beim Einstich vor der Nadelspitze. *Die Punktion des Hüftgelenkes von vorn erfolgt also an der gleichen Stelle, bei der man bei Verdacht auf Hüftgelenkluxation den Hüftkopf an seiner normalen Stelle zu tasten trachtet: unter dem Lig. inguinale* (*Poupartsches Band*), *seitlich von der A. femoralis.*

Die Punktion des Kniegelenkes (Abb. 84) wird am besten im Bereiche des oberen Gelenkrezessus vorgenommen, so daß man schräg von oben außen oder innen in der Richtung hinter die Patella zu einsticht. Eine flach aufgelegte Hand komprimiert den unteren Teil des Gelenkes und schiebt den Gelenkerguß möglichst in den oberen Rezessus, also der umgekehrte Vorgang wie bei der Prüfung des Tanzens der Patella (vgl. Orator-Köle: Spezielle Chirurgie).

Die Punktion der Finger- oder Zehengelenke (vor allem bei Verdacht auf beginnendes Gelenkpanaritium) erfolgt schräg von dorsal außen oder innen.

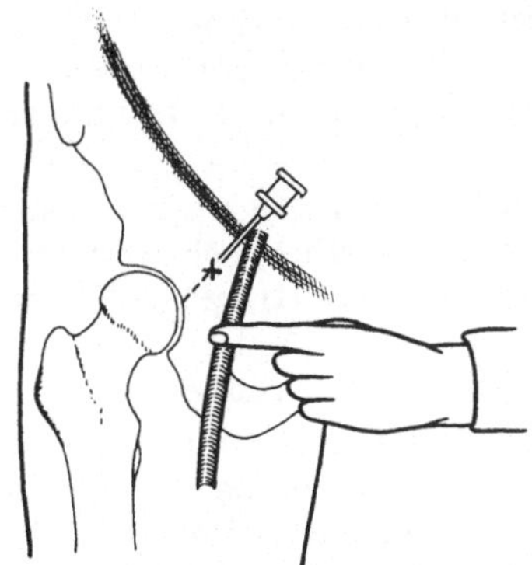

Abb. 83. Hüftpunktion von vorne. Leistenband und A. fem. stärker gezeichnet. Li. Zeigefinger auf dem Arterienpuls. Seitlich davon unter dem Leistenband senkrechter Einstich auf das Gelenk

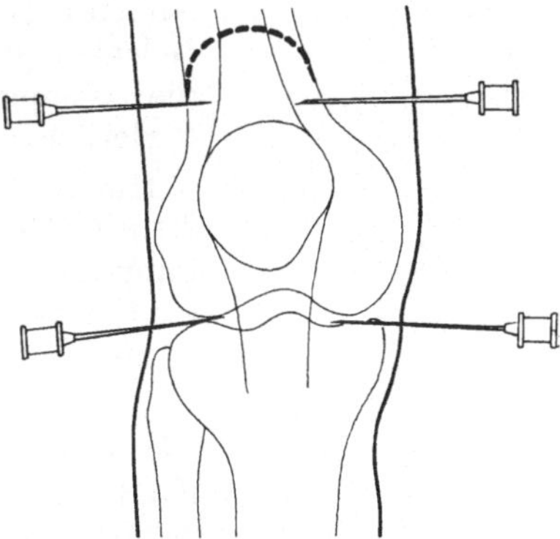

Abb. 84. Kniepunktion oberer Rezessus, unterer Rezessus

### 3. Gelenkseröffnung (Arthrotomie)

Dafür gibt es grundsätzlich zwei Reihen von Operationsanzeigen:

#### a) Aseptische Eingriffe

Eine Gelenksmaus, die entfernt werden soll, eine Meniskusverletzung, eine intraartikuläre Fraktur (z. B. Radiusköpfchenabsprengung), manche Gelenkschüsse im Frühstadium u. a.

#### b) Septische Indikation bei Vereiterung eines Gelenkes

Die septischen Indikationen haben durch die Erfolge der Antibiotika und Sulfonamide eine Einschränkung erfahren. Wichtig ist die Prophylaxe: frühe primäre Versorgung jeder offenen Gelenkverletzung, z. B. der häufigen Hackverletzungen des Kniegelenkes bei Holzknechten, der Finger- und Handgelenke bei häuslichen Verletzungen u. a.; vgl. ORATOR-KÖLE: Chirurg. Unfallheilkunde.

1. *Das Hüftgelenk*

a) *Aseptische Eröffnung* von vorn. Der M. sartorius wird lateralwärts, der M. iliopsoas nach einwärts gezogen; nach Längsspaltung der Kapsel über dem tastbaren Kopf kann dieser durch Außenrotation dargestellt werden. Für plastische Gelenkeingriffe, z. B. Mobilisierungsoperationen, ist die osteoplastische Aufklappung nach LEXER erforderlich.

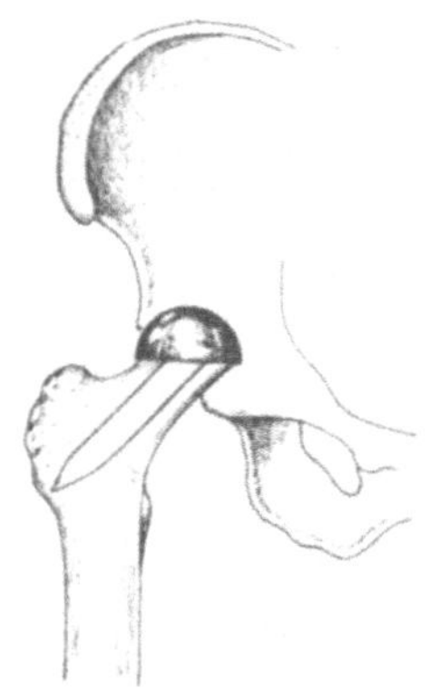

Abb. 85. Arthroplastik. JUDET-Endoprothese mit horizontal eingestelltem Kopfteil aus Ossacryl; dadurch kaum Gewebsreaktionen

Hierher gehört auch die *Arthroplastik* nach JUDET. Als Ersatz eines z. B. arthrotisch zerstörten Caput femoris wird eine gewebsverträgliche Kunststoffkappe (Plexiglas, Edelstahl, Nylon) mit Stift in den Schenkelhals eingesetzt (Abb. 85).

b) Beim *Empyem* entweder Eröffnung von vorn wie oben beschrieben; allenfalls halbe oder ganze Kopfresektion und Dränage nach hinten oder Arthrotomie entsprechend der LANGENBECKschen Resektion von der Seite.

2. *Kniegelenk*

a) Für die Entfernung des meist verletzten *Meniscus medialis* genügt ein entsprechender Schrägschnitt vor dem inneren Kniegelenkspalt (Abb. 86,

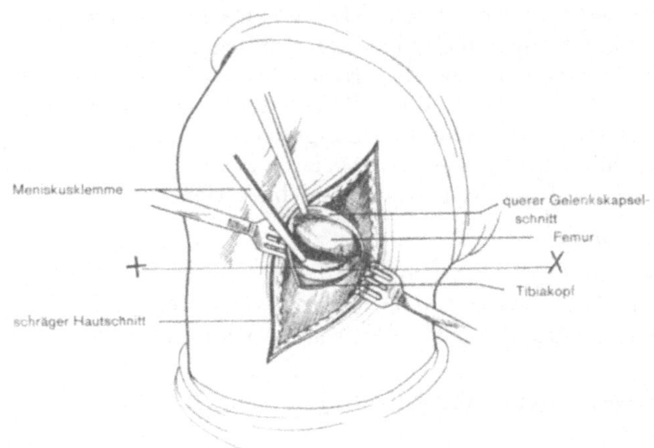


Abb. 86. Teilresektion des medialen Meniskus rechts bei vollständigem „Korbhenkelriß" (x = gezackte Linie); die Meniskusklemme hält den Meniskus am operativ durchtrennten vorderen „Korbhenkel" (+ = gerade Linie)

rechtes Knie). Das tibiale Seitenband darf dabei nicht lädiert werden. Lagerung des Beines über den Rand des Operationstisches in halber „Hängelage", so daß durch die Schwere des halb gebeugt herabhängenden Unterschenkels das eröffnete Kniegelenk klafft. Entsprechende Drehbewegungen geben den nötigen Einblick ins Kniegelenk. Die abgerissenen Teile des Meniskus werden entfernt und die Rupturstelle am verbleibenden Meniskusanteil geglättet. Verschluß des Gelenkes in zweischichtiger Kapselnaht, ohne die Synovia selbst mitzufassen.

Ähnlich verläuft die Gelenksmausoperation.

b) *Das Kniegelenksempyem* erfordert eine ausgiebige Freilegung. Die Hauptschwierigkeit liegt darin, daß der an sich durch die Inkongruenz der Gelenkflächen weite Raum durch die Kreuzbänder, die Menisci und die Plicae alares eingeengt wird und ein kompliziertes System von Spalten darstellt. Nur über der Patella, wo die Gelenkhöhle mit der Bursa suprapatellaris kommuniziert, ist ein größerer einheitlicher Raum nachweisbar. Bei der durch Einschnitte zu beiden Seiten der Patella leicht ausführbaren Eröffnung des vorderen Gelenkabschnittes werden die hinteren Gelenkabschnitte unzureichend dräniert. Es muß aber sowohl außen als auch innen jedem Rezessus für sich nach hinten zu gegen die gefäß- und nervenreiche Kniekehle ausreichend Abfluß verschafft werden.

Wie die Untersuchungen von Payr gezeigt haben, ist es zweckmäßig, die Dränage seitlich von beiden Bäuchen des M. gastrocnemius zwischen diesen und den Oberschenkelkniebeugern zu legen. PAYR erzielte dies durch präparatives Vorgehen von der Kniekehle aus, was fast immer leicht gelingt, da die Kniekehle und die Bäuche des M. gastrocnemius gewöhnlich gut durchzutasten sind. Durch 2 Längsschnitte werden sie freigelegt und seitlich von ihnen in die Tiefe präparierend die Gelenkkapsel erreicht. An der Außenseite soll der N. peronaeus nicht verletzt werden.

3. *Schultergelenk*

Die *aseptische Eröffnung* erfolgt mit dem vorderen Längs- oder Schrägschnitt nach LANGENBECK oder HUETER-OLLIER. Ist ein ausgiebigerer Einblick nötig, wird die osteoplastische Aufklappung nach LEXER erforderlich.

Beim *Empyem* breite Ableitung durch Längsschnitt am Hinterrand des M. deltoideus.

4. *Ellbogen*

a) *Aseptische Eröffnung* erfolgt wegen Gelenkmäusen oder Absprengung je nach deren Lage:

α) Radialer Längsschnitt (KOCHER): Eröffnung des Humeroradialgelenkes vom radialen Längsschnitt aus, der über den Epicondylus lateralis und über Radiusköpfchen und den Hals bis auf den Knochen ins Gelenk geführt wird.

β) LÄWEN eröffnet durch vorderen Mittelschnitt unter Längsspaltung der Bizepssehne, wobei der M. brachialis stumpf durchtrennt wird: Lieblingssitz der vorderen Gelenkmäuse!

γ) Hinterer Längsschnitt mit Längsspaltung der Trizepssehne für hintere Gelenkmäuse.

b) *Empyem.* Hauptgefahr: N. ulnaris! Radialer hinterer Längsschnitt fingerbreit neben dem Olekranon mit Einkerben des Trizepsrandes, Eröffnung des vereiterten Gelenkes, Eingehen mit der Kornzange ins gebeugte Gelenk, Vorschieben nach ulnar zu oberhalb des Olekranon. Unter strenger Vermeidung des Sulcus nerv. ulnaris wird auf der vorgedrängten Kornzangenspitze am Ulnarrand des Olekranons die Gegeninzision ausgeführt. Diese ältere Eröffnung des vereiterten Ellbogengelenkes gibt nur für die hinteren Gelenkabschnitte guten Eiterabfluß. Für die vorderen Gelenkabschnitte ist die Dränage wegen der dort verlaufenden Gefäße und Nerven schwieriger. LÄWEN hat die für aseptische Eingriffe angegebene schon erwähnte Eröffnung des Ellbogengelenkes durch einen *vorderen Längsschnitt* unter Längsspaltung der Bizepssehne und stumpfem Auseinanderdrängen des M. brachialis in der Faserrichtung des Muskels auch für Gelenkvereiterungen aus gearbeitet. Nach Anlegen des beschriebenen Schnittes über der

Bizepssehne wird mit der Kornzange in das Gelenk eingegangen und entlang der Knochenvorderfläche mit ihr radialwärts durchgestoßen, die Haut eingeschnitten und ein Dränrohr eingezogen. Das Dränrohr liegt beträchtlich dorsal vom N. radialis. Dann wird im gleichen Sinne ulnarwärts an den Ulnarrand des Ellbogengelenkes vorgedrungen und auch dort ein Gummidrän mit der Kornzange eingelegt.

# Operationen am Stamm

## I. Eingriffe an Schädel, Wirbelsäule und Hals

### A) Noteingriffe an Schädel und Wirbelsäule

#### 1. Allgemeines

*Trotz der Entwicklung der Neurochirurgie zu einem Sonderfach muß die Versorgung traumatisch bedingter Schädelverletzungen vom Allgemein-Chirurgen beherrscht werden.*

Die *Commotio cerebri* (traumatische Hirnstammirritation ohne organisch faßbares Substrat) sowie die *Contusio cerebri* (traumatische Herdschädigung des Gehirnes) erfordern in der Regel keine chirurgische Versorgung.

Mit der *Trepanation* des Schädels werden das Gehirn und seine Häute freigelegt. Wenn das Schädeldach zur Klärung einer posttraumatischen intrakraniellen Blutung eröffnet werden muß, genügt meist ein Probebohrloch, das nach Abschieben des Periostes mit dem Raspatorium mit einem Handbohrer angelegt wird. Da das Schädeldach aus der Lamina ext., der Diploe und der Lamina int. besteht, ist nach Durchtrennung der Diploe eine mehrmalige Kontrolle durch Zurückziehen des Bohrers erforderlich. Ist auch die Lamina int. durchbohrt, wird die Vergrößerung des Bohrloches durch zarte Hohlmeißelzangen erzielt. Die Trepanation kann auch mit der elektrischen Bohrmaschine nach de Martell vorgenommen werden; sie ist über einen Dorn oberhalb der Bohrspitze mit einer Kupplung versehen, die das Instrument automatisch abschaltet, sobald der Knochen perforiert ist.

Zur Eröffnung der Dura wird eine Duraschere benützt.

Bei der Laminektomie werden zur Spreizung und zum Weghalten der Muskulatur eigene Spreizinstrumente nach Adson verwendet.

Instrumente:

- Weichteilinstrumentarium
- 1 Leitsonde
- 2 zarte Hirnspatel
- 1 Handtrepan nach STILLE
- 1 elektrische Bohrmaschine nach DE MARTELL
- mehrere Raspatorien verschiedener Größe
- Gummihandschuh für Zigarettendräns
- Wachs
- 2 Drahtsägen nach GIGLI
- 2 Elevatorien
- 1 Duraschere
- 3 Hohlmeißelzangen nach LÜER in verschiedener Größe
- 2 Sperrer nach ADSON
- 2 Laminektomiescheren
- 2 Knochenstanzen
- Nahtmaterial

## 2. Liquorpunktionen

Eine *Lumbalpunktion* ist nur bei akuten meningealen Symptomen (aszendierende septische Meningitis oder traumatische Subarachnoidal-Blutung) aus diagnostischen und therapeutischen Gründen erforderlich. In der Regel wird die *Lumbalpunktion im Liegen* ausgeführt. Die richtige Nadeleinstellung genau in der Körpermittellinie ist dabei etwas schwieriger als im Sitzen. Strenge Asepsis! Anästhesie durch Haut- und Subkutanquaddel. Einstich zwischen 3. und 4. Lendendornfortsatz in Höhe der Verbindungslinie der beiden Cristae iliacae (Abb. 87).

*Blutiger Liquor:* Subarachnoidalblutung. **Th.:** Ruhigstellung, Hämostyptika. *Liquortrübung:* Bakt. Meningitis, Zellvermehrung bis zu mehreren $^{1000}/_{3}$ Leuko. **Th.:** Antibiotika, allenfalls chirurgische Versorgung der Infektionsquelle (Otitis media und Felsenbeinfraktur, eventuell fronto-

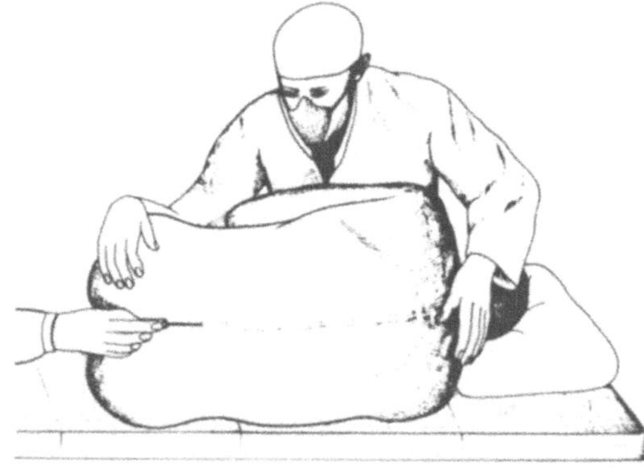

Abb. 87. Ausführung der Lumbalpunktion im Liegen: Beide Arme des Helfers pressen den gebeugten Kopf und die gebeugten Knie zueinander

basale Fraktur [Lamina cribrosa]; Achten auf Liquorabfluß aus Ohr und Nase!) Ansonsten Vorsicht bei Lumbalpunktion wegen Einklemmen der Medulla oblongata in das Foramen occipitale magnum.

*Die Subokzipitalpunktion* ist bei Schädeltraumatikern kaum durchführbar. Bei vornübergebeugtem Kopf Einstich zwischen Hinterhaupt und zweitem Halswirbeldorn schräg aufwärts bis zur Berührung der Hinterhauptschuppe. Genau in der Mittellinie wird jetzt — die Nadel-Spitze zurück- und vorschiebend und langsam abwärtsdrängend — bis zum Rand des Foramen magnum entlang des Knochens getastet: Die Nadel gleitet am Knochenrand vorbei in den elastischen Widerstand der Membrana atlanto-occipitalis. Vorsichtig einstechend wird die Nadel noch ½ cm über diesen Widerstand vorgeschoben (Gefahr der Medullaschädigung!!!).

## 3. Trepanation

Bei der *Compressio cerebri* ist ursächliche Abklärung und meist chirurgisches Eingreifen geboten.

*Ursachen:*

a) *Epidurales Hämatom* durch Verletzung eines Astes der A. meningea media. Nach luzidem Intervall, welches bei Hirnstammschädigung fehlen kann (bei Bewußtlosigkeit), rasch zunehmende kontralaterale Hemiparese und Hirndruckerscheinungen (Bradykardie, Blutdruckanstieg, zunehmendes Koma innerhalb weniger Stunden). Rö.: Meist Fraktur oder Fissur auf der Herdseite. **Th.:** *Trepanation mit Ausräumung* des Hämatoms. In Lokalanästhesie (schichtweise Infiltration der Subkutis, des Schläfenmuskels und des Periostes mit 1%iger Novocainlösung) wird nach ausreichendem Rasieren — oft müssen beide Seiten trepaniert werden — ein Schrägschnitt in der Schläfengegend (vorderer KRÖNLEINscher Punkt auf der sog. oberen Horizontale, etwa 3—4 cm hinter dem Proc. zygomaticus des Stirnbeines) angelegt, der in der Richtung des Muskelfaserverlaufes des Schläfenmuskels geführt wird (Abb. 88). Spaltung des Schläfenmuskels, der nach vorne und hinten mit Weichteilhaken auseinandergehalten wird. Abschieben des Periostes mit dem Raspatorium und Anlegen eines automatischen Sperrers. Mit einem Handbohrer wird zunächst der Knochen mit dem Perforator bis zur Dura durchbohrt; dann benützt man einen kleinen Kugelbohransatz, um den angelegten Trichter zu erweitern; durch Verwendung größerer Kugelbohransätze erreicht man die gewünschte Größe des Bohrloches.

Liegt ein epidurales Hämatom vor, hängt das weitere Vorgehen vom Zustand des Patienten ab: Ist er bedrohlich, wird die Knochenlücke mit der Hohlmeißelzange (LÜERsche Zange) solange erweitert, bis die Blutungsquelle freiliegt (Abb. 89). Vorsichtige Ausräumung der Blutkoagula ohne

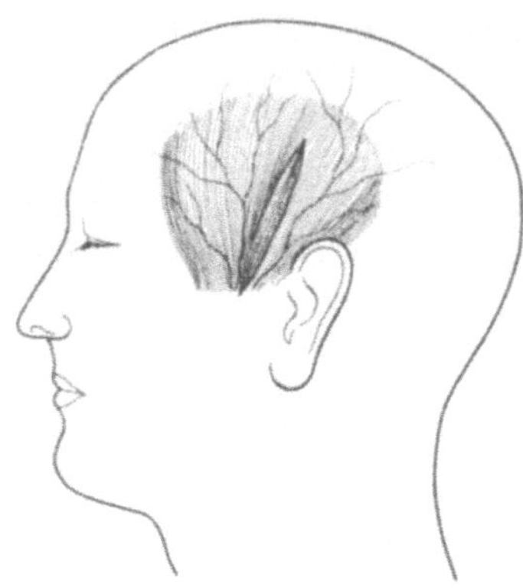

Abb. 88. Schrägschnitt in der Faserrichtung des M. temporalis bei epiduralem Hämatom zur Durchführung einer Trepanation (bei Blutung aus der A. mening. media links)

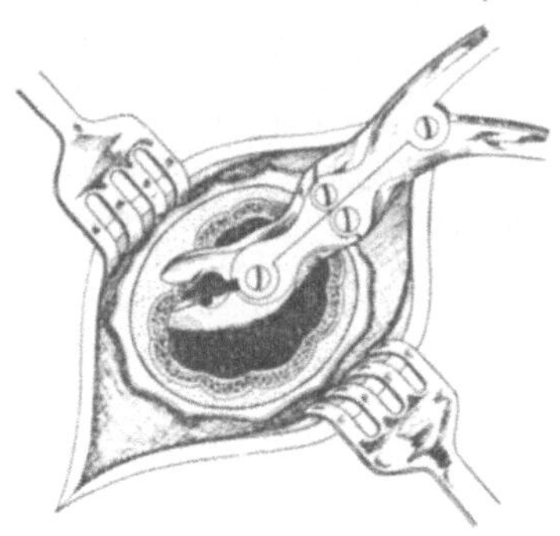

Abb. 89. Nach Abschieben des Periostes Erweiterung der Knochenlücke mit der LÜERschen Hohlmeißelzange, bis die Blutungsquelle freiliegt

Duraeröffnung und Umstechung des spritzenden Gefäßes mit feiner Seide oder Blutstillung mit Silberclips. Dränage für 24—48 Stunden mit einem Zigarettendrän, das aus einem zusammengerollten Gummistreifen (Handschuh) besteht (Abb. 90).

Dieser Trepanation mit *bleibender Schädellücke* steht die *osteoplastische Methode* mit Bildung eines Hautknochendeckels gegenüber. Der osteoplastische Lappen hat kosmetische Vorteile, außerdem gibt er eine bessere Übersicht.

Nach halbkreisförmiger Verlängerung des Schnittes nach oben und hinten-unten mit der Basis unten werden nun weitere 4 Bohrlöcher im Abstand von etwa 3—5 cm angelegt (Abb. 91). Abschieben der Dura rings um die Bohrlöcher mit feinen Elevatorien. Auf der Leitsonde wird die GIGLI-Drahtsäge eingeführt und schrittweise je zwei benachbarte Bohrlöcher durch Sägeschnitte miteinander verbunden. Der Knochendeckel wird aufgeklappt und nach unten geschlagen, wobei er mit dem Haut-Faszien-Muskellappen und Periost in Verbindung bleibt.

Blutet die Durchtrennungsstelle am Knochen stärker, wird die Blutstillung mit Wachs, das man in die blutenden Stellen drückt, durchgeführt. Entleerung des Hämatoms und Unterbindung der A. mening. med. an der Verletzungsstelle. Ist die Arterie nahe dem Foramen spinosum zerrissen und gelingt die Umstechung unsicher, kann man das Foramen spinosum mit einem kleinen Wattepfropf oder mit einem sterilisierten kleinen Holzstückchen verschließen. Nach Beendigung der Operation wird die Dura durch Aufhängenähte an das Periost angeheftet.

b) *Akutes subdurales Hämatom*

Blutung aus sinusnahen arteriellen und venösen Gefäßen. Symptome mit epiduralem Hämatom nahezu identisch. **Th.:** Hat die Probebohrung die Anwesenheit eines akuten subduralen Hämatoms ergeben, wird das Bohrloch vergrößert und die Dura eröffnet. Absaugen des Blutes und Blutstillung. Dränage angezeigt.

c) *Chronisches subdurales Hämatom*

In Wochen oder Monaten sich entwickelnde zunehmende Hemiparese, Hirndruckerscheinungen, wechselnde Sensoriumtrübung. Verifizierung durch typischen Carotis-Angiographiebefund (Abdrängung der Hemisphärengefäße von der Kalotte) und EEG (Niedervoltage auf der Herdseite). Bitemporale Lokalisation möglich. **Th.:** Bohrloch über dem Hämatom, Entleerung des Hämatoms durch einen kleinen Duraschnitt. Mit Hilfe

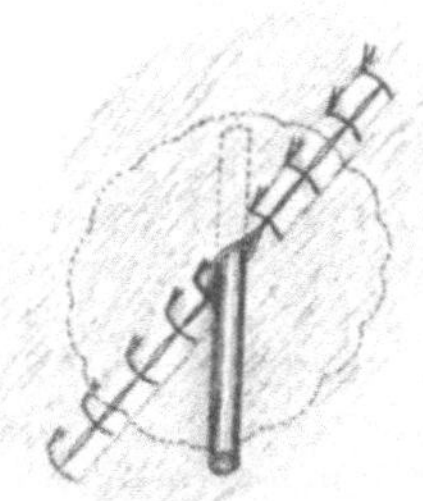

Abb. 90. Nach Blutstillung Einlegen eines Zigarettendrän für 24 bis 48 Stunden und durchgreifende Hautnähte

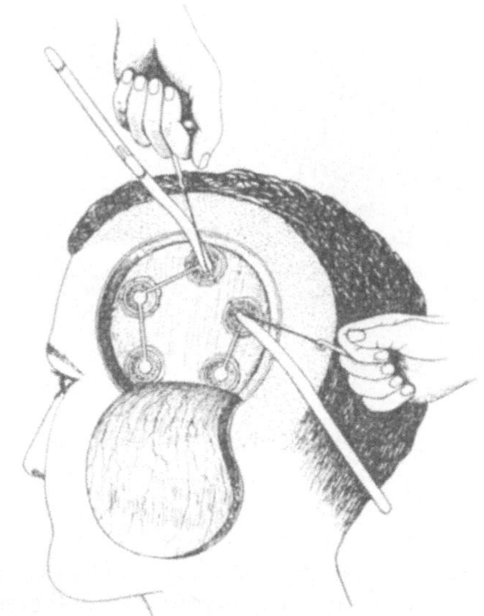

Abb. 91. Osteoplastische Schädelaufklappung. Nach Bildung eines gestielten Hautlappens wird ein aufklappbarer Knochenlappen gebildet, der am umschnittenen Stiel des M. temporalis hängt; im Kreis gelagerte Bohrlöcher werden durch GIGLI-Sägeschnitte verbunden. Der nach unten geklappte Knochenlappen kann nach der Operation wieder reponiert und fixiert werden (der besseren Übersicht wegen ohne Abdeckung mit Op.-Tüchern)

eines dünnen, weichen Katheters, der vorsichtig in den subduralen Raum eingeführt wird, kann das Blut mit Kochsalzlösung ausgespült werden. Dränage des subduralen Hämatoms mit einem Zigarettendrän für etwa 24—48 Stunden. Ist das Hämatom solide oder gekammert und gelingt die Entfernung mittels Spülung nicht, ist eine osteoplastische Aufklappung erforderlich.

d) *Bei drohender Hirnstammdekompression durch Hirnödem oder äußeren Spannungshydrozephalus*

*Symptome:* Entgleisung der vegetativen Hirnstammregulation (Blutdruckanstieg, Bradykardie, Hyperthermie, Koma). **Th.:** Bitemporale Entlastungstrepanation (Abb. 92). Durch temporale, etwa 5-Markstückgroße Trepanation mit sternförmiger Duraspaltung bzw. Wegnahme der Dura und Stichinzision der Arachnoidea kann Liquor in die Weichteile abfließen, wodurch dem Hirndruck eine Ausweichmöglichkeit gegeben ist (K. H. BAUER). Hirnstammdämpfung mit lytischer Mischung (Largactil — Phenergan — Alodan, Hydergin — Panthesin), Ödembekämpfung mit Humanalbumin, Sorbit, Lävosan; allenfalls Hypothermie. Dann $O_2$-Zufuhr, Tracheotomie mit fortlaufendem Absaugen, feuchtes Zelt, Blasendauerdränage.

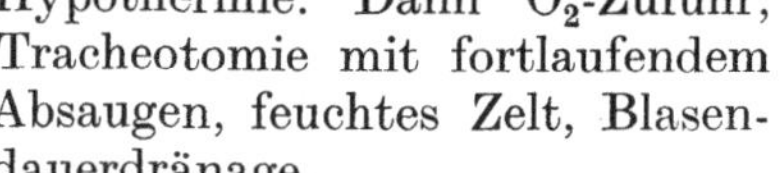

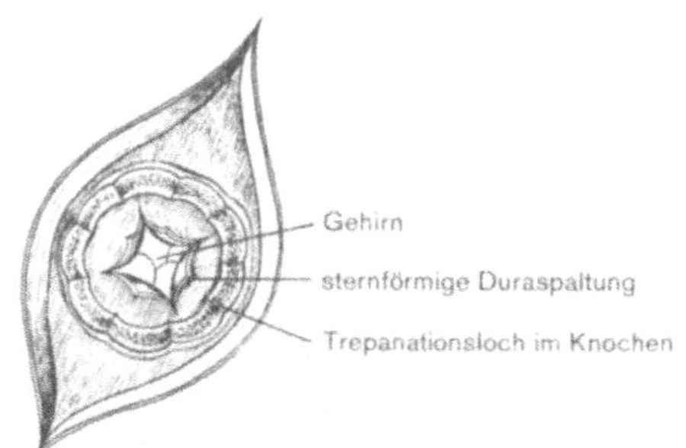


Abb. 92. Temporale Entlastungstrepanation, welche beidseits etwa 5-markstückgroß angelegt wird; sternförmige Spaltung der Dura und Arachnoidea, so daß Liquor in die Weichteile abfließen kann. Durch den Hirndruck wölbt sich die Dura nach außen vor

## 4. Dekompressionslaminektomie bei Wirbelfrakturen mit Rückenmarksverletzung

a) Bei *Frühfällen.* In Frühfällen ist die Laminektomie dann indiziert, wenn eine unvollständige Lähmung vorliegt und die Röntgen-Aufnahme zeigt, daß ein dislozierter Wirbelbogen oder Knochenfragmente auf das Rückenmark drücken und als Ursache der nervösen Ausfallserscheinungen anzusehen sind. Auch eine Verschlechterung des neurologischen Befundes gibt die Anzeige zur Laminektomie. Sie muß bei frischen Rückenmarksverletzungen mit *größter* Vorsicht ausgeführt werden, um eine weitere Verletzung des Markes zu vermeiden; besonders vorsichtig müssen Knochenfragmente aus der Wunde entfernt werden.

b) *Bei Spätfällen*

α) Bei Luxationsfrakturen mit unvollständigen Lähmungserscheinungen, besonders wenn einige Zeit nach dem Unfall eine winkelige Abknickung der Wirbelsäule besteht.

β) Bei überschüssiger Kallusbildung mit Verschlimmerung der Symptome.

γ) Bei andauernden Schmerzen wegen Verwachsungen zwischen Meningen und Narbengewebe.

*Technik:*

Hautschnitt genau in der Mittellinie über den Dornfortsätzen. Ablösung der Muskulatur, welche zuerst mit dem Skalpell, dann mit dem Raspatorium unmittelbar am Knochen erfolgt. Blutstillung. Spreizung der Wunde mit Hilfe zweier ADSON-Sperrer (Abb. 93). Nach Durchtrennung des am meisten kaudal gelegenen Lig. interspinale Abtragung der Dornfortsätze mit der Laminektomieschere. Die nun in kaudokranialer Richtung folgende Wegnahme der Wirbelbögen wird erleichtert, wenn zunächst die kaudal vom untersten Bogen gelegenen Lig. flava vorsichtig abgelöst werden. Mit verschieden großen Knochenstanzen wird der Knochen vom Rand her in kleinen Fragmenten abgekneift und die das Rückenmark komprimierenden Knochenteile vorsichtig entfernt.

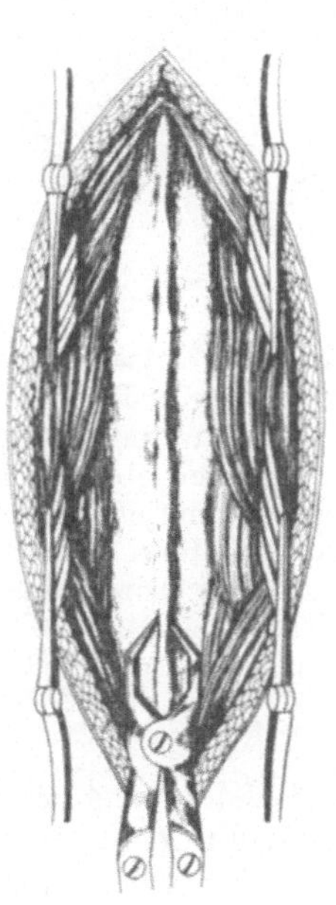

Abb. 93. Dekompressionslaminektomie bei Wirbelfrakturen. Medianschnitt über den Dornfortsätzen, nach Ablösung der Muskulatur Einsetzen zweier ADSON-Sperrer, Abtragung der Dornfortsätze von kaudal her mit der Laminektomieschere

Nach Durchtrennung des epiduralen Fettgewebes wird die Dura nach Anlegen von Haltefäden mit einem scharfen Duramesser inzidiert und mit der Schere in der erforderlichen Ausdehnung eröffnet. Hat ein Knochenstück die Dura perforiert, wird das Fragment unter Sicht des Auges vorsichtigst entfernt. Besteht ein starkes Ödem des Markes, muß die Dura offen bleiben. Sorgfältigste Blutstillung.

Kann die Dura geschlossen werden, erfolgt dies im allgemeinen mit einer fortlaufenden Seidennaht. Naht der Muskulatur mit Katgut, Faszienseidenknopfnähte, subkutane Nähte, Hautnähte.

## 5. Entzündungen am Schädel

Abszeß, Phlegmone und Osteomyelitis erfordern ausgiebige, senkrecht gestellte Inzisionen, meist mit Gegeninzisionen und Einlegen von Dränrohren, um einer Eitersenkung bzw. Eiterretention vorzubeugen.

## 6. Parazentese (Trommelfellstich)

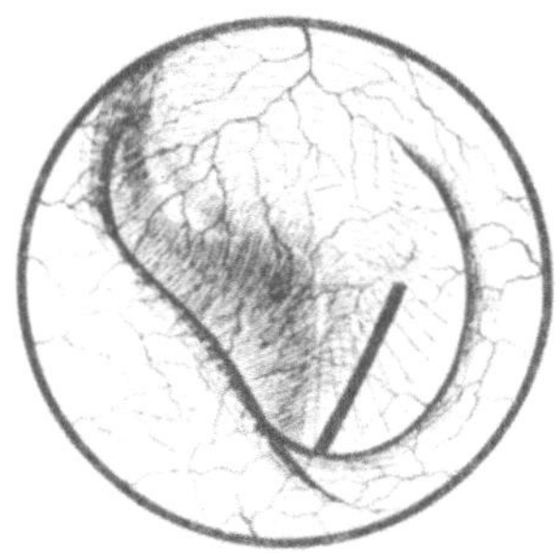

Abb. 94. Parazentese (Blick auf das linke Trommelfell) im hinteren unteren Quadranten von hinten oben nach vorne unten zum tiefsten Punkt des vorgewölbten Trommelfelles bei Otitis media

*Indikation:* Bei akuter eitriger Mittelohrentzündung mit hohem Fieber, starken Ohrschmerzen und Vorwölbung des Trommelfelles.

Der Eingriff besteht in einem kleinen Schnitt mit der Parazentesenadel im hinteren unteren Trommelfellquadranten von hinten oben nach vorne unten zum tiefsten Punkt des Trommelfelles (Abb. 94). Dadurch erfolgt Druckentlastung des Mittelohres und guter Eiterabfluß. Die Parazentese wird bei Kindern am besten im Chloräthylrausch ausgeführt. Als Lokalanästhesie bei Erwachsenen hat sich Einträufeln von 6%iger Pantocainlösung bewährt.

## 7. Antrotomie und Mastoidektomie

*Indikation. Absolut:* Bei drohenden Komplikationen und sicherer Knochendestruktion im Warzenfortsatz (Subperiostalabszeß). *Relativ:* Wenn nach ausgeführter Parazentese trotz Wärmebehandlung und energischer antibiotischer Therapie die bedrohlichen Erscheinungen (hohes Fieber, Kopfschmerzen, Druckempfindlichkeit des Warzenfortsatzes) anhalten.

*Operation:* In Allgemeinnarkose bogenförmiger Schnitt, ½ cm hinter dem Ohransatz von der Höhe des oberen Muschelansatzes bis zur Warzenfortsatzspitze, der gleich durch Haut und Periost senkrecht bis zum Knochen geführt wird. Blutstillung. Das Periost wird nach hinten und nach vorne abgeschoben, um das ganze Planum mastoideum freizulegen. Vorne oben muß der hintere obere Rand des knöchernen Gehörganges mit der Spina supra meatum sichtbar werden, nach oben zu die Linea temporalis. Im Bereiche des sog. „Mastoiddreieckes", das oben durch eine in Höhe der Spina supra meatum gelegte Horizontallinie und unten durch die Warzenfortsatzspitze begrenzt ist, wird nun die Kortikalis mit dem Hohlmeißel in flachen Spänen tangential abgetragen oder mit der Fräse entfernt. Dann wird mit einem schmäleren Hohlmeißel oder mit der Fräse ein Knochentrichter angelegt, dessen Spitze das Antrum mastoideum treffen soll. Das Antrum liegt etwa $\frac{1}{2}$ cm rückwärts der hinteren knöchernen Gehörgangswand in ungefähr 2 cm Tiefe in Höhe der Spina supra meatum. Die Eröffnung des Antrum ist durch Hervorquellen einer größeren Eitermenge erkennbar. Mit der Häkchensonde gelangt man ohne Hindernisse durch das Antrum nach vorne ins Mittelohr und nach oben zum Tegmen antri. In Höhe der Linea temporalis befindet sich die Dura der mittleren Schädelgrube. An die Eröffnung des Antrum muß die typische Ausräumung *sämtlicher* Zellgruppen des Warzenfortsatzes nach NEUMANN (Mastoidektomie) angeschlossen werden. Erweichte Zellsepten und Granulationen werden mit dem scharfen Löffel entfernt. Vor und hinter dem Sinus sigmoideus befindet sich die Dura der hinteren Schädelgrube.

*Gefahren:* Ein zu hohes Vorgehen über die Spina supra meatum oder Linea temporalis hinaus kann zur Duraverletzung führen. Ein zu tiefes Vordringen kann den N. facialis, den Bogengang oder den Sinus sigmoideus gefährden. Immer tangential meißeln oder löffeln nach vorheriger Orientierung mit der Häkchensonde! Umschriebene Freilegung von Dura und Sinus ist im allgemeinen ungefährlich, soll aber trotzdem vermieden werden. Einlegen eines 2 cm breiten Jodoformstreifens und Naht im oberen und unteren Wundwinkel beenden die Operation.

## B) Eingriffe am Hals

### 1. Allgemeines

Für alle Eingriffe am Hals ist eine zweckmäßige Lagerung von besonderer Wichtigkeit; sie erfolgt am günstigsten dadurch, daß bei etwas erhöhtem Oberkörper der Kopf nach hinten geneigt wird; dies wird am besten durch eine unter die Schulterblätter bzw. in den Nacken gelegte Rolle erzielt (Abb. 108).

Als Orientierungspunkte für das Eingehen in der Medianlinie gelten im allgemeinen die obere Inzisur des Schildknorpels und der Ringknorpel.

Wegen der Gefahr der Luftembolie muß vor allem bei der Strumaresektion eine exakte Blutstillung erfolgen, besonders die Vv. jugulares anteriores und die Polgefäße der Schilddrüse sind genauestens zu versorgen. Bei Stauung können diese dünnwandigen Gefäße bis zu Fingerdicke anschwellen.

Ein weiteres Gefahrenmoment sind die an der Hinterfläche der Seitenlappen im Bereiche der Schilddrüsenpole gelegenen Epithelkörperchen. Bei ihrer Läsion bzw. Entfernung kommt es zur Tetanie.

Besonders zu achten ist bei der Strumaresektion ferner auf den N. recurrens, der seitlich und hinten von der A. thyr. inf. überkreuzt wird. Eine Verletzung bedeutet Stimmbandlähmung.

Instrumente:

- 1 Skalpell, gebaucht
- 1 Skalpell, spitz
- 2 gerade Scheren
- 2 gebogene Scheren
- 2 chirurgische Pinzetten
- 2 anatomische Pinzetten
- 2 stumpfe Haken
- 2 scharfe Haken
- 2 kleine scharfe einzinkige Häkchen
- 20 Gefäßklemmen
- 2 Stieltupfer
- 1 Kocher-Sonde
- 1 Unterführungsinstrument
- 1 Nadelhalter
- 2 scharfe Nadeln
- 2 drehrunde Nadeln
- 2 Trachealkanülen aus Metall nach Lüer
- 2 aufblasbare Trachealkanülen aus Gummi
- Seide
- Katgut

## 2. Technik der wichtigsten Eingriffe

### a) Gefäßaufsuchungen

*Unterbindung der A. carotis externa* (Abb. 95)

α) Im *Trigonum caroticum* nach Franz:

Das Trigonum caroticum wird begrenzt nach vorne und oben vom Venter post. des M. digastricus, nach vorne und unten vom M. omohyoideus, nach hinten vom M. sternocleidomastoideus.

1. Unter die Schultergegend kommt eine Rolle. Der Kopf wird leicht nach der gesunden Seite mit etwas gehobenem Kinn gehalten.
2. Hautschnitt vom Kieferwinkel bis zum unteren Rand des Ringknorpels.
3. Durchschneidung des Platysmas.
4. Doppelte Unterbindung der V. facialis, die auf der Lamina superficialis liegt.
5. Durchtrennung derselben. Über die Gefäßscheide ziehen vom oberen hinteren Rand des M. digastricus kommend nach vorne die Schlinge des N. hypoglossus, nach hinten zum M. sternocleidomastoideus der N. accessorius.

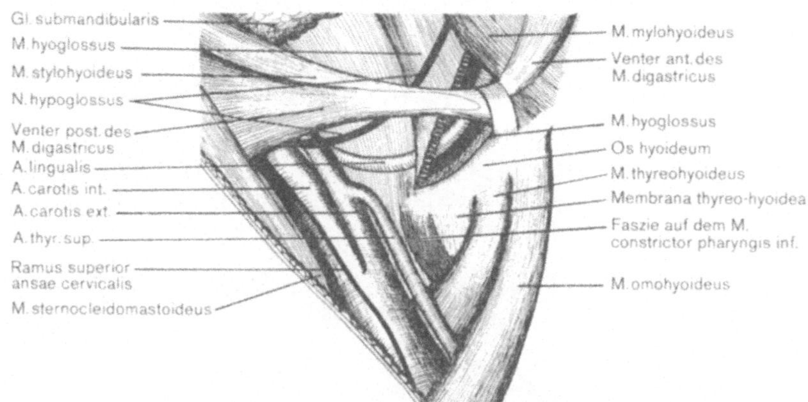


Abb. 95. Situs der rechten A. carotis communis, A. carotis interna und externa, A. lingualis und A. thyr. sup. (die A. thyr. inf. kommt aus dem Truncus thyreocervicalis der A. subclavia)

6. Der M. sternocleidomastoideus wird nach hinten gezogen und die Gefäßscheide eröffnet. Die breite V. jugularis interna liegt lateral; sie bedeckt meist die mediale A. carotis externa. Die A. carotis interna liegt nach hinten und näher der Wirbelsäule. *Die A. externa ist von der A. interna dadurch zu unterscheiden, daß sie im Gegensatz zu letzterer Äste nach vorne abgibt.* Zwischen Vene und Arterie liegt der N. vagus. — In der Neurochirurgie wird in Ausnahmefällen die A. carotis zur *Arteriographie* der Hirngefäße freigelegt, in der Regel wird die Arteriographie jedoch perkutan ausgeführt: die A. carotis (bei Gefäßverschlüssen die A. car. communis, bei Tumoren nach Möglichkeit die A. car. int.) wird mit einer feinen Nadel punktiert und für die a.p.- und seitliche Röntgenaufnahme je 10 $cm^3$ 45—60%iges Urographin (SCHERING) injiziert.

β) Am *Lig. stylomandibulare* nach Unterbindung der Gesichtsvene und Hochpräparieren des unteren Parotislappens nach TANDLER.

## *Aufsuchung der A. subclavia* (Abb. 96)

*Das topographische Verhältnis zwischen Arterie, Vene und Oberarmplexus läßt sich am ehesten durch die Topographie der Skalenuslücken dem Gedächtnis einprägen.* Wenn man am hinteren Rande des M. sternocleidomastoideus in die Tiefe präpariert, stößt man auf den M. scalenus anterior. Er setzt an der ersten Rippe am Tuberculum m. scaleni ant. an. Vor ihm liegt die *vordere*, hinter ihm die *hintere Skalenuslücke.* Durch die vordere Skalenus-

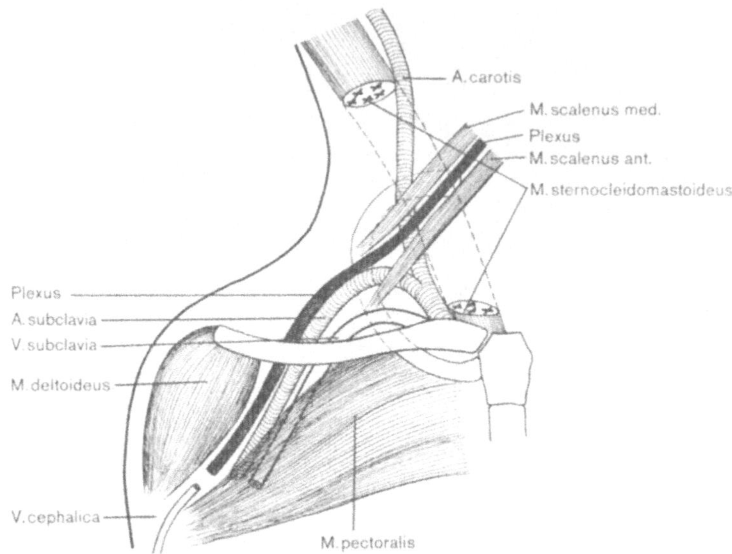


Abb. 96. Hals-Schultergefäßtopographie in der Skalenuslücke und im Trigonum deltoideo-pectorale (MOHRENHEIMsche Grube) mit Plexus, Arterie und Vene

lücke zieht — wie überall im menschlichen Körper die Venen oberflächlicher liegen — die V. subclavia, die sich mit den Jugularvenen knapp hinter dem Sternoclaviculargelenk vereinigt.

In der hinteren Skalenlücke verlaufen Plexus und Arterie. Da der Oberarmplexus (C 5—D 1) größtenteils vom Halse herabkommt, dagegen die Arterie aus der Thoraxapertur emporsteigt, muß der Plexus in der hinteren Skalenuslücke relativ oberflächlich und außen zu liegen kommen, während die Arterie ganz in der Tiefe sich der ersten Rippe völlig anschmiegt. *Dieses topographische Verhältnis — der Plexus außen relativ oberflächlich, die Venen nach innen ebenfalls oberflächlich, die Arterie aber relativ tief und zwischen beiden Gebilden zu suchen* — ist für die Aufsuchung der A. subclavia dasselbe.

Wir suchen die A. subclavia entweder am Halse, fingerbreit oberhalb des Schlüsselbeines, oder im Trigonum deltoideo-pectorale (MOHRENHEIMsche Grube), fingerbreit unterhalb dieses Knochens[1] durch einen jeweils parallel zum Schlüsselbeinrand gelegten, nicht zu kurzen Schnitt. Oberhalb des Schlüsselbeines ist es der laterale Rand des M. sternocleidomastoideus,

[1] Die Anatomen bezeichnen die Arterie vom Schlüsselbein abwärts als A. axillaris.

den wir uns zum Zwecke der Orientierung sichtbar machen müssen und von dem nach außen der Schnitt zu legen ist.

Unterhalb des Schlüsselbeines ist es umgekehrt der Vorderrand des M. deltoideus, von dem aus nach innen der Schnitt zu führen ist. Oberhalb des Schlüsselbeines haben wir das Platysma, unterhalb des Schlüsselbeines den M. pectoralis major, entsprechend dem etwa 7 cm langen Hautschnitt, zu durchtrennen.

Demgemäß die Aufsuchungen:

α) *Oberhalb des Schlüsselbeines*

Hautschnitt fingerbreit über dem oberen Schlüsselbeinrand, Durchtrennung von Haut und Platysma, Darstellung des hinteren Randes des M. sternocleidomastoideus. Dann Tasten der ersten Rippe, Freilegen des M. scalenus anterior. Er verläuft viel steiler als er in der Skizze (Abb. 96) der Übersichtlichkeit halber wiedergegeben ist. Hinter dem Ansatz des M. scalenus anterior, unmittelbar der Rippe aufgelagert (in der Regel tiefer als man glaubt), liegt die A. subclavia.

β) *Unterhalb des Schlüsselbeines*

Hautschnitt fingerbreit unter dem unteren Schlüsselbeinrand. Der vordere Rand des M. deltoideus bildet mit dem seitlichen Rand des M. pectoralis major das sog. *Trigonum deltoideo-pectorale* (MOHRENHEIM). Es ist auch daran erkennbar, daß die V. cephalica durch das Trigonum emporzieht und, in die Tiefe tretend, in die V. subclavia einmündet. Die Vene soll als Leitgebilde in die Tiefe möglichst geschont werden. Nun wird der M. pectoralis major eine Strecke weit durchtrennt; dabei stößt man in der Regel auch auf Äste der A. thoracoacromialis. Die Präparation dieser Äste führt direkt zur A. subclavia. Nach Spaltung des M. pectoralis major und Verziehung des M. pecoralis minor ist meist der Plexus zu tasten. Medialwärts schließt an den Plexus die V. subclavia an, zwischen beiden in der Tiefe wird die Arterie gefunden (Abb. 96).

*Digitalkompression*

Im Bereiche des Halses finden sich zwei wichtige Stellen für die *Digitalkompression* von Arterien. In der Skalenuslücke läßt sich die A. subclavia gegen die erste Rippe komprimieren, höher oben am Hals die A. carotis gegen die Querfortsätze der Halswirbel.

Für beide Kompressionen gilt die Regel, daß die *verkehrte Hand* angewendet wird. Für die *rechtsseitigen* Arterien die *linke* Hand des Chirurgen und umgekehrt. Die vier Finger der Hand liegen dabei am Nacken bzw. an

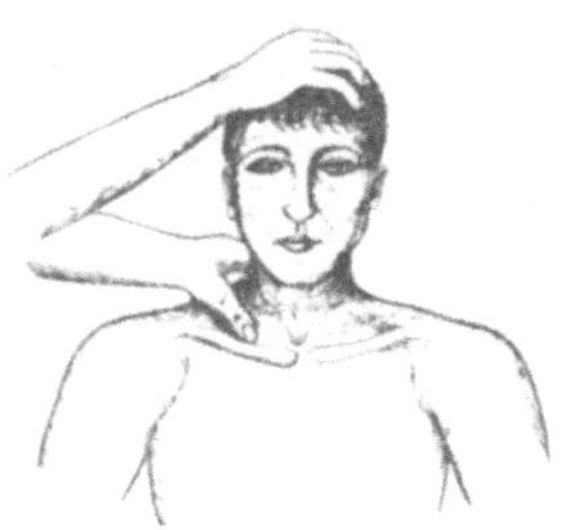

Abb. 97. Digitalkompression der A. subclavia rechts (siehe Text)

der Halshinterfläche. Der Daumen, durch die zweite Hand unterstützt, komprimiert das Gefäß. Für die A. subclavia wird die Daumenkuppe in den Winkel zwischen oberem Schlüsselbeinrand und Hinterrand des M. sternocleidomastoideus eingelegt, sie preßt die A. subclavia schräg nach innen unten an die erste Rippe (Abb. 97).

Bei der A. carotis wird der Daumen in der Höhe des Kehlkopfes, im Bereiche des Vorderrandes des M. sternocleidomastoideus, genau von der Seite zur Mitte gegen die Halswirbelsäule zu gepreßt.

### b) Eingriffe an Nerven

*Halsanästhesie*

Die örtliche Betäubung für Halsoperationen erfolgt am besten nach KULENKAMPFF (Abb. 98) am sog. „Punktum nervosum"; etwa in der Mitte des hinteren Randes des M. sternocleidomastoideus können die Hautnerven (N. occipitalis, N. auricularis und Nn. supraclaviculares) anästhesiert werden. An jeder Seite wird ein Depot von etwa 30 cm³ ½%iges Novocain subkutan und subfaszial gelegt. Einseitig genügt es für viele, auch tiefe Halseingriffe (Oesophagusdivertikel, Eingriff am N. phrenicus u. ä.). Bei Kropfoperationen werden kleinere Depots an die oberen Pole und in das Jugulum sowie die Schnittinfiltration hinzugefügt (Abb. 98). *Heute* wird die Strumaresektion fast ausnahmslos in *Intubationsanästhesie* ausgeführt.

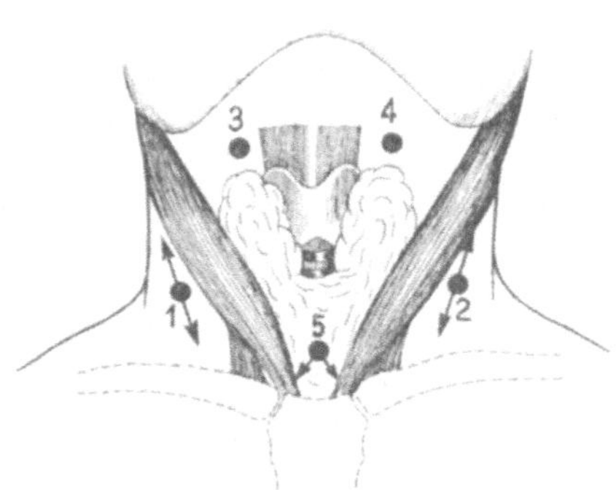


Abb. 98. Halsanästhesie nach KULENKAMPFF. 1 u. 2: Punctum nervosum, 3, 4, 5 weitere Einstichpunkte (siehe Text)

*Plexusanästhesie* (KULENKAMPFF 1912)

Die Nadel wird oberhalb der Mitte der Klavikula hinter dem tastbaren Puls der A. subclavia, seitlich der Jugularvenen, in Richtung auf den zweiten Brustwirbeldorn eingestochen (Abb. 99). 20 cm³ 2%iges Novocain werden perineural um den Plexus gespritzt.

*Aufsuchung des N. phrenicus*

Während der Hauptteil des Oberarmplexus schräg nach außen unten gegen die Axilla zieht, läuft der N. phrenicus in die Thoraxapertur hinein. Er kreuzt die Fasern des M. scalenus anterior schräg und verläuft über die Vorderfläche dieses Muskels nach medial unten zu. In Lokalanästhesie Schräg- oder Querschnitt am hinteren Rande des M. sternocleidomastoideus nahe dem Schlüsselbein; Vordringen am freigelegten hinteren Rand dieses Muskels in die Tiefe gegen die erste Rippe. Wenn der M. scalenus anterior freigelegt ist, kann beim Absuchen seiner vorderen Fläche der über ihn hinwegziehende, von lateral oben nach medial unten verlaufende N. phrenicus in der Regel leicht erkannt und, wenn nötig, die Quetschung, Durchtrennung bzw. Exhärese, d. h. das Herausdrehen eines möglichst langen Stückes dieses Nerven, ausgeführt werden (Abb. 100). Heute werden opera-

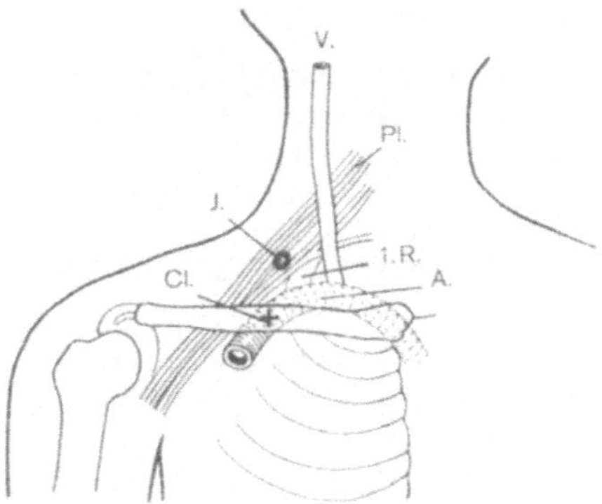


Abb. 99. Plexusanästhesie. Cl. = Mitte der Clavicula (+), A. = A. subclavia, Pl. = Plexus, V. = Vena jug. ext., 1. R. = 1. Rippe, J = Injektionsstelle (o). Die Injektion zielt auf den 2. Brustwirbeldorn

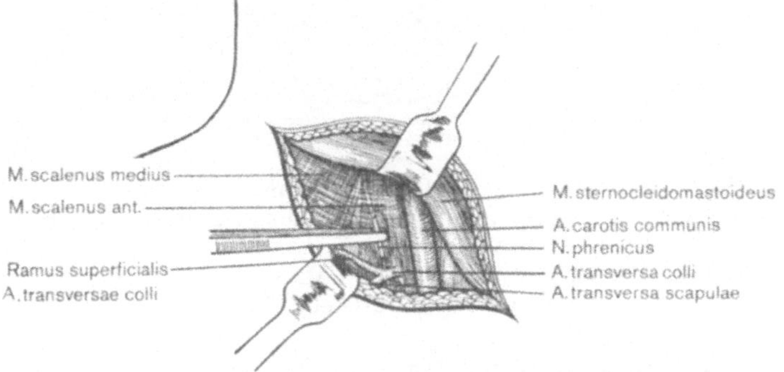


Abb. 100. Darstellung des N. phrenicus an der Vorderfläche des M. scalenus anterior

tive Eingriffe am N. phrenicus wegen Störungen des Atemmechanismus und mangelhaften Abhustens nicht mehr ausgeführt, es sei denn als Noteingriff etwa bei massiver Hämoptoe in Form einer Quetschung zur temporären Ruhigstellung des betroffenen Lungenflügels.

*Zervikaler Grenzstrang*

Seine Darstellung erfolgt vom hinteren Rand des M. sternocleidomastoideus. Dieser wird samt den großen Halsgefäßen nach innen vorn verdrängt und der sympathische Grenzstrang unter der tiefen Halsfaszie, medial von den Vorderhöckern der Halswirbelquerfortsätze, aufgesucht.

*Anästhesie des Ganglion stellatum oder Ganglion cervicothoracicum*

Wegen der Gefahr einer Verletzung der Pleura (Pneumothorax) oder der Dura sind genaue anatomische Kenntnisse erforderlich. Die Abb. 101 nach

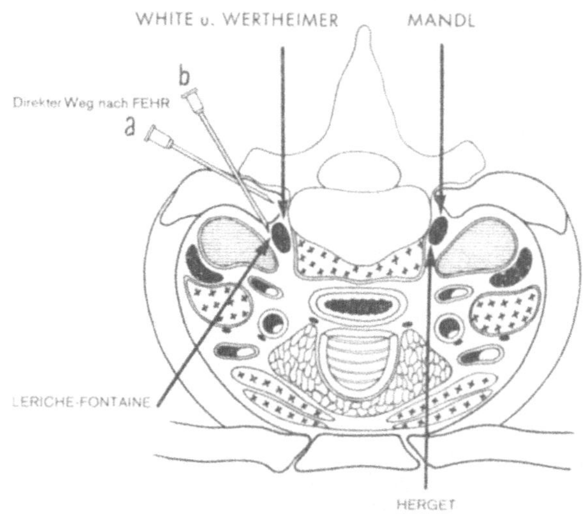


Abb. 101. Die verschiedenen Zugangswege zur Anästhesie des Ganglion stellatum (Ganglion cervicothoracium). Schematischer Querschnitt in der Höhe des 1. Brustwirbels. Einstichpunkte von vorn nach LERICHE-FONTAINE und HERGET, von hinten nach WHITE, WERTHEIMER und MANDL und der sogenannte direkte Weg von FEHR (siehe Text)

FEHR zeigt an einem Querschnitt die verschiedenen Wege zur Infiltration des Ganglion stellatum. Nach HERGET (Abb. 102) liegt am maximal zurückgebeugten Hals der Einstichpunkt genau in der Mitte zwischen Ringknorpel und Jugulum am Vorderrand des M. sternocleidomastoideus. Die vordringende Nadel bleibt medial der großen Halsgefäße und erreicht die anterolaterale Wirbelkörperfläche in einer Tiefe von wenigen Zentimetern.

Der direkte kürzeste Weg von FEHR wird folgendermaßen beschrieben: In der Mitte zwischen der V. jugularis externa und vor dem vorderen

Trapeziusrand, dort wo die seitliche Halsregion in die Supraclaviculargrube übergeht, wird von einer kleinen Hautquaddel aus die Nadel in einem Winkel von ungefähr 60—70° von der Horizontalen aus direkt auf das Köpfchen der ersten Rippe eingestochen (Abb. 101, a). Durch eine geringe Verschiebung der Nadelspitze nach vorne und etwas median fühlt man den knöchernen Widerstand des ersten Brustwirbels und befindet sich bereits in der Gegend des Ganglion (Abb. 101, b). Prinzipiell führen wir die Anästhesie nur am liegenden Patienten aus. Nach genauer Prüfung, ob nichts aus der Nadel abfließt, werden die ersten Kubikzentimeter sehr langsam gespritzt, so daß beim Auftreten von Nebenerscheinungen sofort abgesetzt werden kann, noch bevor eine größere Anästhesiemenge deletäre Folgen hat.

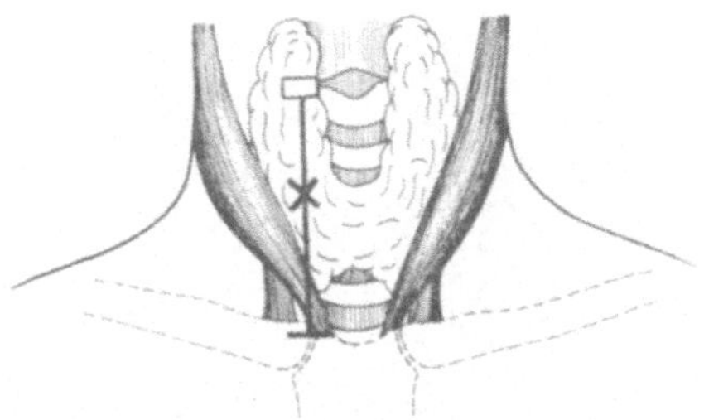

Abb. 102. Anästhesie des Ganglion stellatum nach HERGET. Die Nadel dringt zwischen Ringknorpel und Jugulum medial vom M. sternocleidomastoideus und medial der großen Halsgefäße auf das Ganglion stellatum vor (x)

Im Anschluß an die Infiltration, die vom Eintritt des HORNERschen Syndroms und einer trockenen Erwärmung der Hand gefolgt ist, soll der Patient etwa 20 Minuten mit leicht erhöhtem Oberkörper liegen und unter Beobachtung bleiben. Bei richtiger Handhabung sind Komplikationen selten.

### c) Eingriffe am Muskel

*Skalenotomie — Halsrippe*

Beim *Skalenussyndrom* wird von einem Querschnitt wie bei Eingriffen am N. phrenicus der M. scalenus anterior freigelegt, stumpf umgangen und zwischen 2 Pehafilligaturen nahe seinem Rippenansatz durchtrennt. Cave N. phrenicus! Findet sich eine Halsrippe oder auch nur eine Knorpelspange, wird sie abgetragen.

*Operation des Schiefhalses*

1. Wenn genügend Muskelgewebe vorhanden ist, gibt die plastische Verlängerung des Muskels nach FÖDERL gute Resultate: Darstellung der sternalen und klavikulären Portion des M. sternocleidomastoideus. Durchtrennung des sternalen Anteiles an der Vereinigungsstelle. Dann Durchschneidung des klavikulären Schenkels direkt am Ansatz der Klavikula

(Abb. 103a). Nach Drehen des Kopfes auf die gesunde Seite Vereinigung der nach oben gerückten klavikulären Partie mit der Pars sternalis durch Knopfnähte (Abb. 103b). In korrigierter Stellung SCHANZ-Krawatte für etwa 3 Wochen.

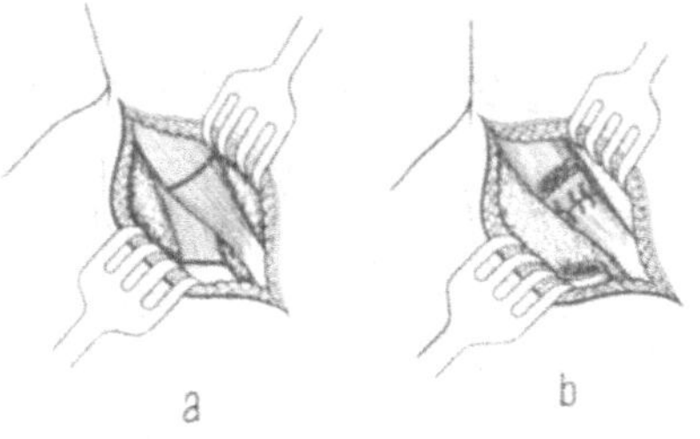


Abb. 103. Operation des Schiefhalses nach FÖDERL. a Durchtrennung des klavikulären Schenkels direkt am Ansatz des Schlüsselbeines und des sternalen Schenkels etwa 4 cm darüber; b Vereinigung der nach oben gerückten klavikulären Partie mit der Pars sternalis

2. Bei stark narbig verändertem Muskel wird in der Spaltrichtung der Haut von 2 kleinen queren Schnitten aus das obere und untere Ende des M. sternocleidomastoideus durchtrennt (Abb. 104). Dabei muß eine Verletzung des N. accessorius sorgfältig vermieden werden. Redressierender Gipsverband für etwa 4—6 Wochen, der Kopf und Brustkorb einbezieht.

3. Ist der Muskel fast zur Gänze narbig ersetzt, totale Exzision des Muskels nach v. MIKULICZ.

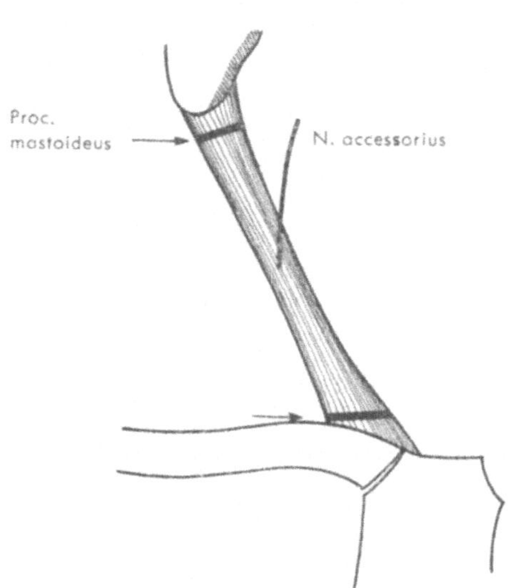


Abb. 104. Schiefhalsoperation. Durchtrennung des vernarbten Kopfnickers nahe dem oberen Ansatz am Mastoid und oberhalb des Sterno-klavikulargelenkes unter Sicht. Cave N. accessorius!

#### d) Tracheotomie (Luftröhrenschnitt)

Die *Operationsanzeige* ergibt sich bei traumatischen, ödematösen, entzündlichen und neoplastischen Verengungen der Luftwege zwischen Kehlkopfeingang und Luftröhrenverzweigung, ferner bei anhaltender Bewußtlosigkeit zur Verhinderung der Aspiration in die Bronchialwege und als Vorbereitung größerer Eingriffe im Rachen- und Kehlkopfgebiet sowie bei beiderseitiger Rekurrenslähmung, wenn beide Stimmbänder unbeweglich in Mediansteilung bleiben.

*Fehlindikationen* sind:

1. Zentrale Atembehinderungen durch Infektion, Intoxikation u. ä.,

2. oberhalb des Kehlkopfeinganges gelegene mechanische Hindernisse wie ein retroösophagealer Abszeß bei Halswirbeltuberkulose, der der Behandlung zugängig ist, und

3. tiefer gelegene Bronchialstenosen. — Für die eine Tracheotomie indizierende Kehlkopfstenose sind folgende Merkmale hervorzuheben: Heftige Atemanstrengungen mit Einziehung der Interkostalräume unter Zyanose, bei anfangs gutem Puls mit hintenüber gebeugtem Kopf (gegenüber dem Vornübergebeugtsein bei Halswirbel-Tbc.) und heftigen ruckartigen Mitbewegungen des Kehlkopfes; in der Regel sind die Venen des Halses stark gestaut. *Diese Venenstauung, dauernde Bewegungen des Kehlkopfes und die krampfhafte Unruhe der meist kindlichen Patienten, sind die Hauptschwierigkeit bei der Tracheotomie, die als Leichenoperation keinerlei Schwierigkeiten macht.*

Ein besonderer Fall ist die akute Erstickungsgefahr bei einem Kropf. Hier ist die Luftröhre meist völlig verschoben und komprimiert, so daß eine Tracheotomie, wegen völlig veränderter topographischer Verhältnisse, äußerst schwierig sein kann. Es wird im Einzelfall zu entscheiden sein, ob ein Vorwälzen der die Erstickungsgefahr bedingenden Kropfknoten ohne oder mit gleichzeitiger Tracheotomie, oder die letztere allein vorzuziehen ist. Die Prognose solcher, heute selten auftretender Erstickungszwischenfälle beim Kropf ist äußerst ernst, vor allem weil es sich bei solchen, meist älteren Kropfträgern in der Regel um Patienten mit stark geschädigtem Herz handelt.

Die Eröffnung der Trachea erfolgt in der Mittellinie. Hier ist eine Nebenverletzung von Gefäßen und Nerven am sichersten zu vermeiden, die Trachea liegt dort der Haut am nächsten; man gelangt zwischen den unteren Zungenbeinmuskeln (M. sternothyreoideus und sternohyoideus) nach Spaltung der Halsaponeurose direkt an die Knorpelringe der Trachea, die bloß vom Isthmus der Schilddrüse gekreuzt wird.

Im frühen Kindesalter steht der Respirationstrakt mit Kehlkopf und Schilddrüse im Verhältnis zum Brustkorb relativ höher als später; der ganze Respirationstrakt rückt im Laufe des Wachstums thoraxwärts. Demgemäß gelingt es beim Kleinkind relativ leicht, oberhalb des Jugulums und unterhalb des Schilddrüsenisthmus an die Trachea heranzukommen, während wir beim Älteren die Trachea zwischen Kehlkopf und Isthmus besser erreichen.

Wir nennen das Vorgehen beim Kleinkind, wenn der Isthmus nach oben gezogen wird: die *Tracheotomia inferior.* Beim Älteren führen wir die *Tracheotomia superior* oder *media* aus, wobei der Isthmus im ersteren Fall nach unten gedrängt, während er bei der Tracheotomia media nach beiderseitiger Unterbindung durchtrennt wird (Abb. 105).

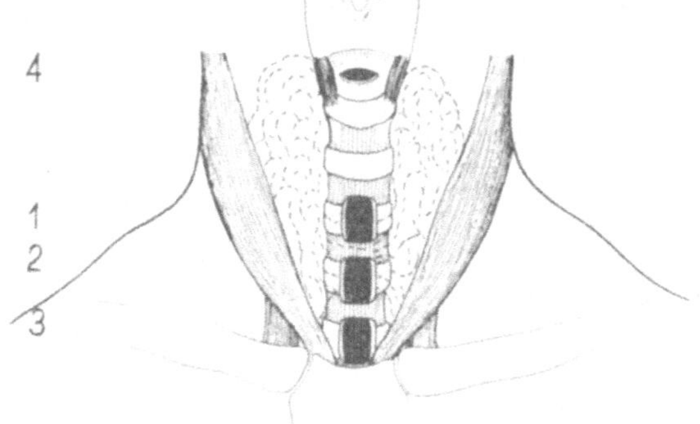


Abb. 105. Tracheotomie. Lage der Tracheotomieöffnung (vergrößert gezeichnet) bei der Tracheotomia superior (1), Tracheotomia media (2), Tracheotomia inferior (3) und der Koniotomie (4)

*Hauptschwierigkeiten:*

1. die Gefahr der Blutung,
2. die Unruhe des Kehlkopfes und
3. ist es manchmal nicht leicht, die knorpeltragende Trachealwand, die dem Messer einen kräftigen Widerstand leistet, samt der elastisch zurückweichenden Schleimhaut zu durchtrennen. Die Schleimhaut kann vor dem Messer ausweichen und der Unerfahrene kann die Tracheotomiekanüle zwischen der knorpelhaftenden Trachealwand und der abgeschobenen Schleimhaut einführen, so daß die Trachea dabei gar nicht eröffnet wird. Bloß ein ganz unerfahrener oder aufgeregter Operateur wird das Fehlen ausströmender Luft nicht bemerken.

Andererseits besteht aber die Gefahr, daß man beim zu tiefen Vordringen des Messers die gegenüberliegende Trachealwand verletzt, was zu unnötigen Blutungen Anlaß gibt.

Zur Vermeidung dieser drei Hauptschwierigkeiten geht man so vor:

1. Die Vermeidung der Blutung erfolgt am ehesten durch genaues Einhalten der Mittellinie.
2. Wegen des starken Herumwogens des Kehlkopfes ist es notwendig, vor der eigentlichen Tracheaeröffnung diese durch ein oder zwei einzinkige Häkchen anzuhaken und sie so für den Einstich zu fixieren.

3. Die regelrechte Eröffnung der Trachea erfolgt durch queren Einstich eines spitzen Messers in das Lumen derselben. Nun wird rasch mit sägenden Zügen von diesem Querschnitt ausgehend zuerst bogenförmig links herum, dann bogenförmig rechts herum und unten verbindend ein ovales Fenster von der Vorderwand der Luftröhre ausgeschnitten. Die Größe dieses Fensters soll dem Lumen der vorbereiteten Kanüle entsprechen.

Instrumente:

| | |
|---|---|
| Weichteilinstrumente | 1 spitzes Skalpell |
| 2 einzinkige Häkchen | 1 Sperrpinzette, ferner |

eine LÜERsche Doppelkanüle, bei der das Innenrohr nach Hochklappen des Fixierhebelchens zwecks Reinigung herausgezogen werden kann und die mit zwei Bändchen zur Befestigung am Hals armiert ist, oder eine Gummitrachealkanüle mit aufblasbarer Manschette.

*α) Tracheotomia superior*

Medianschnitt vom Ringknorpel nach abwärts durch Haut, Unterhautzellgewebe und tiefe Halsfaszie. Die unterhalb des Ringknorpels beginnende Trachea ist meist durch den Isthmus der Schilddrüse überdeckt, dessen bindegewebige Kapsel mit dem ersten Trachealring verwachsen ist. Dieser Teil der tiefen Halsfaszie wird quer gespalten und der Isthmus der Schilddrüse dann mit einem stumpfen Haken kaudalwärts gezogen. Die Trachea ist nun mit den Knorpelringen tastbar und sichtbar. Sie wird mit zwei einzinkigen Häkchen fixiert und durch Ausschneiden eines ovalen Fensters am zweiten Trachealring eröffnet (Abb. 106).

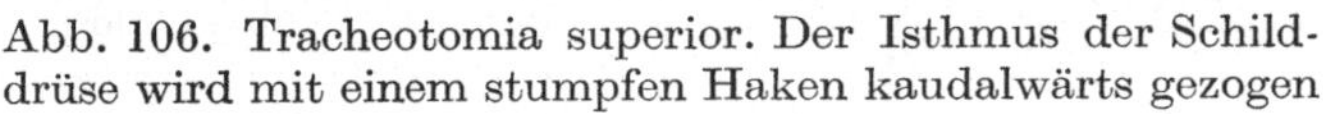

Abb. 106. Tracheotomia superior. Der Isthmus der Schilddrüse wird mit einem stumpfen Haken kaudalwärts gezogen

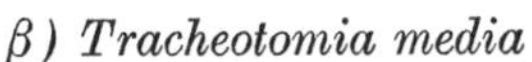

*β) Tracheotomia media*

Der Isthmus der Schilddrüse wird beiderseits abgesteppt und dann durchtrennt. Das ovale Trachealloch wird im Bereiche des Isthmus angelegt. Diese Art der Operation wird bei Verwachsungen bevorzugt, weil hier weder die Gefahr einer Drucknekrose am Isthmus mit nachfolgender Blutung, noch die Gefahr einer Perichondritis des Ringknorpels besteht.

*γ) Tracheotomia inferior*

Sie wird hauptsächlich bei Kindern ausgeführt. Dabei wird nach Anlegen eines Querschnittes das zarte Bindegewebe zwischen Thyreoidea und Thymus stumpf durchtrennt, der Isthmus mit einem stumpfen Haken kranialwärts gezogen und die Trachea in Höhe des dritten und vierten Trachealringes gefenstert.

Durch Umwicklung der Kanüle mit Jodoformgaze kann erreicht werden, daß diese mit dem unteren Ende frei im Lumen der Trachea steht. Möglichst frühe Entfernung der Kanüle ist bei Kindern anzustreben. Am dritten Tag nach der Operation wird der Streifen entfernt. Der erste Kanülenwechsel erfolgt am dritten bis vierten Tag. Zum Dekanülement führt man eine entsprechende Loch- oder Siebkanüle ein; diese wird außen mit einem Gummistöpsel verschlossen. Wenn der Tracheotomierte bei auf diese Weise verschlossener Kanüle drei Tage und drei Nächte beschwerdefrei atmet, kann die Kanüle entfernt werden.

Um insbesondere bei *Nottracheotomien* z. B. bei Bewußtlosen (Schädelhirntrauma) einerseits die Aspiration von Blut, Erbrochenem und Schleim zu vermeiden und andererseits die Beatmung mit $O_2$ zu gewährleisten, wird heute immer mehr statt der Metallkanüle die *Gummikanüle* verwendet. Durch Aufblasen der Gummimanschette und Abklemmen des zuführenden Schlauches erreicht man einen festen Sitz der Kanüle in der Trachea und damit einen absolut sicheren Verschluß gegenüber dem Eindringen von Fremdkörpern (Blut, Erbrochenes usw.). Der Druck in der Gummimanschette darf nicht zu stark sein, da sonst die Gefahr eines Dekubitus besteht (Abb. 107).

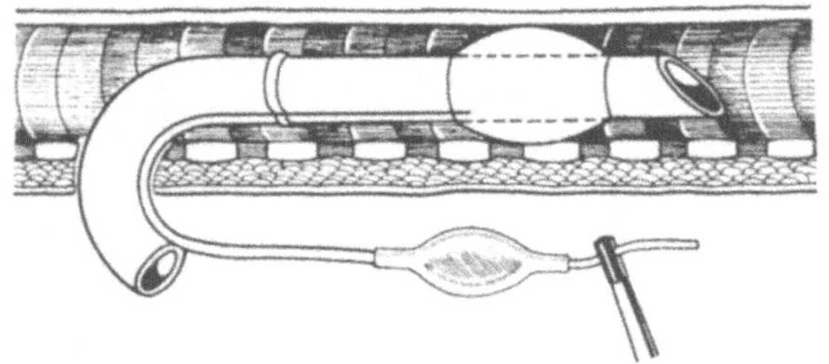

Abb. 107. Lage der Gummikanüle in der Trachea. Nach Einführung durch die Tracheotomie Aufblasen der Manschette mit Luft, so daß die Luftröhre luftdicht abgeschlossen ist: Schutz vor Aspiration (nach BECKER)

## e) Koniotomie (Interkrikothyreotomie, Abb. 105)

Für manche Notfälle ist ein noch kleinerer Eingriff lebensrettend, für den nach Angabe der Anatomen nur dreierlei nötig ist: ein Taschenmesser, anatomische Kenntnisse und Mut.

Das Lig. cricothyreoideum zwischen Ringknorpel und Schildknorpel liegt direkt unter der Haut. Die Faserung dieses Ligamentes verläuft in der Längsrichtung des Körpers. Demgemäß muß, um eine ausreichende Öffnung in diesem Ligament zu erzielen, die Messerklinge quer gestellt eingestochen werden.

Man tastet den „Adamsapfel“ = Schildknorpel und den Ringknorpel. Zwischen beiden Knorpeln entsprechend der Einsenkung liegt das Ligament. Die Operation selbst ist mit einem Messerstich erledigt.

Dieser Eingriff kann natürlich nur im Notfalle, dann aber eben lebensrettend zur Anwendung kommen.

Die Kanüle ist dabei spätestens nach 48 Stunden zu entfernen. Wenn nötig, muß dann eine kunstgerechte Tracheotomie folgen.

### f) Strumaresektion

Bezüglich Vorkommens, Aetiologie und Klinik des Kropfes sowie der Richtlinien für die Behandlung muß auf ORATOR-KÖLE: Spezielle Chirurgie verwiesen werden.

Bei der Operationstechnik sind folgende *Gefahrenpunkte* zu berücksichtigen:

1. Am oberen Schilddrüsenpol tritt mit 2—4 Ästen die A. thyr. sup. ein, benachbart liegt das obere Epithelkörperchen.

2. Am unteren Schilddrüsenpol tritt die A. thyr. inf. ein, die von seitlich hinten aus dem Truncus thyreo.-cervicalis kommt und hinter der A. carotis communis bogenförmig aufsteigt. Vor dem Eintritt in die Schilddrüse kreuzt die Arterie den N. laryngeus recurrens, woraus sich die Gefahr der *Rekurrensläsion* ergibt. In dieser Gegend liegt auch das kaudale Epithelkörperchen.

Seit WÖLFLER gilt deshalb für diesen Teil des Kropfes („Rosette“) der Grundsatz „noli me tangere“!

3. Je funktionell hochwertiger ein Kropf ist, um so intensiver ist seine Gefäßversorgung und um so stärker sind meist die sogenannten *perforierenden Venen* entwickelt, die durch die Schilddrüsenkapsel hindurch in die Umgebung austreten. Besonders stark sind die unteren Polvenen entwickelt, die unter der respiratorischen Saugwirkung des Brustkorbes stehen, ferner die Begleitvenen des oberen Poles und 2—4 perforierende Seitenvenen.

4. Voraussetzung einer glatten Operation ist das Vorgehen in der *„richtigen Schicht“* direkt an der Capsula propria thyreoideae.

5. Bei größeren Kröpfen reichen die unteren Kropfpole *substernal* oft weit in das Mediastinum hinein.

6. In der Platysmaschicht verlaufen die vorderen Jugularvenen, die bei Durchtrennung des Platysmas exakt unterbunden werden müssen.

*Lagerung:* Früher war die Lagerung der Kropfoperation meist halb sitzend, woraus sich eine erhöhte Gefahr für eine Luftembolie ergab. Jetzt

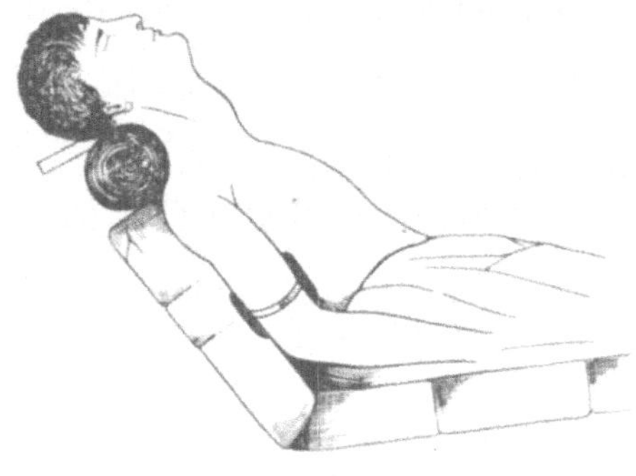

Abb. 108. Kropfoperation I. Lagerung

wird meist eine flache Rückenlagerung mit etwas nach hinten geneigtem Kopf vorgezogen. Die Überstreckung des Kopfes wird durch eine flache Rolle unter dem Nacken bzw. unter den Schulterblättern erreicht (Abb. 108). Die Vorbereitung des Operationsfeldes muß vom Kinn abwärts bis über die Brustwarzen erfolgen und beide Schultern erfassen. Die sterile Abdeckung des Operationsfeldes wird durch einen Kropfbügel erleichtert.

*Anästhesie:*

Wir operieren heute grundsätzlich nicht nur die die Trachea komprimierenden und substernal liegenden Rezidivstrumen, sondern sämtliche Strumen in Allgemeinanästhesie mit Intubation. Die Häufigkeit einer Rekurrensläsion beträgt auch bei erfahrenen Kropfchirurgen 1—3% und wird durch Allgemeinnarkose nicht erhöht.

*Die Strumaresektion verläuft in folgenden Akten:*

*1. Akt: Freilegung des Kropfes*

a) KOCHERscher Kragenschnitt (Abb. 109). Durchtrennung des Platysmas in gleicher Ebene. Die nun zu Tage tretenden Vv. jug. ant. werden durch kleine, seitliche Längsinzisionen der Faszie isoliert, mit der KOCHER-Sonde unterfahren, beiderseits (kranial und kaudal) mit Seide unterbunden und durchtrennt (Abb. 110). Darauf folgt die quere Durchtrennung der ober-

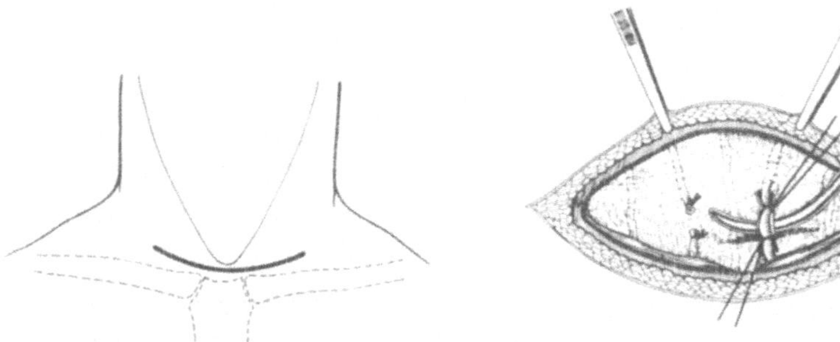

Abb. 109. Kropfoperation II. KOCHERscher Kragenschnitt

Abb. 110. Kropfoperation III. Unterbindung und Durchtrennung der oberflächlichen Halsvenen

flächlichen Halsfaszie in der gesamten Ausdehnung der Schnittlinie. Der Haut-Platysma-Faszienlappen wird teils scharf, teils stumpf bis in Höhe des Schildknorpels abpräpariert und mit einer MUSEUX-Zange von unten her subkutan gefaßt, so daß die Haut nicht lädiert wird, und an der sog. „Kropfleiter" unter Spannung eingehängt (Abb. 111).

b) Die untere Zungenbeinmuskulatur wird nun in der Medianebene gespalten — nur bei sehr großen Strumen ist die quere Durchtrennung dieser Muskulatur angezeigt —, stumpf von der Kropfkapsel abgeschoben und mit 2 Haken beiseite gehalten. Dies ist der Moment, in dem man in die „*richtige Schicht*" (Spatium zwischen Kropf und Kropfkapsel) kommen muß. Ist dies durch Abschieben aller Fasern der geraden Halsmuskulatur der Fall, gelingt das Aufsuchen der Gefäße und die Mobilisierung der Struma meist ohne größere Schwierigkeiten. Beim Vorgehen in einer „nicht richtigen Schicht" ist die Operation mühsam, blutreich und oft mit Komplikationen behaftet (Blutung, Luftembolie, Rekurrensschädigung, Tetanie).

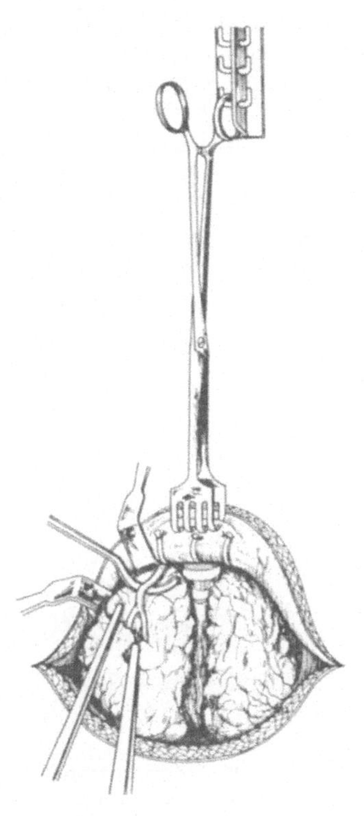

Abb. 111. Kropfoperation IV. Der Hautplatysmalappen ist nach oben gezogen und an der „Kropfleiter" unter Spannung fixiert. Darstellung des re. oberen Poles nach Herunterholen der oberen Schilddrüsenhälfte mit Klemmen und Unterbindung der A.thyr. sup.

*2. Akt: Präparation und Resektion*

a) Die Mobilisierung und Luxation der Kropfteile wird durch die „*Klemmenklettermethode*" beträchtlich erleichtert. Das Kropfparenchym wird mittels kräftiger Klemmen gefaßt und zwar so, daß sichtbare Gefäße an der Struma bereits mitgefaßt werden. Je nach der Größe der Struma werden für den oberen Pol etwa 2—5 Klemmen benötigt.

b) Auf der rechten Seite beginnend wird nun ein stumpfer Haken zwischen Drüsenlappen und Muskulatur von außen her eingesetzt, so daß der obere Pol befreit werden kann. Ein zweiter Haken wird knapp darunter seitlich angelegt. Durch Auseinanderziehen beider Haken und Zug an den schrittweise nach oben gesetzten Klemmen wird der obere Pol mit seinen Polgefäßen zur Darstellung gebracht. Teils mit geschlossener anatomischer Pinzette oder mit der KOCHER-Sonde, teils mit dem Stieltupfer werden die Polgefäße isoliert und auf der untergeschobenen KOCHER-Sonde mit kräftiger Seide ligiert und durchtrennt (Abb. 111).

Nun läßt sich meist der obere Pol gut mobilisieren, indem man mit dem Zeigefinger zwischen Kapsel und Oberfläche der Struma eingeht und die Kapsel abschiebt. Sich dabei anspannende seitliche Venen werden ligiert und durchtrennt.

c) Dann folgt die Darstellung der A. thyr. inf. rechts. Soll sie im Stamm ligiert werden, muß diese weiter außen an der Stelle, wo sie hinter der A. carotis communis aufsteigt, erfolgen (Abb. 112): sie verläuft hier nach medial fast im rechten Winkel zur Schilddrüse. An dieser Stelle wird mit

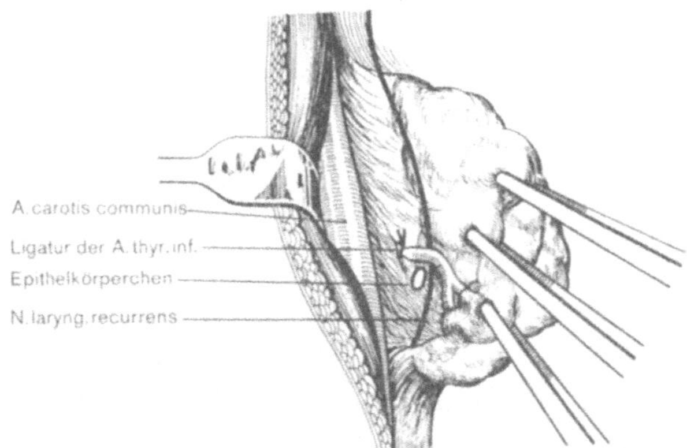


Abb. 112. Kropfoperation V. Die re. Kropfhälfte ist mit Klemmen vorgezogen. Die A. carotis communis, die A. thyr. inf. und der N. recurrens sind erkennbar, desgleichen das untere Epithelkörperchen. Die Stelle der Ligatur der A. thyr. inf. ist angedeutet

anatomischen Pinzetten die Arterie isoliert und nach Unterfahrung mit einer KOCHER-Sonde unterbunden. In der Regel wird auf diese Weise eine Verletzung des N. laryng. recurrens vermieden. Als anatomische Leitlinie kann gelten, daß der N. laryng. recurrens gegen das untere Horn des Schildknorpels zieht.

Ist die Arterie im Stamm nicht weit genug seitlich darzustellen, wird entweder eine Umstechung an der beabsichtigten Abtragungslinie oder die Versorgung erst nach der Resektion durch Mitnahme der Gefäßstümpfe in die Kapselnaht vorgenommen.

d) Nach Mobilisation der rechten Strumahälfte folgt in analoger Weise das Vorgehen links, wobei hier nur bei Überfunktion bzw. beim Morbus BASEDOW die A. thyr. inf. auch links unterbunden wird. Ansonsten werden meist nur die beiden oberen und die rechte untere Polarterie unterbunden. Nachdem so die beiden oberen Pole und die seitlichen Anteile der Struma freigelegt sind, folgt die Unterbindung einer oder mehrerer Vv. thyr. inf.; nach Darstellung des Isthmus, wobei oft ein Lobus pyramidalis mitentfernt werden muß, wird der Isthmus prätracheal mit einer großen KOCHER-Sonde unterfahren und durchtrennt. Die Luftröhre liegt nun frei. Anklemmen des oberen und unteren Poles und Resektion der Struma zuerst rechts und dann links, so daß nur eine hintere Rosette (WÖLFLER) stehenbleibt (Abb. 113).

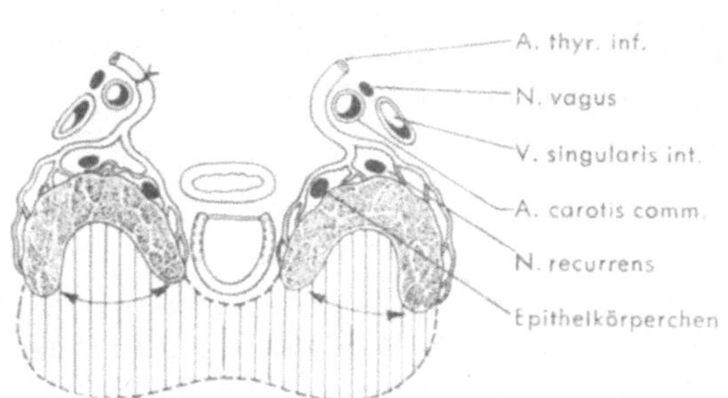


Abb. 113. Kropfoperation VI. Querschnittschema: Schraffiert die fortfallenden Kropfanteile. Die WÖLFLERsche Rosette mit eintretender A. thyr. inf., Epithelkörperchen und N. recurrens ist deutlich dargestellt. Rechts ist die Ligatur der A. thyr. inf. im Stamm angedeutet

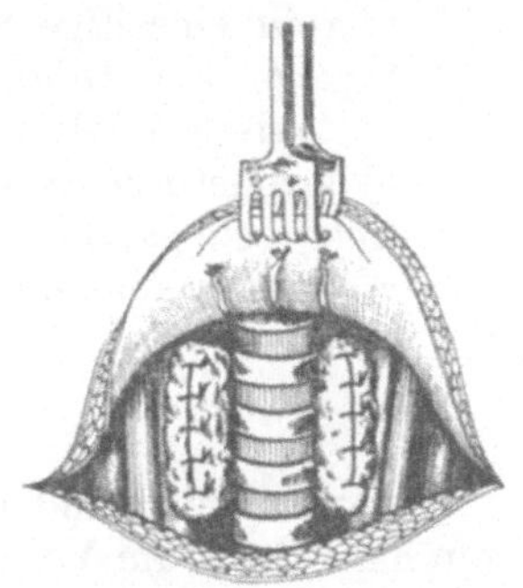

Abb. 114. Kropfoperation VII. Nach Resektion auf etwa Walnußgröße Kapselknopfnähte mit Seide, die Trachea liegt an der Vorderfläche völlig frei

*3. Akt: Versorgung des Kropfrestes und Wundschluß*

a) Exakte Blutstillung.

b) Der walnußgroße Rest der resezierten Strumahälften wird mit Seidenknopfnähten in sich vernäht (Abb. 114).

c) Zwecks Ableitung häufiger postoperativer Sickerblutungen wird für 24—48 Stunden in der Mitte des Hautschnittes ein zartes Glasdrän mit mehreren Löchern aus der Wunde herausgeleitet. Die Narbe wird dadurch in keiner Weise beeinträchtigt.

d) Sorgfältige Naht der Halsmuskulatur in der Medianlinie, Platysmanaht mit feinstem Katgut, Hautnähte mit zarter Seide.

Diese sog. „Standardresektion" wird jetzt auf Grund der durch die neuen Forschungsergebnisse gewonnenen Anschauungen über die Schilddrüsentätigkeit, z. B. Untersuchung mit radioaktivem Jod (Szintigramm), durch die „funktionsgerechte Resektion" ersetzt.

Eine ausgezeichnete Übersicht über die bei den verschiedenen Schilddrüsenerkrankungen angezeigte Operationstechnik gibt das untenstehende Schema von P. Huber, nach dem auch wir vorgehen:

1. *Doppelseitige Resektion:*
   a) euthyreoter Kropf
   b) basedowifizierter Knotenkropf
   c) genuiner Basedow
2. *Einseitige Resektion:*
   a) nicht toxisches Solitäradenom
   b) rein einseitige Struma adenomatosa oder diffusa (bes. Rezidiv!)
3. *Gezielte Ausschälung:*
   a) toxisches Solitäradenom
   b) kosmetisch störende Isthmuszysten Jugendlicher
4. *Totalexstirpation* (ein- oder doppelseitig):
   Struma maligna

### g) Eingriffe am Ösophagus

Die Aufsuchung und Freilegung des Ösophagus im Halsabschnitt erfolgt von links meist am Vorderrand des M. sternocleidomastoideus (Abb. 115a),

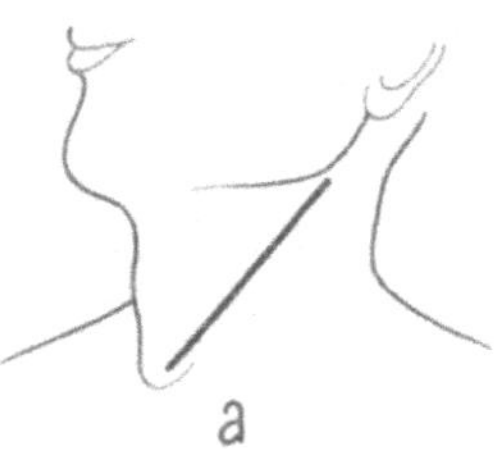


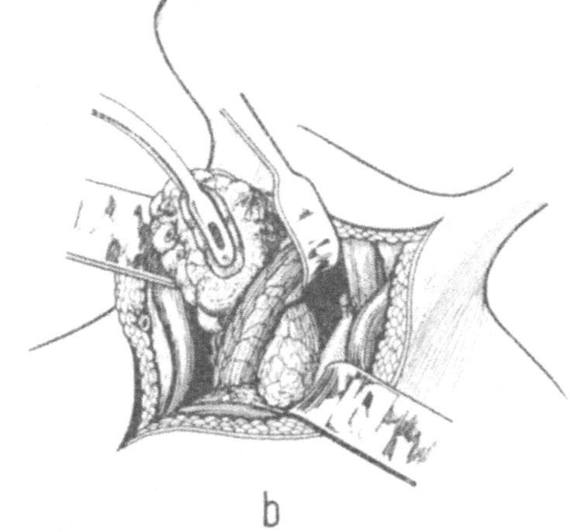


Abb. 115. Entfernung eines Divertikels im Bereiche der Speiseröhre des Halses links. a Schnitt am Vorderrand des M. sternocleidomastoideus. b Mit einem Stieltupfer Abdrängen der li. Schilddrüsenhälfte nach vorne und des M. sternocleidomastoideus nach außen; Anheben der Speiseröhre mit einem stumpfen Haken und Freilegung des Divertikels ringsum. Die Abtragungsstelle ist durch eine Linie am Divertikelhals gekennzeichnet

ist aber auch vom Hinterrand dieses Muskels zu erreichen. Nach Spaltung der tiefen Halsfaszie werden die Gefäße nach außen hinten, die Schilddrüse nach innen vorn verzogen. Manchmal ist es notwendig, seitliche Schilddrüsenvenen zu unterbinden und zu durchtrennen. Hinter der Luftröhre liegt auf der Wirbelsäule die Speiseröhre. *Operationsanzeigen* geben steckengebliebene Fremdkörper, Verletzungen und die Grenzdivertikel, die heute meist einzeitig nach sorgfältiger Präparation reseziert werden (Abb. 115b). Die Naht des Ösophagus erfolgt in der inneren Schicht durch v. MIKULICZ-Knopfnähte mit Invertierung der Schleimhaut mit chromiertem Katgut und in der äußeren Schicht durch Muskularis-Seidenknopfnähte (Abb. 116). Eine Dränage mit einem Gummirohr und Dauersaugung sowie eine Abdichtung gegen das Mediastinum durch einen zarten Gazestreifen beenden den Eingriff.

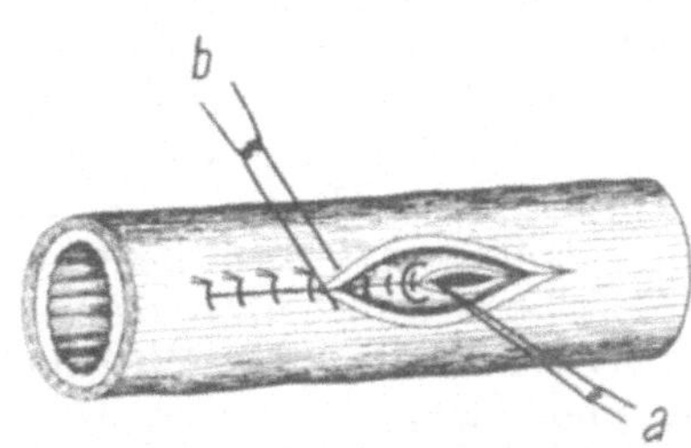


Abb. 116. Naht des Ösophagus. a Naht der Schleimhaut durch invertierende Knopfnähte (v. MIKULICZ) mit Chromkatgut, b Naht der Muskularis durch zarte Seidenknopfnähte

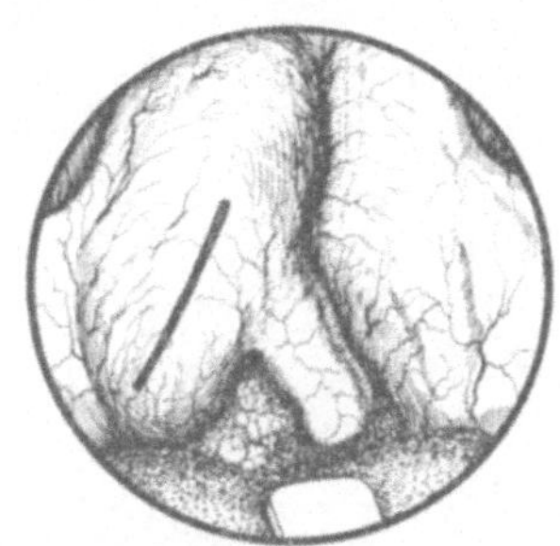

Abb. 117. Eröffnung eines Peritonsillarabszesses rechts am vorderen Gaumenbogen an der stärksten Vorwölbung durch eine Inzision von innen oben nach unten außen

### h) Peritonsillarabszeß und Mundbodenphlegmone

Peritonsillarabszeß und Mundbodenphlegmone führen manchmal über das Glottisödem zur akut lebensbedrohlichen Atemstörung und können dann die Anzeige zur Tracheotomie geben. Um so wichtiger ist ihre rechtzeitige operative Versorgung.

α) Der *vordere Peritonsillarabszeß* wird mit dem Skalpell oder dem Peritonsillarmesser durch eine ungefähr 3 cm lange Inzision am vorderen Gaumenbogen in Höhe der größten Vorwölbung eröffnet. Der Schnitt verläuft 1—2 cm seitlich vom vorderen Gaumenbogenrand von innen oben nach unten außen und soll eine Tiefe von $1\frac{1}{2}$ cm nicht überschreiten. Dann wird eine geschlossene Kornzange in die Inzisionsöffnung eingeführt und der Abszeß gespreizt (Abb. 117).

β) Der *hintere Peritonsillarabszeß* wölbt den hinteren Gaumenbogen vor. Wegen der Nähe der großen Gefäße wird die Schleimhaut an der Stelle der größten Vorwölbung von oben nach unten mit dem Skalpell geritzt und mit einer Klemme stumpf eröffnet.

γ) Der *intratonsilläre Abszeß* wird am besten durch Abszeßtonsillektomie saniert. Aber auch bei allen Peritonsillarabszessen, welche keine Neigung zur Reife zeigen oder bei drohenden Komplikationen, ist die Abszeßtonsillektomie angezeigt. Als Lokalanästhesie vor der Inzision hat sich Pinselung mit 2% Pantocainlösung bewährt.

Die *Mundbodenphlegmone* (Angina LUDOVICI) geht vom Mundboden aus. Es kommt dabei zu einer diffusen schmerzhaften Zellgewebsentzündung im Sublingual- und Submandibulargebiet mit tiefer Abszedierung. Wegen der Bedrohung der Atmung und der Gefahr einer abszedierenden Mediastinitis muß die Eröffnung rechtzeitig vorgenommen werden.

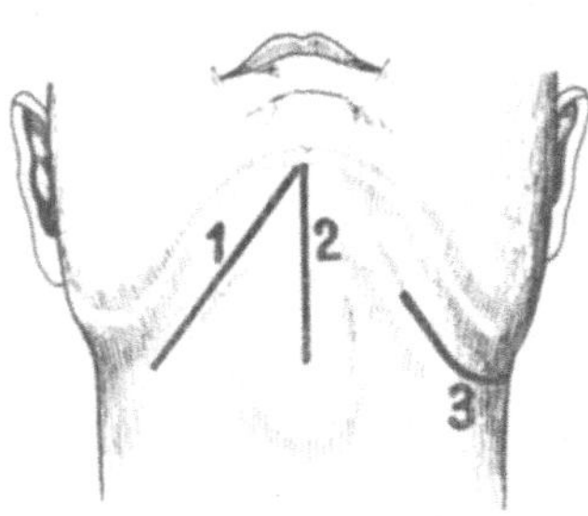

Abb. 118. Einschnitte bei Mundbodenphlegmone. 1 Submandibulärer Schrägschnitt, 2 Mittelschnitt, 3 Kieferwinkelbogenschnitt

Wir eröffnen die Phlegmone je nach Lage und Ausdehnung der Eiterung von einem submandibulären Schrägschnitt oder von einem Medianschnitt unter dem Kinn beginnend und bis zum Zungenbein reichend (Abb. 118). Der Schnitt in der Mittellinie durch Haut und Platysma mit weiterem stumpfem Vorgehen durch den M. mylohyoideus vermeidet die Nähe größerer Gefäße. Bei der eitrigen Parulis wird, sofern die Eröffnung vom Vestibulum oris aus (meist mit der zarten Kornzange außen seitlich am Unterkieferrand gegen die ödematös vorgebuchtete Schleimhautumschlagsfalte vorstoßend) nicht genügt, von einem Kieferwinkelbogenschnitt aus vorgegangen. *Typische Abszeßeröffnung:* Reiner Hautschnitt, weiteres Vordringen mit der Kornzange!!

Eingriff am besten in Allgemeinanästhesie.

# II. Eingriffe am Brustkorb

## 1. Allgemeines

Gerade die Thoraxchirurgie hat in den letzten Jahren die größte Wandlung erfahren; sie verdankt ihren Fortschritt u. a. der Einführung der Intubationsanästhesie mit Hypothermie, der Infektionsprophylaxe und -therapie, der Beherrschung des Operationsschockes und der Verwendung des extrakorporalen Kreislaufes mit Hilfe der Herz-Lungen-Maschine.

Eine intensive prä- und postoperative Behandlung der Luftwege, präoperative Prüfung der kardiorespiratorischen Funktionen und der Körperkonstanten mit Korrektur zu Werten, welche einen Eingriff gestatten, und eine entsprechende Operationstechnik bedingen immer bessere Ergebnisse in diesem Zweig der Chirurgie. Bei den ständigen Fortschritten ist vieles noch im Fluß.

Auf eine nähere Darstellung von intrathorakalen Eingriffen muß in diesem Rahmen naturgemäß verzichtet werden (vgl. ORATOR-KÖLE: Spezielle Chirurgie).

Von wesentlicher Bedeutung für das Vorgehen im Thorax ist eine zweckmäßige Lagerung und ein guter Rippensperrer, der das Thoraxfenster breit offen hält.

Instrumente:

1 Weichteilinstrumentarium mit Nahtmaterial und einem zusätzlichen Satz von Klemmen,

| | |
|---|---|
| 1 Periostmesser | 1 Hohlmeißelzange nach LÜER |
| 2 gerade Raspatorien | 6 Lungenfaßzangen |
| 2 Rippenraspatorien nach DOYEN | 2 Bronchusklemmen |
| 1 Rippenraspatorium nach SAUERBRUCH | 1 Rippensperrer nach FINOCHIETTO |
| 1 Rippenschere nach SAUERBRUCH | 2 Knochenfaßzangen |
| 1 Rippenschere nach BRUNNER | 2 Einzinker nach LANGENBECK |
| 1 Schachtelzange | 2 Kornzangen |
| 1 Knochenschere nach LISTON | spezielles Gefäßinstrumentarium mit atraumatischen Nadeln |

## 2. Technik

### a) Eingriffe an der Mamma

1. Schnittführung bei den verschiedenen *Brustabszessen* vgl. Abb. 119.

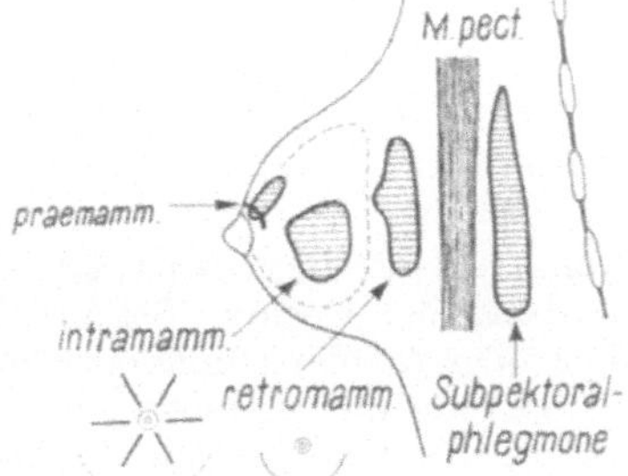


Abb. 119. Typische Schnittführung bei Mastitis (Areolärschnitt bei prämammärer, Radiärschnitt bei intramammärer, BARDENHEUERscher unterer Bogenschnitt bei retromammärer Eiterung. Bei Subpektoralphlegmone Schnitt am äußeren Rand des M. pect. major)

2. *Gutartige Tumoren* werden von radiären oder submammären Schnitten aus entfernt.

3. Eine *Probeexstirpation* bei *suspekter Mastopathie* zeigt Abb. 120. Ein *Radiärschnitt* (Abb. 119), allenfalls ergänzt durch einen *Areolärschnitt* (Abb. 120 re.), legt den Knoten frei (Abb. 120 li.), der dann in toto entfernt und zur histologischen Untersuchung eingesandt wird. Bis zum Ergebnis der Untersuchung wird eine exakte Blutstillung ausgeführt und die Wunde nach seitlichem Anlegen einer Dränage verschlossen. Ergibt die Schnellschnittuntersuchung ein Karzinom, wird die Amputatio mammae sofort angeschlossen.

*4. Mammakarzinom*

Der Lymphabflußweg und die Lymphknotenstationen der Brustdrüse sind aus Abb. 121 ersichtlich. Sie müssen soweit als möglich bei der Radikaloperation des Mammakarzinoms entfernt werden.

Die *Amputatio* oder *Ablatio mammae* wird in Allgemeinanästhesie ausgeführt. Bei abgespreiztem Arm beginnt der Schnitt zwischen Schlüsselbein und Rand des M. pect. major, wird beiderseits der Brust in ovaler Form nach unten weitergeführt und endet etwa 2—3 Querfinger unterhalb des Rippenbogens (Schnittführung nach ROTTER-DEAVER vgl. Abb. 122).

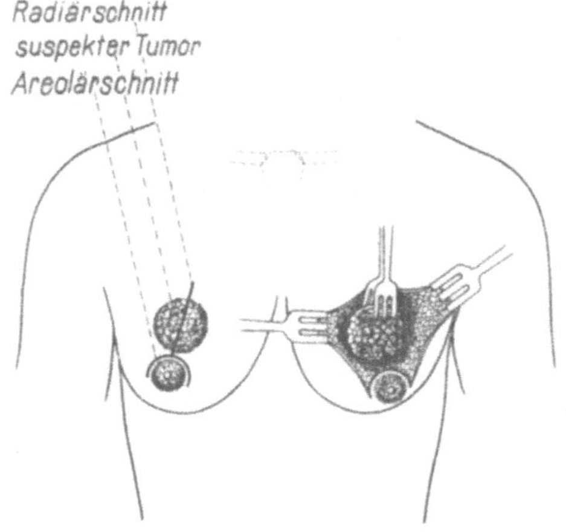


Abb. 120. Probeexstirpation bei suspekter Mastopathie. Rechts: Schnittführung (Radiär- oder Areolärschnitt oder kombiniert, je nach Größe und Lokalisation). Links: Freilegung des Knotens zur Probeexstirpation

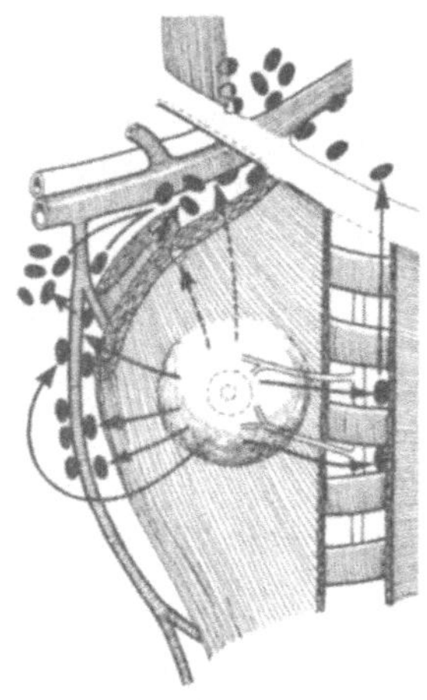

Abb. 121. Die abführenden Lymphwege der Brustdrüse und die verschiedenen Lymphknotenstationen (z.T. nach SAEGESSER)

Die Hautränder werden beiderseits wegen der Möglichkeit des Vorhandenseins von karzinomatösen Lymphsträngen vom Unterhautzellgewebe möglichst befreit. Beim weiteren Vorgehen kann nun entweder zuerst die Achselhöhle dargestellt und die Gefäße unterbunden und durchtrennt oder zuerst die Brustdrüse mit dem Brustmuskel von der Brustwand abgelöst werden. Beim ersten Weg werden die abführenden Venen und Lymphbahnen sofort blockiert, so daß ein Fortschwemmen von Karzinomzellen weitgehend unterbunden ist.

Zuerst wird der M. pect. maj. nahe an seiner Insertionsstelle an der Crista. tub. maj. hum. über dem eingeschobenen Zeigefinger oder über einer KOCHER-Sonde durchtrennt (Abb. 123). Wenn notwendig, wird auch der M. pect. minor an seinem Ansatz am Proc. coracoideus durchtrennt. Durch das Fettgewebe schimmert nun die V. axillaris durch. Sie wird — ohne sie anzufassen — vorsichtig freigelegt, desgleichen wird der oberhalb der Vene gelegene Plexus sorgfältig von bedeckendem Fettgewebe befreit. Nun wird das Fettgewebe teils stumpf mit einem Stieltupfer, teils scharf mit der Schere nach unten abgeschoben und die sichtbaren Gefäße unterbunden und durchtrennt (Abb. 124). Nachdem das Gefäßnervenbündel freigelegt

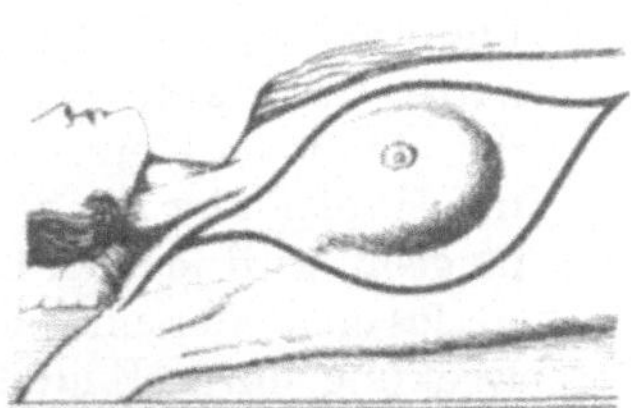

Abb. 122. Amputatio mammae I. Ovaläre Umschneidung (ROTTER, DEAVER) der Mamma bei Amputatio mammae rechts. Um den Defekt leichter schließen zu können, wird die Haut zusätzlich ringsum von der Unterlage weiter abgelöst

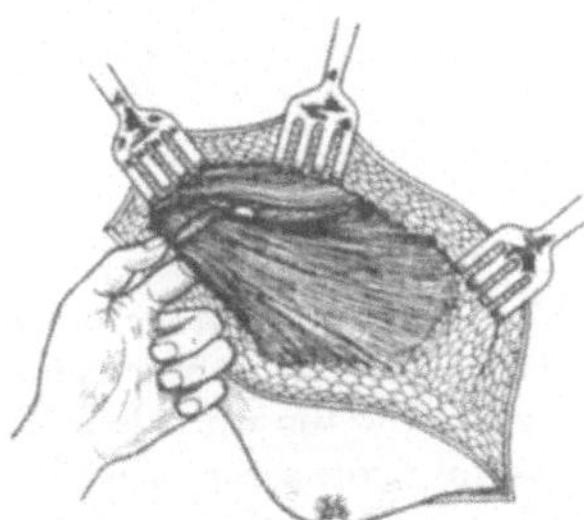

Abb. 123. Amputatio mammae II. Durchtrennung des M. pectoralis major nahe an seiner Ansatzstelle am Oberarm

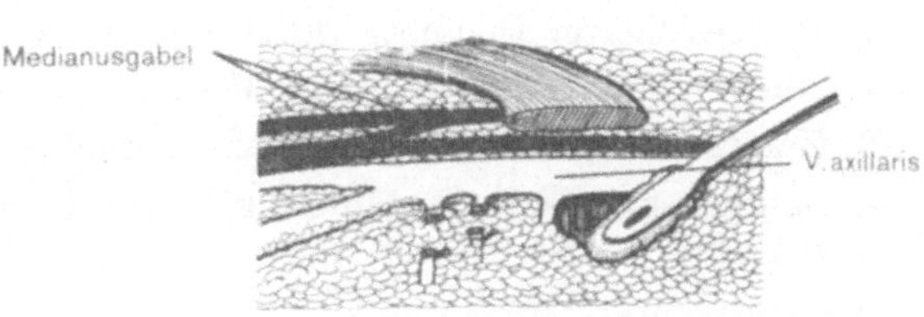


Abb. 124. Amputatio mammae III. Ausräumung der Axilla, welche mit der Darstellung und Unterbindung der in die V. axillaris einmündenden axillaren Venen beginnt

und die Axilla — vom Fett- und Drüsengewebe befreit — sich wie ein anatomisches Präparat darbietet, folgt die vollständige Ablösung des Brustmuskels mit der Brustdrüse von der Thoraxwand. Das Fettgewebe der Axilla wird dabei vom M. subscap., M. latissimus dorsi und M. serratus ant. abpräpariert und mitentfernt. Die Nn. thorac. longus und thoracodors. werden, wenn es die Ausbreitung des Karzinoms gestattet, geschont. Nachdem das Fettgewebe zwischen dem M. latissimus dorsi und M. serrat. ant. herausgelöst ist, wird das zusammenhängende Präparat entfernt (Abb. 125). Exakte Blutstillung. Einlegen eines Dränrohres in die Achselhöhle, welches durch eine eigene Inzision hinten-seitlich nach außen geleitet wird; Fixation desselben durch eine Hautnaht. Der Verschluß des oft großen Defektes erfolgt durch mehrere starke Seidenknopfnähte, zwischen denen zarte Hautnähte gelegt werden. Ist trotz Unterminierung der Hautränder die Spannung zu groß, wird je nach Lage des Falles entweder eine plastische Deckung unter Bildung eines Lappens vom äußeren Hautrand mit Drehung nach innen oben ausgeführt oder der Defekt mit Reverdin-Läppchen gedeckt oder einige kleine Hautentlastungsschnitte angelegt. Nach Auslegen der Axilla mit lockerer Gaze Elastoplastdruckverband.

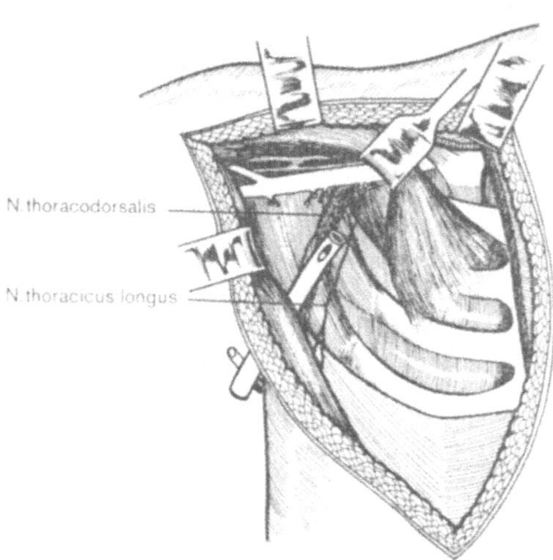


Abb. 125. Amputatio mammae IV. Die Axilla bis auf den N. thoracicus longus, den N. thoracodorsalis und den M. pect. minor ausgeräumt; letzterer wird in fortgeschrittenen Fällen gleichfalls entfernt. Ein Dränrohr liegt in der Axilla, welches hinten-seitlich nach außen geleitet wird

*Wesentlich für den Erfolg ist:*

1. Bei gesicherter Diagnose Durchführung einer Röntgenvorbestrahlung.
2. Verwendung des elektrischen Messers.
3. Zartes und anatomiegerechtes Präparieren.
4. Möglichst radikale Ausräumung der Axilla mit sofortiger Unterbindung der abführenden Gefäße.
5. Röntgennachbestrahlung.

6. Kastration durch Ovariektomie.
7. Paradoxe Hormontherapie.

Die *zusätzliche Ausräumung* der supraklavikularen Lymphknoten und des Lymphstranges der A. mamm. int. haben die Ergebnisse nicht so verbessert, daß ihre Ausführung grundsätzlich zu empfehlen ist.

### b) Eingriffe an der Brustwand

#### *α) Buelau-Dränage (1876)*

Darunter verstehen wir das Einführen eines Gummischlauches in ein Empyem *ohne* Rippenresektion, nur durch eine *Eröffnung im Interkostalraum*. Örtliche Infiltrationsanästhesie. Nach Anlegen eines kleinen Hautschnittes im entsprechenden Interkostalraum wird mit einem geraden Trokar eingestochen, dessen Hülse gerade so weit ist, daß sie ein entsprechendes Gummirohr eben passieren kann. Nach Einführen des Gummirohres wird die Trokarhülse zurückgezogen und über dem Gummischlauch entfernt. Die Weichteile umfassen dann das Gummirohr und gewährleisten so einen ausreichenden luftdichten Abschluß.

Das Gummirohr wird vor dem Einführen abgeklemmt und dann entweder an eine Wasserstrahlpumpe oder an eine elektrische Saugpumpe angeschlossen (vgl. Orator-Köle: Spezielle Chirurgie).

#### *β) Rippenresektion — Thorakoplastik*

Die subperiostale Resektion einer Rippe zur Dränage eines Pleuraempyems kann in Leitungs- bzw. Lokalanästhesie ausgeführt werden. Dabei ist zu beachten, daß jede Rippe *mindestens* von drei Interkostalnerven versorgt wird; manchmal aber auch nicht bloß von *einem* benachbarten oberen und unteren, sondern von je zwei benachbarten oberen und unteren Interkostalnerven sensible Fasern erhält, *so daß bei empfindlichen Menschen für die Unempfindlichkeit einer Rippe fünf Interkostalnerven anästhesiert werden müssen.*

Die Schmerzbetäubung an jeder einzelnen Rippe erfolgt als Leitungsanästhesie in folgender Weise: Abtasten der Rippe in der Skapularlinie; Hautquaddel etwas oberhalb des unteren Rippenrandes mit feiner Nadel. Eine etwa 7 cm lange Nadel wird nun durch die Hautquaddel senkrecht eingestochen bis zur Berührung mit der Rippe. Vorsichtig zurückgezogen wird die Spitze gesenkt und tastet sich nun millimeterweise herunter, bis sie am unteren Rippenrand vorbei in die Tiefe gleitet (Abb. 126); etwa ½ cm nach innen vom unteren Rippenrand wird nun ein Depot von 15 ccm ½%iger Novocain-Suprareninlösung gesetzt. Zusätzlich wird die Haut im vorgesehenen Schnittbereich umspritzt.

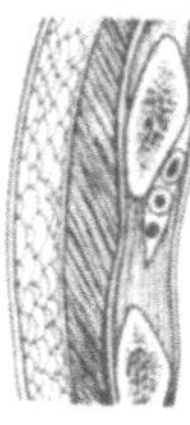

Abb. 126. Lage der Interkostalgefäße und des Interkostalnerv, oben die Vene, dann die Arterie und der Nerv. Um den Interkostalnerv und die Gefäße zu schonen, muß die Punktion (Nadel, Troikart) am oberen Rande der Rippe ausgeführt werden

*Ausführung der Rippenresektion* (Abb. 127—128)

Längsschnitt dem Verlauf der Rippe gemäß von oben hinten nach unten vorne schräg abwärts in der Mitte der Rippe, der Haut, Muskeln und Periost durchtrennt. An der Rippe liegt das Periost nur locker auf, bloß an den Rändern und am Gefäßnervensulkus sind die Verbindungen etwas derber.

Mit dem Raspatorium wird das Periost nach oben und unten hin abgeschoben, dann dringt man vorsichtig um den oberen (Abb. 127) und unteren Rippenrand herum vor. Gemäß der schräg nach vorn unten abfallenden Verlaufsrichtung der M. intercostales externi soll am oberen Rand der Rippe der Strich des Raspatoriums (Abb. 127) von hinten nach vorn, am unteren Rippenrand von vorn nach hinten geführt werden. Nun ist es leicht, mit dem S-förmig abgebogenen DOYENschen Raspatorium (Abb. 128) die ganze innere Fläche der Rippe in entsprechender Ausdehnung freizumachen. Die

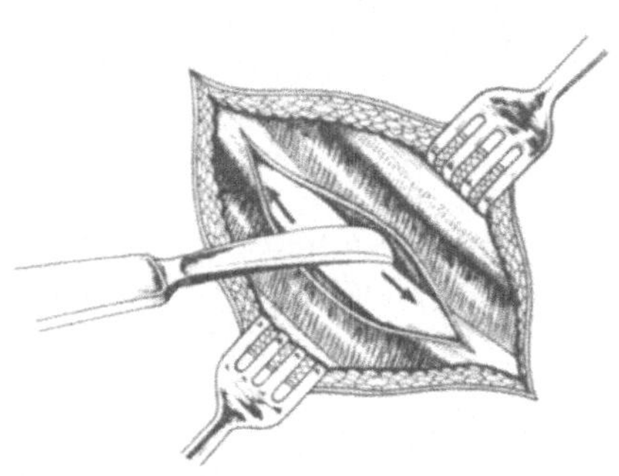

Abb. 127. Rippenresektion I. Das Raspatorium macht den oberen Rippenrand frei

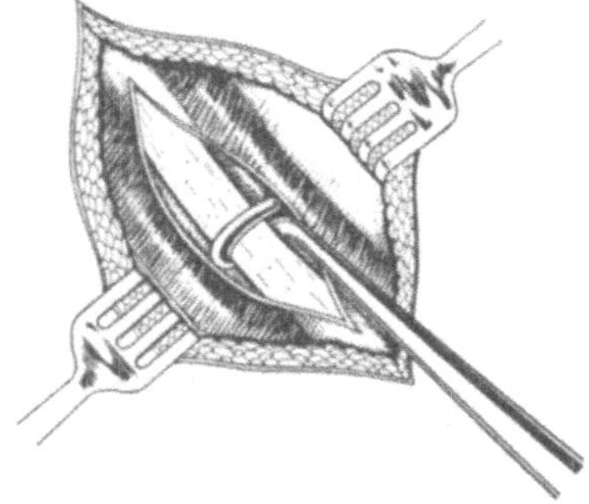

Abb. 128. Rippenresektion II. Ablösen des Periostes von der Rückseite der Rippe mit dem gebogenen Raspatorium von DOYEN

Pleura darf nicht verletzt werden. Eine Rippenschere (Abb. 1 b, G) kneift das Rippenstück vorn und hinten durch; die Pleura liegt frei.

Beim freien *Pleuraempyem* ist die Stelle der Wahl die 9. Rippe zwischen Skapular- und Axillarlinie. — Beim interlobären Empyem geht man höher seitlich in der Achselhöhle ein.

*Die geschilderte Rippenresektion ist der Einzelbaustein, auf dem sich die verschiedenen Brustwandoperationen und Thorakoplastiken aufbauen* (vgl. ORATOR-KÖLE: Spezielle Chirurgie). Bewährt hat sich als obere Teilplastik die (Abb. 129) *extrafasziale Apikolysenplastik* von SEMB (Oslo 1932) — Schema Abb. 130 — bei der die Mm. scaleni oberhalb des Rippenperiostes durchtrennt, die Fascia endothoracica abgelöst und die Interkostalmuskeln durchschnitten werden, so daß ein ausgiebiger Oberlappenkollaps gewährleistet erscheint. Eine möglichst weite ventrale Ausdehnung der Rippenresektion zeigt Abb. 131. Die Schulterblatthaken sind eingesetzt, die hinten durchtrennte Rippe mit einer Faßzange stark vorgezogen; die der Fläche nach gekrümmte, doppelt übersetzte BRUNNERsche Rippenschere paßt sich der Rippenkrümmung an.

Die früher so wichtigen thorakoplastischen Verfahren beim Pleuraempyem sind jetzt infolge der durch Antibiotika und Chemotherapie gewachsenen Behandlungserfolge viel seltener erforderlich. Außerdem wird an Stelle von

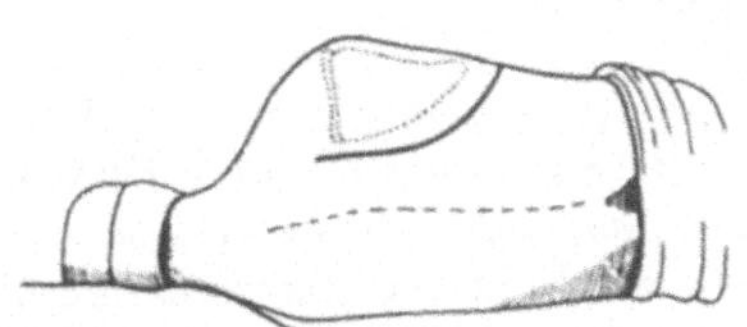

Abb. 129. Paravertebraler, das Schulterblatt umkreisender Bogenschnitt zur Thorakoplastik

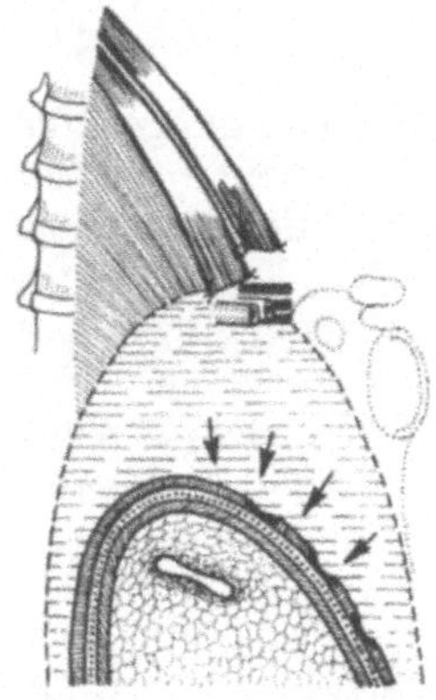

Abb. 130. Schema der extrafaszialen Apikolysenplastik nach SEMB: Nach Ausführung einer oberen Thorakoplastik Durchtrennung der Mm. scaleni oberhalb des Periostes, stumpfe oder scharfe Ablösung der Fascia endothoracica bzw. ihrer Ausläufer, Durchtrennung des Periostes der resezierten Rippen und der Interkostalmuskulatur hinten. Die Lunge zieht sich, von diesen Gebilden bedeckt, konzentrisch gegen den Hilus zusammen. Gegen das Schulterblatt mit seiner Muskulatur usw. liegt die extrafasziale Wundhöhle, die mit Transsudat bzw. mit Luft gefüllt ist. Die Kaverne zeigt gute Kollapsneigung

thorakoplastischen Eingriffen heute nach Möglichkeit eine *Dekortikation* ausgeführt (siehe ORATOR-KÖLE: Spezielle Chirurgie).

Auch die Indikation für die Thorakoplastik in der Behandlung der kavernösen Lungentuberkulose ist durch die Tuberkulostatika und die zunehmende Bedeutung der Resektion, insbesondere der *Lobektomie* und *Segmentresektion*, wesentlich eingeschränkt worden.

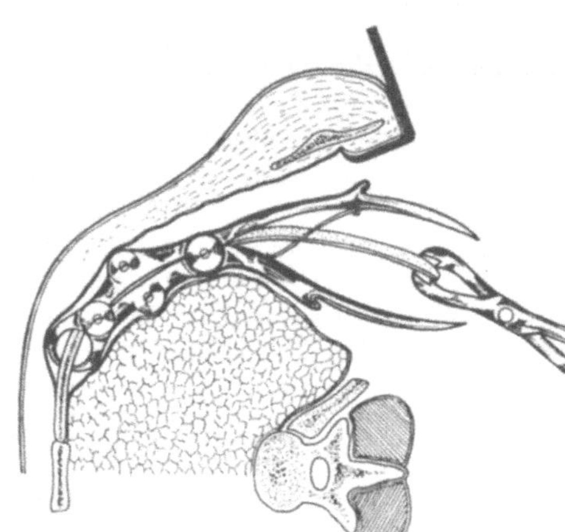

Abb. 131. Weit nach vorne geführte Rippenresektion mit der Rippenschere von BRUNNER. Schulterblatthaken eingesetzt, Rippenfaßzange zieht die dorsal durchtrennte Rippe nach hinten

### c) Intrathorakale Operationen

Die Vorbedingungen für die routinemäßige Ausführung von intrathorakalen Operationen wurden von v. MIKULICZ, SAUERBRUCH und BRAUER geschaffen. Mit dem Ausbau der *Lungen-* und *Ösophagus-Kardia-Resektionen* zu typischen Eingriffen und mit der Fortentwicklung der *Herzchirurgie* bis zum Ersatz von erkrankten bzw. nicht funktionierenden Herzklappen durch Kunststoffprothesen hat sich im Laufe der Zeit die *Thoraxchirurgie* zu einem Zweig der Chirurgie entwickelt, der immer größere Verbreitung findet und nicht mehr an einzelne Zentren gebunden ist.

#### *α) Thorakotomie*

Die *Thorakotomie* ist durch SAUERBRUCH ein typischer Eingriff geworden. Den besten Überblick bietet die ausgiebige Resektion der 6. oder 7. Rippe. Der Patient befindet sich meist in Seitenlage und ist durch unterlegte Kissen entsprechend überstreckt. Andere bevorzugen Halbrückenlage oder Bauchlage (OVERHOLT). Beim *anterolateralen Zugang* in Seiten- oder Halbseitenlage reicht der Schnitt von der Knorpelknochengrenze zur hinteren Axillarlinie und umgreift die Brustdrüse. Nach Durchtrennung der Haut und des Unterhautzellgewebes, wobei blutende Gefäße sofort gefaßt werden, wird der M. pectoralis major in der Faserrichtung gespalten und seine Ansätze im Schnittbereich von der Rippe abgelöst. Durchtrennung des M. latissimus dorsi und teilweise auch des M. trapezius. Sorgfältige Blutstillung durch Elektrokoagulation. Nach Resektion der entsprechenden Rippe wird zum Offenhalten der Thorakotomie ein kräftiger Rippensperrer (FINOCHIETTO, Abb. 4, E) eingesetzt und langsam geöffnet; vorher werden die Rippen beidseits durch Tücher abgedeckt. Sind *strangförmige Pleuraadhäsionen* vorhanden, werden sie mit dem Diathermiemesser vorsichtig durchtrennt. Bei *völlig verödetem Pleuraspalt* werden das Periostbett der resezierten Rippe und die Pleura scharf gespalten und die Lunge mit einem zarten Stieltupfer abgedrängt. Schrittweises Abschieben der Lunge teils scharf, teils stumpf mit dem Zeigefinger. Wenn das Auffinden der richtigen Schicht bei Beginn der Lösung gelingt, läßt sich die Lunge meist unschwer von den Adhäsionen befreien. Bei vorausgegangenen spezifischen oder unspezifischen alten entzündlichen Prozessen der Lunge mit Pleurabeteiligung ist manchmal die Ablösung der Pleura von der Fascia endothoracica günstiger und leichter.

Der *Verschluß* der *Thorakotomiewunde* wird dadurch erzielt, daß Pleura und Periost bzw. Interkostalmuskulatur durch Knopfnähte gemeinsam gefaßt, aber erst dann geknotet werden, wenn sämtliche Fäden gelegt sind. Zuvor werden die Rippen durch Aufheben der Überstreckung und Adaption der Rippen durch den Rippenapproximator oder durch Legen einer kräftigen interkostalen Seidennaht, welche nach Knoten aller Fäden wieder entfernt wird, einander genähert. Die Muskulatur wird schichtweise exakt verschlossen, subkutane Nähte, Hautnähte. Wird eine postoperative Darmabsaugung angelegt, wird das Saugdrän außerhalb der Thorakotomiewunde nach außen geleitet. Vor Vollendung der Pleuranaht wird die Lunge vom Anästhesisten gut gebläht. Unmittelbar nach Beendigung der Thorakotomie führen wir eine Röntgenaufnahme des Thorax aus, um die Entfaltung der Restlunge, die Lage des Mediastinums etc. kontrollieren und festhalten zu können.

### *β) Noteingriffe am Herzen*

#### *a) Perikard*

Die Perikardpunktion ist technisch einfach, jedoch verantwortungsvoll. Als *Einstichpunkte* kommen in erster Linie der V. oder VI. IKR. innerhalb der Dämpfungszone, aber außerhalb des Spitzenstoßes nach CURSCHMANN u. a. (Abb. 132, b) und das Epigastrum nach LARREY und REHN (Abb. 132, a) in Frage.

Die Vorteile beim Vorgehen vom Epigastrium aus beruhen darauf, daß 1. das Perikard am tiefsten Punkt seiner Basis angestochen und der Flüssigkeitserguß durch die Punktionsnadel erreicht wird, bevor das höher gelegene

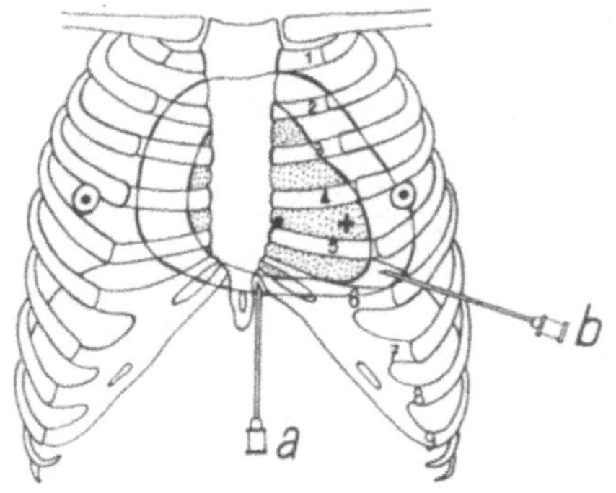


Abb. 132. Schema eines Perikardergusses mit Darstellung der beiden wichtigsten Punktionsstellen (Kanülen): a vom Epigastrium aus (Einstichpunkt im Winkel, der vom Ansatz der 7. Rippe links mit der Basis des Proc. xiph. gebildet wird), b im V. IKR. von vorn innerhalb der Dämpfungszone, aber außerhalb des Spitzenstoßes. + Stelle für eine intrakardiale Injektion in den linken Ventrikel (im IV. IKR. etwa handbreit seitl. der Mittellinie li.) ● Stelle für eine intrakardiale Injektion in den rechten Ventrikel (im IV. IKR. unmittelbar am Sternalrand am oberen Rand des Rippenknorpels mit senkrechtem Einstich)

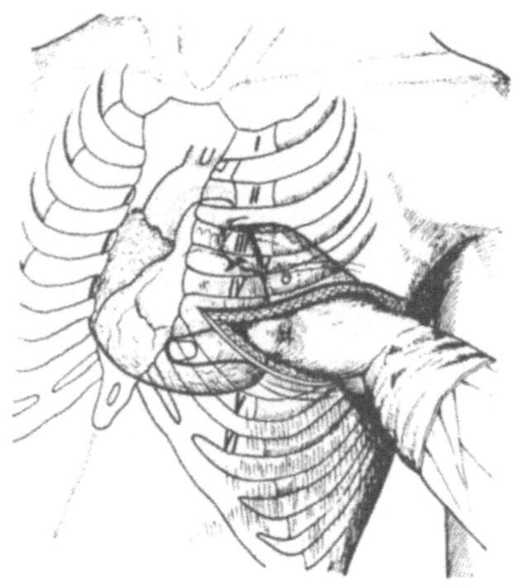

Abb. 133. Transthorakale Herzmassage nach Eröffnung des Brustkorbes im IV. IKR. anterolateral. Die rechte Hand des Operateurs umfaßt den Kammerkonus des Herzens und ahmt durch rhythmische Kompressions- und Lockerungsbewegungen der Hand die Pump- und Saugwirkung des Herzmuskels nach

Herz verletzt werden kann und 2. eine Verletzung der Pleura mit großer Sicherheit umgangen wird. Nach Infiltration der Haut im Winkel zwischen Ansatz der 7. Rippe links und Basis des Proc. xiph. mit 1%iger Novocainlösung wird die Punktionsspritze mit Nadel in einem Winkel von 45° in die Tiefe vorgeführt, bis die Innenfläche des Brustkorbes erreicht ist. Dann wird sie durch Senken des körperfernen Endes ungefähr parallel zum Brustbeinverlauf gestellt und vorsichtig in dieser Richtung in unmittelbarer Nähe der inneren Brustkorbwand vorgeschoben. Das Eindringen in das Perikard erkennt man dann am Aufhören eines Gewebswiderstandes. Die Entleerung des Perikards darf nur langsam erfolgen. In Abb. 132 ist auch die Stelle für eine intrakardiale Injektion in den linken Ventrikel mit + bezeichnet (im IV. IKR etwa handbreit seitlich der Mittellinie links); mit ● ist die Stelle für eine intrakardiale Injektion in den rechten Ventrikel (im IV. IKR unmittelbar am sternalen Rand) gekennzeichnet.

*b) Herzstillstand*

Drei Maßnahmen sind dringend:

1. *Künstliche Beatmung* zur Aufrechterhaltung der $O_2$-Aufnahme.
2. *Herzmassage* zur Anregung des Herzens und Aufrechterhaltung der Blutzirkulation.
3. *Fortlaufende Bluttransfusion* bei Blutverlust oder -versackung.

Die *Herzmassage* läßt sich am erfolgreichsten *transthorakal* ausführen (Abb. 133).

Unter Vernachlässigung der Blutstillung, die erst später erfolgt, wird ein antero-lateraler Thoraxschnitt im IV. IKR. links angelegt. Die Eröffnung des Perikards ist nicht unbedingt notwendig, aber günstig. Einführen der rechten Hand des Operateurs in den Brustkorb und Umgreifen des Kammerkonus; mit kontinuierlich folgenden ausgiebigen Kompressions- und Lokkerungsbewegungen der Hand wird die Pump- und Saugbewegung des Herzmuskels nachgeahmt. Die Anzahl der notwendigen Herzkompressionen schwankt je nach Bedarf zwischen 30 und 70 pro Minute. Ist die Massage wirkungsvoll, wird der Puls in der Peripherie wieder palpabel. Zwischendurch soll die Tendenz des Herzens zu spontaner Kontraktion beobachtet werden. Bei noch schwachen und unregelmäßigen Herzkontraktionen muß die manuelle Kompression solange fortgesetzt werden, bis das Herz endgültig selbständig schlägt oder mit einer Wiederbelebung nicht mehr zu rechnen ist (bis zu einer Zeit von etwa 1 Stunde).

*Anwendung von Medikamenten*

Bei Wiedereinsetzen einer spontanen Herzschlagfolge kann intrakardial Kalziumchlorid (4—8 ccm einer 10%igen Lösung) gegeben werden. Günstig ist die intrakardiale Verabfolgung von 1—2 ccm Adrenalin 1 : 10000 sowie bei irregulären Herzkontraktionen die Beimengung von 5—8 ccm 1%igem Novocain (DERRA).

Bei *Kammerflimmern* ist die einfache Herzmassage ohne Erfolg; hier kommt die *Defibrillation* mit Anlegen von Kupferelektroden auf der Vorder- und Hinterseite des Herzens zur Anwendung. Es werden 2—3 Stromstöße von 0,2—0,3 Sekunden Dauer an das Herz abgegeben. Gleichzeitig muß das Blut mit fremdtätiger Beatmung arterialisiert werden.

Die Auffüllung des Gefäßsystems mit Blutkonserven ist bei besonderer Dringlichkeit intravenös allein nicht zu bewerkstelligen, so daß die *intraarterielle*, bei offenem Thorax die *intraaortale* Applikation angezeigt ist. Die Überleitung muß mit einem Druck erfolgen, der 50 mm Hg über dem gerade meßbaren systolischen Druck am Körper liegt. Als Punktionsnadel benützt man eine trokarartige Einstichkanüle, die sich gegen ein Polyäthylenröhrchen, über das die Kanüle zurückgezogen wird, auswechseln läßt.

### *c) Herzverletzungen*

*Entscheidend ist rasches Handeln!* Thorakotomie über der 5. Rippe links mit subperiostaler Resektion derselben. Pleuraeröffnung, Abdrängen der Lunge mit feuchten Kompressen und Lungenspateln, Absaugen des Blutes und Darstellung der perforierenden Verletzung. Nach Eröffnung des Perikards und Entleerung des Hämoperikards kommt es meist zu einer beträchtlichen Blutung. Eine vorläufige Blutstillung erfolgt entweder durch Fingerdruck, durch Einführen eines Fingers in das Loch oder durch Adaption der Wundränder mittels Haltefäden, welche als U-Nähte aus kräftiger Seide beiderseits der Myokardwunde angelegt und durch gekreuzten Zug an den Fadenenden die Wundränder zusammenziehen (Abb. 134).

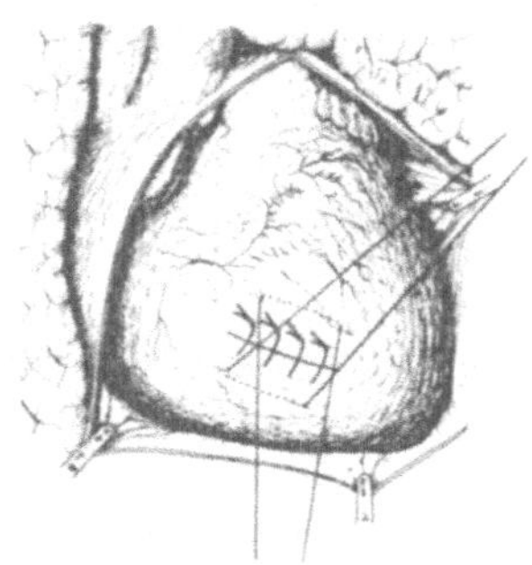

Abb. 134. Technik des Nahtverschlusses einer Ventrikelwunde I. Adaption der Wundränder mittels Haltefäden, bei gekreuztem Zug an den Fadenenden temporäre Blutstillung, anschließend Verschluß der Ventrikelwunde mittels tiefgreifender Einzelnähte

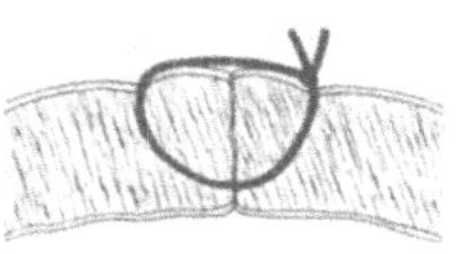

Abb. 135. Technik des Nahtverschlusses einer Ventrikelwunde II. Ein Durchstechen des Endokards soll vermieden werden, die Stichstellen der Naht sollen genügend weit vom Wundrand entfernt sein, damit sie nicht durchschneiden

Die Naht der Herzwunde ist im allgemeinen nicht kompliziert. Bei Ventrikelwunden sind sowohl Einzelknopfnähte als auch Matratzennähte gut anwendbar (Abb. 134). Wichtig ist, daß von beiden Wundrändern genug Gewebe gefaßt und das Endokard nicht durchstochen wird (Abb. 135). Der Knoten soll zart zugezogen werden, damit die Fäden im Herzmuskel nicht durchschneiden.

Dehiszenzen in der Vorhofwand werden am besten durch Intima auf Intima legende Matratzennähte verschlossen.

Vor Beendigung der Operation ist das Herz vorsichtig auf weitere Verletzungen oder nach Hinterwandwunden abzusuchen. Die Perikardöffnung wird durch 1—2 Seidenknopfnähte lediglich verkleinert, damit eine Sickerblutung oder Reizergüsse nicht eine postoperative Herztamponade herbeiführen, sondern sich in die Pleuralücke entleeren.

### γ) *Lobektomie — Pneumektomie*

Am Beginn der Lungenchirurgie entwickelte SAUERBRUCH 1927 für die *Lobektomie* das mehrzeitige Vorgehen: Schaffung von Pleuraadhäsionen, Abschnürung des Lappenstiels; nach Abstoßung des nekrotischen Lappens Verschluß der Bronchusfistel und der Resthöhle.

BRUNN führte als erster 1932 eine *einzeitige Lobektomie* aus, indem er mit dem Tourniquet von SHENSTONE (1932) den Stiel des Lungenlappens abschnürte und dann resezierte; der verbliebene Lappenstiel wurde durch tiefgreifende, fortlaufende Naht und darüber gesetzte Matratzennähte verschlossen und eine Dauersaugdränage zur Nachbehandlung angeschlossen.

Die erste erfolgreiche *Exstirpation* eines *Lungenflügels* gelang NISSEN 1931.

Einen weiteren wichtigen Fortschritt bildete die isolierte Versorgung der Hilusgebilde nach exakter anatomischer Darstellung durch RIENHOFF, EDWARDS, OVERHOLT und MONOD, bei der nach Präparation und isolierter Unterbindung der einzelnen Gefäße und Naht des Hauptbronchus der Bronchusstumpf durch mediastinale Pleura gedeckt wird.

Die Technik der Resektion einzelner *Lappensegmente* geht auf CHURCHILL und BELSEY zurück. In Deutschland und Österreich wurde die Lungenchirurgie von LEZIUS, ZUKSCHWERDT, DENK, E. K. FREY, K. H. BAUER, DERRA und ZENKER weiterentwickelt.

Das Außergewöhnliche bei der *Lungenstieldurchtrennung* liegt — neben der Infektgefahr vom Bronchus her — in der Größe der beteiligten Gefäße, in der technischen Schwierigkeit des Bronchusverschlusses und in der Schockgefahr, bedingt durch die starke vegetative Versorgung der betroffenen Gebilde. Daher waren die Fortschritte der antibiotischen Therapie, der Schockbekämpfung und der Endotrachealnarkose die Voraussetzungen für die Erfolge in diesem Zweig der Chirurgie.

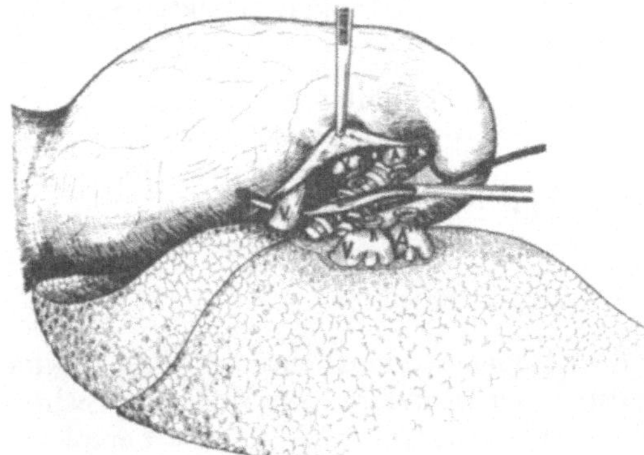

Abb. 136. Präparation und Versorgung des linken Lungenstieles. A. pulm. und V. pulm. sup. sind ligiert und durchtrennt. Unter der V. pulm. inf. liegt die KOCHER-Sonde, um mit dem Fadeninstrument „spitzstumpf" den Faden um die Vene herumzulegen.

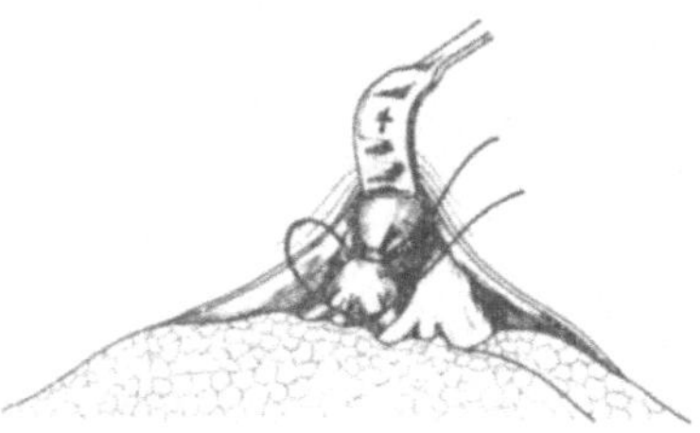

Abb. 137. Der Stamm der re. A. pulmonalis ist proximal einmal ligiert, die Lappenäste der Arterie sind distal unterbunden, der Gefäßstamm wird zusätzlich umstochen

Nur als Beispiele werden 3 Operationsakte dargestellt:

Abb. 136 zeigt die Präparation des linken Lungenstieles. Die A. pulm. und die V. pulm. sup. sind bereits unterbunden und durchtrennt, der Stammbronchus ist dargestellt und die V. pulm. inf. ist mit der KOCHER-Sonde unterfahren, um unterbunden zu werden.

In Abb. 137 ist die Versorgung des Stammes der rechten A. pulm. dargestellt; proximale Ligatur des Arterienstammes und distale Unterbindung der Lappenäste, der Gefäßstamm wird zusätzlich umstochen.

Die Versorgung des Bronchusstumpfes kann auf verschiedene Weise erfolgen; wir bevorzugen das kombinierte Vorgehen von RIENHOFF und SWEET; von RIENHOFF stammen die Durchstechungsnähte, von denen etwa 3—4 angelegt und an der Seite der Pars membranacea geknotet werden.

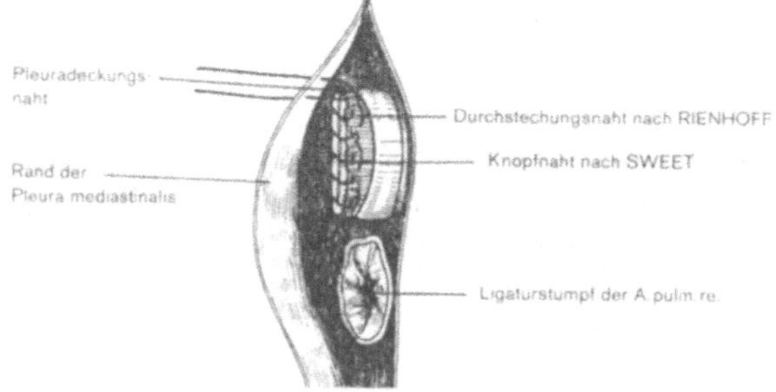


Abb. 138. Verschluß des Bronchusstumpfes mit 3 bis 5 Durchstechungsnähten (RIENHOFF) und mehreren Knopfnähten (SWEET) nach vorhergehender vorsichtiger Exkochleation der Mukosa und Desinfektion mit Jodtinktur

SWEET hat die einfachen Knopfnähte zum Verschluß des Bronchusstumpfes angegeben. Wir verwenden für diese Nähte zarte geflochtene Seide. Abschließend wird der Bronchusstumpf durch mehrere zarte Nähte mit mediastinaler Pleura gedeckt (Abb. 138).

### δ) *Kardia-Ösophagus-Resektion*

Die gute Gefäßversorgung des Magens ermöglichte es KIRSCHNER (1920), unter sorgfältiger Erhaltung der Randarkaden und der rechtsseitigen Gefäße des Magens (A. gastrica dextra und A. gastroepiploica dextra) diesen ohne Ernährungsschädigung durch einen Zwerchfellschlitz thorakal zu verlagern, so daß er dort als Ersatz der unteren Ösophagushälfte eingesetzt werden kann.

Der praktische Ausbau der Methode erfolgte vor allem durch Sweet (USA) und Nakayama (Japan). Die Entfernung eines operablen *Kardia-*

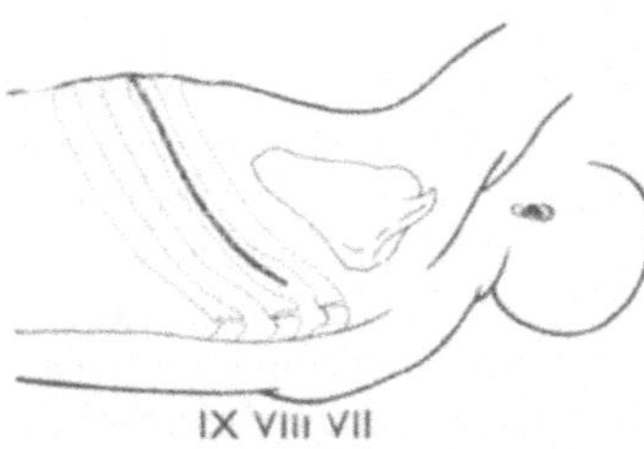


Abb. 139. Abdomino-thorakale Kardiafundektomie I. Die quere bogenförmige Oberbauchlaparotomie wird nach Durchtrennung des Rippenbogens in den VII. Interkostalraum hinein verlängert

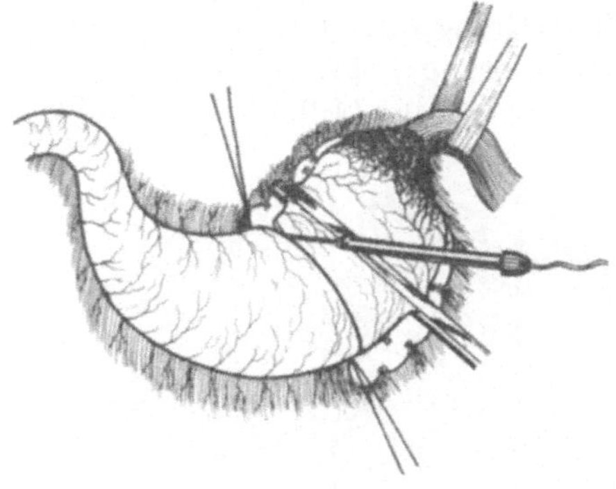

Abb. 140. Abdomino-thorakale Kardiafundektomie II. Nach Durchtrennung des Zwerchfells wird der Magenfundus, die Kardia und der untere Ösophagus skelettiert, am proximalen Magendrittel eine weiche Magenklemme angelegt und nach Anlegung von Haltefäden der Magen etwa in Magenmitte mit dem elektrischen Messer durchtrennt

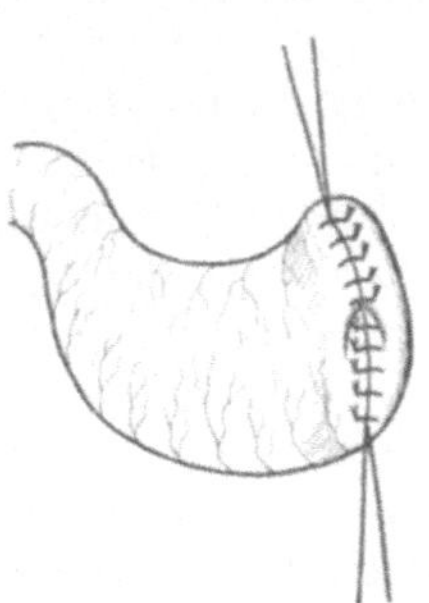

Abb. 141. Abdomino-thorakale Kardiafundektomie III. Dreischichtiger Verschluß des Magenstumpfes (Schleimhaut fortlaufend mit Katgut, Serosaknopfnähte in zwei Schichten mit Seide)

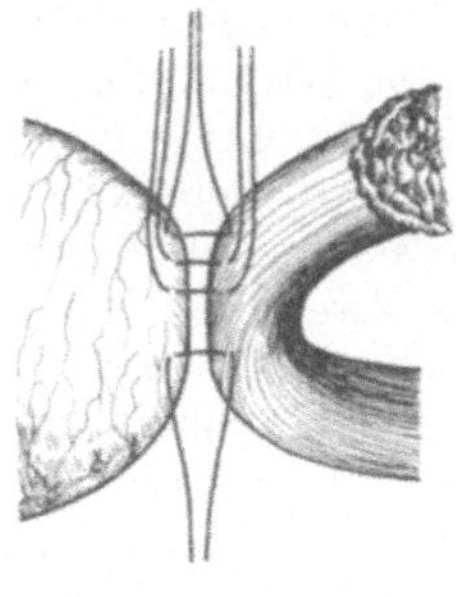

Abb. 142. Abdomino-thorakale Kardiafundektomie IV. Anlegen der zweireihigen Ösophago-Gastrostomie am thorakal verlagerten Magen; die hintere Serosanahtreihe wird gerade gelegt. Das proximale Magendrittel mit dem Tumor wird nach oben gezogen

*oder tiefen Ösophaguskarzinoms* erfolgt in folgenden Akten: 1. Quere bogenförmige Oberbauchlaparotomie mit Durchtrennung des Rippenbogens und Verlängerung des Schnittes in den VII. oder VIII. IKR. (abdomino-thorakales Vorgehen, Abb. 139). 2. Spaltung des Zwerchfells von der Durchtrennungsstelle des Rippenbogens bis zum Hiatus oesophageus, sofortige Umstechung der blutenden Zwerchfellgefäße. 3. Nach arkadenschonender Mobilisierung Schrägresektion des Kardia-Fundusanteiles (Kardia-Fundektomie, Abb. 140). 4. Dreischichtiger Verschluß des Magenstumpfes (Schleimhaut fortlaufend mit Katgut, Serosaknopfnähte in zwei Schichten mit Seide, Abb. 141). 5. Anlegen einer zweischichtigen Ösophago-Gastrostomie End-zu-Seit mit der Vorderwand des thorakal verlagerten Magenstumpfes (Abb. 142). 6. Naht des Zwerchfells und Fixation seiner Schlitzränder am thorakal verlagerten Magen mit Seidenknopfnähten (Abb. 143). 7. Schichtweiser Thoraxwand- und Bauchdeckenverschluß nach Einlegen einer Saugdränage in den linken Thoraxraum.

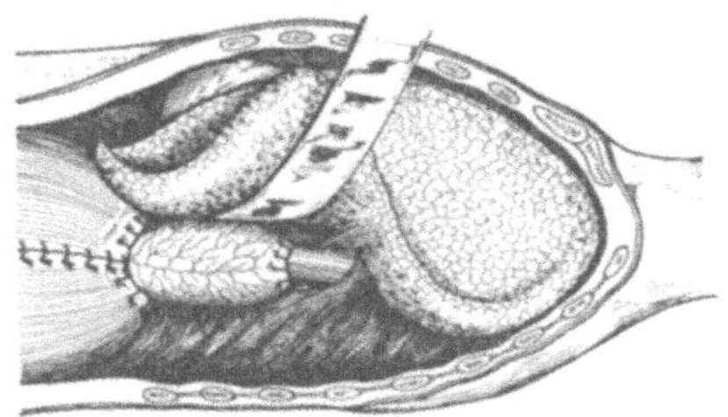

Abb. 143. Abdomino-thorakale Kardiafundektomie V. Zwerchfellnaht und Fixierung der Schlitzränder um den in den Thoraxraum verlagerten Magenanteil

Das operative Vorgehen beim *Ösophaguskarzinom* im *mittleren* und *oberen thorakalen Abschnitt* gestaltet sich folgendermaßen:

*1. Akt: Rechtsseitige Thorakotomie* in linker Seitenlagerung mit Resektion der 6. Rippe. Darstellung des Ösophagus und Klärung, ob nach dem Lokalbefund eine Resektion möglich ist oder nicht (Übergreifen auf die Trachea, auf die großen Gefäße oder auf die Wirbelsäule, ausgedehnte Lymphknotenmetastasen im Mediastinum, Metastasen an der Leberoberfläche, die durch das Zwerchfell hindurchgetastet werden können). Bei Operabilität provisorischer Thoraxwandverschluß. *2. Akt:* Umlagerung und quere Laparotomie mit Skelettierung des Magens mit Ausnahme der A. gastrica dextra und A. gastroepiploica dextra, Mobilisierung des Ösophagus im Hiatus. Provisorischer Bauchdeckenverschluß. *3. Akt:* Umlagerung zur Fortsetzung des thorakalen Vorgehens. Durchziehen des Magens durch den Hiatus und Verlagerung desselben in den Thorax, nachdem vorher der Ösophagus vom Zwerchfell bis handbreit proximal des Tumors mobilisiert worden war. Durchtrennung des Ösophagus an der Kardia und Einstülpung des Kardiastumpfes durch eine zweireihige Naht. Anlegen der End-zu-Seit-Ösophago-Gastrostomie in der Weise, daß zuerst 5 kräftige Seidennähte an- und nach unten gelegt und mit Fadenklemmen fixiert werden; dann folgen 4 etwas dünnere Seidennähte, welche der besseren Übersicht halber nach oben gelegt und gleichfalls mit Fadenklemmen fixiert werden (Abb. 144a).

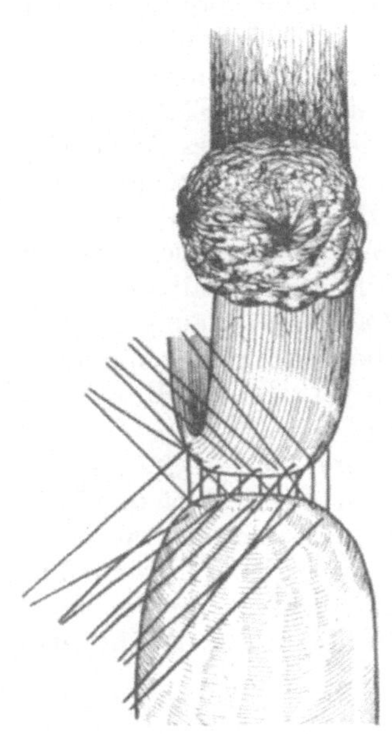

Abb. 144a. Resektion des Ösophaguskarzinoms I. Anlegen der Hinterwandseromuskularisnähte zwischen Ösophagus und hochgezogenem Magen (End-zu-Seit); 5 starke Fäden sind nach unten, 4 zarte nach oben gelegt

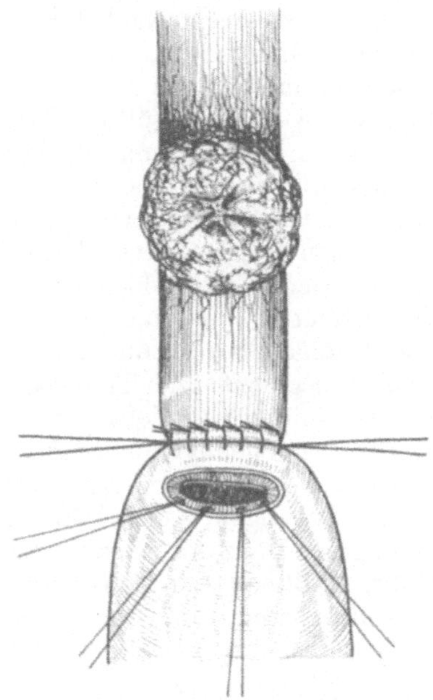

Abb. 144b. Resektion des Ösophaguskarzinoms II. Die Hinterwandknopfnähte sind gelegt, am Magen ist die Seromuskularis im Bereiche der anzulegenden Anastomose inzidiert und mit mehreren Katgutknopfnähten umstochen (siehe Text)

Nun erst werden die Fäden von links nach rechts der Reihe nach geknüpft. Es folgt die Umschneidung des für die Anastomose bestimmten Lumens in der vorderen Magenwand; submuköse Umstechung der Gefäße mit Katgut, wobei die Fäden lang gelassen und die Vorderwand der besseren Übersicht wegen während der Schleimhaut-Hinterwand-Anastomose mit diesen ausgezogen werden kann (Abb. 144b). Durchtrennung des Ösophagus und Anlegen der hinteren Schleimhautnaht mit Knopfnähten aus Seide oder Chromkatgut; die vordere Schleimhautnaht erfolgt als Einstülpungsknopfnaht nach v. Mikulicz, die beiden Ecknähte sind in Abb. 145a bereits gelegt. Nach den ersten Nähten wird die transnasal eingelegte dünne und weiche Magensonde vom Anästhesisten über die Anastomose in den Magen vorgeschoben und bleibt postoperativ etwa 2—3 Tage zum Absaugen des Mageninhaltes liegen. Nach Fertigstellung der Anastomose durch die vordere Serosa-Muskularisnaht mit Seidenknopfnähten (Abb. 145b) Fixation des Magens mit einigen Nähten an die Pleura, damit die Anastomose gut entspannt wird. Endgültiger Thoraxwandverschluß mit Einlegen einer Saugdränage. Umlagerung. *4. Akt:* Kontrolle der Lage des Magens im Abdomen und im Hiatus, der mit einigen Nähten wieder verengert wird. Exakte Blutstillung. Schichtweiser endgültiger Bauchdeckenverschluß.

Wir haben eine Reihe von Patienten in dieser Weise mit ausgezeichnetem Erfolg operiert. Eine Pyloromyotomie haben wir in keinem Fall ausgeführt.

Das *operative Vorgehen* bei der *Ösophagusatresie:* Die häufigste Form ist die Ösophagusatresie mit einer Ösophago-Trachealfistel zwischen unterem Ösophagussegment und Trachea (meist knapp oberhalb der Bifurkation in der Einteilung von VOGT Typ III b, Abb. 146).

In der Regel gelingt die direkte Anastomose, wenn die Strecke zwischen den beiden Ösophagusenden nicht größer als 4 cm ist. Wir wählen den transpleuralen Zugangsweg mit Eröffnung des V. IKR., Unterbindung und Durchtrennung der V. azygos, Spaltung der Pleura mediastinalis und Darstellung des oberen Blindsackes. Das periphere Ösophagussegment wird im Fistelbereich durchtrennt und angefrischt. Die Fistelöffnung in der Trachea wird

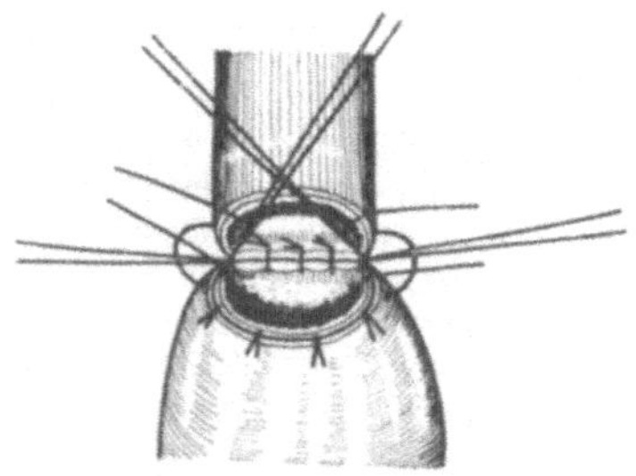

Abb. 145a. Resektion des Ösophaguskarzinoms III. Die Hinterwandnaht (äußere Schicht: Seromuskularisseidenknopfnähte, innere Schicht: durchgreifende Mukosaseidenknopfnähte oder Chromkatgutknopfnähte) ist beendet; je eine v. MIKULICZ-Vorderwand-Schleimhaut-Einstülpungsnaht ist an den Ecken bereits gelegt

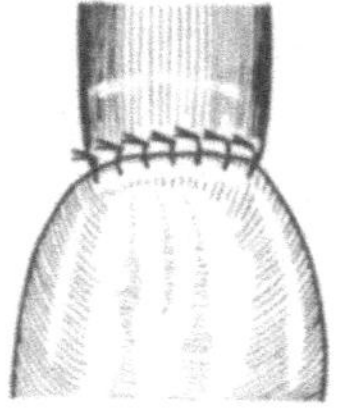

Abb. 145b. Resektion des Ösophaguskarzinoms IV. Die Vorderwandnaht mit zarten Seidenknopfnähten zwischen Muskularis des Ösophagus und Seromuskularis des Magens ist beendet

jodiert, mit feinsten Seidenknopfnähten verschlossen und mit Gewebe aus der Umgebung gedeckt (Abb. 147). Nach Mobilisierung des oberen Blindsackes, der mit 2 Nähten an der prävertebralen Faszie zur Entspannung der nun folgenden Naht fixiert werden kann, Anlegen der hinteren Muskularisnähte mit zarter Seide (Abb. 148); nach Knoten dieser Nähte quere Eröffnung des Blindsackes und Ausführung der hinteren und vorderen Schleimhautnaht, gleichfalls mit zarter Seide. Darüber wird die vordere Muskularisnaht gelegt, indem der Blindsack auf das distale Ösophagussegment gestülpt wird (Abb. 149). Darauf kann noch ein gestielter Pleuralappen gesteppt werden. Einlegen einer Saugdränage. Bei dieser Operation ist eine besonders sorgfältige postoperative Überwachung notwendig: Absaugen des Rachensekretes, Sauerstoffzelt, ausreichende Flüssigkeitszufuhr und Antibiotika. Wegen der meist bereits bestehenden Pneumonie sind die Ergebnisse noch nicht zufriedenstellend.

*Entscheidend ist die Frühdiagnose!*

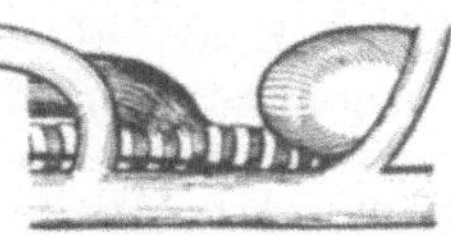

Abb. 146. Kongenitale Ösophagusatresie mit Ösophagotrachealfistel (VOGT Typ IIIb) I

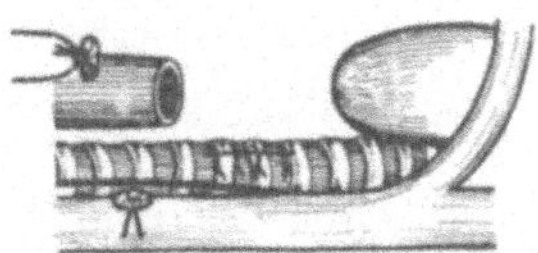

Abb. 147. Kongenitale Ösophagusatresie II. Nach Durchtrennung der V. azygos und Präparation des kranialen Blindsackes wird die Fistel durchtrennt und die Trachealöffnung mit zarten Seidenknopfnähten verschlossen

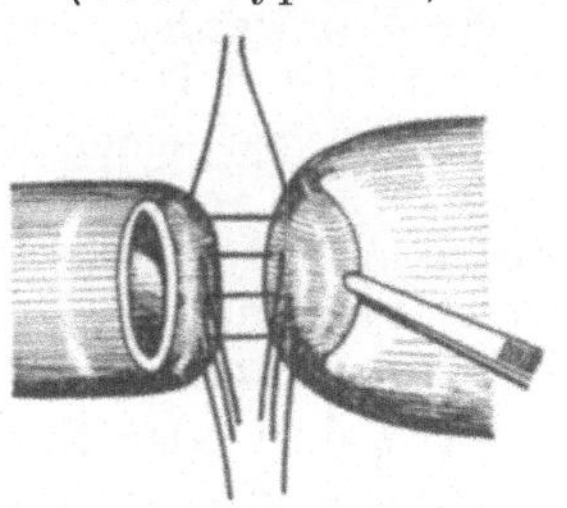

Abb. 148. Kongenitale Ösophagusatresie III. Anlegen der Anastomose. Hinterwandseidenknopfnähte zwischen Blindsack und distalem Ösophagussegment

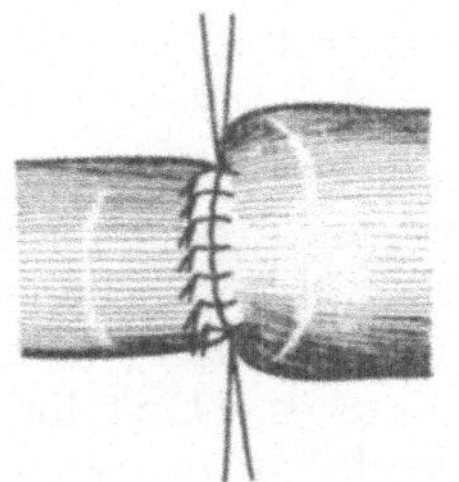

Abb. 149. Kongenitale Ösophagusatresie IV. Eröffnung des Blindsackes und Fortsetzung der Anastomose durch die Hinter- und Vorderwandschleimhautnaht. Der kraniale breite Teil des Ösophagus wird dann in der äußeren Nahtreihe wie ein Pilz auf das dünne kaudale Segment daraufgestülpt

### ε) *Kardiospasmus*

Der sogenannte Kardiospasmus ist ein ätiologisch nicht zur Gänze geklärtes Leiden, das durch eine Verengung der Speiseröhre am Übergang in den Magen mit allen sich daraus ergebenden Folgeerscheinungen lokaler und allgemeiner Natur charakterisiert ist.

Der ungeklärten Ätiologie entspricht eine Vielzahl von operativen Behandlungsmethoden, von denen sich 3 Verfahren durchgesetzt haben.

1. Die von GOTTSTEIN-HELLER angegebene *extramuköse Kardiomyotomie*, welche heute fast ausschließlich transthorakal ausgeführt wird (KÖLE): Thorakotomie links im VIII. IKR. mit paravertebraler Resektion eines etwa 2 cm langen Stückchens der 8. Rippe. Ösophago-Kardiomyotomie in einer Ausdehnung von etwa 10 bis 15 cm, wobei die Längs- und Ringmuskulatur über einer eingeschobenen KOCHER-Sonde bis zur Submukosa zur Gänze durchtrennt wird. Eine Verletzung der Mukosa muß peinlichst vermieden werden. Außer der Inzision wird zusätzlich eine spindelförmige Exzision der Längs- und Ringmuskulatur am linken Rand der Inzision ausgeführt, wie sie von SAEGESSER früher beim abdominalen Vorgehen angegeben wurde. Naht der Pleura mediastinalis und Thoraxwandverschluß mit Einlegen einer Saugdränage. — Heute das am meisten geübte Verfahren. Abb. 150 zeigt unser Vorgehen mit ausgedehnter Inzision bzw. Exzision der Muskulatur.

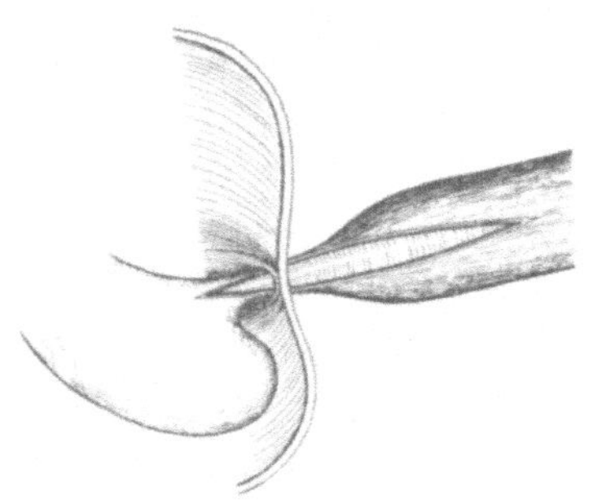

Abb. 150. Operationssitus nach durchgeführter Inzision von der Kardia bis hoch in den Ösophagus hinein (Ausdehnung zwischen 10 und 15 cm) und anschließender Exzision des spindelförmigen Muskelstückchens

2. Die Ösophagogastrostomie abdominal (HEYROWSKY) oder thorakal (SAUERBRUCH-HENSCHEN) Seit-zu-Seit zur Umgehung des spastischen Segmentes, der FREY die Kardioplastik hinzufügte.

3. Die Kardiektomie nach RUMPELS, bzw. zugleich mit Pyloromyotomie nach WANGENSTEEN.

Im Anhang wird hier kurz die operative Beseitigung des *paraösophagealen Bruches* beschrieben: Thorakotomie links im VIII. IKR. Darstellung und Präparation des Herniensackes, in dem sich meist der Magen befindet. Der Bruchsack wird am Hiatus zirkulär umschnitten und reseziert, bei kleiner Hernie genügt die einfache Einstülpung des Bruchsackes. Darstellung der Zwerchfellschenkel und Verschluß der Bruchpforte durch mehrere durchgreifende kräftige Seidennähte hinter dem Ösophagus; dieser soll gerade noch ohne Stenosierung durch den auf diese Weise verengten Hiatus durchtreten können. Naht der Pleura mediastinalis, Thoraxwandverschluß.

Das abdominelle Vorgehen besteht in einer *Gastropexie* mit einer doppelten Nahtreihe an der vorderen Bauchwand von einem linksseitigen Rippenbogenrandschnitt aus, so daß der Magen nach Fixation seiner Vorderwand nicht mehr zurückgleiten kann (NISSEN).

# III. Eingriffe im Bauchraum

## A) Allgemeine Grundlagen der Magen-Darm-Operationen

Bei der gedrängten Kürze dieses Abschnittes ist es nicht zu vermeiden, daß vorwiegend die Methoden der v. EISELSBERG-Schule zur Darstellung gelangen, die dann von seinen Schülern und Enkelschülern weiter ausgebaut und vervollkommnet wurden.

### 1. Allgemeines über Bauchschnitte

Der Zugang zu den Organen des Bauchraumes erfolgt je nach ihrer Lage durch Eröffnung der Bauchwand in einer typischen Schnittführung, für die 2 Grundsätze gelten:

1. Möglichst kurzer Weg,
2. Weitgehende Schonung von Muskeln, Nerven und Gefäßen (Abb. 151).

Um Lähmungen und eine spätere Atrophie der Bauchmuskeln zu vermeiden, ist die segmentäre Anordnung der Nerven zu beachten, desgleichen die die Mm. recti versorgenden Vasa epigastrica. Im allgemeinen hält man

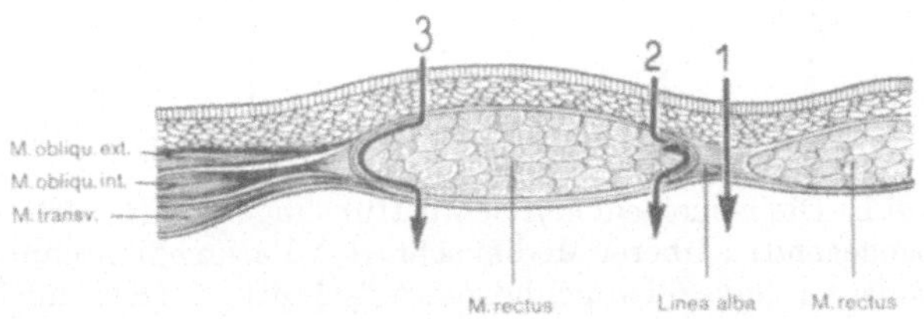


Abb. 151. Bauchdeckenquerschnitt im Oberbauchbereich; kopfwärts, also von kaudal gesehen. 1 Medianschnitt, 2 Paramedianschnitt, 3 Pararektalschnitt

sich daher nach Möglichkeit an die Richtung des Gewebsfasernverlaufes; es darf jedoch dabei nicht die Übersichtlichkeit leiden oder bei zu kleinem Schnitt die Gewebe zu sehr durch Haken gezerrt werden. Wenn dies eintreten sollte, braucht man sich nicht zu scheuen, einen Muskel teilweise oder völlig zu durchtrennen.

Es sind also gute Zugänglichkeit, Rücksicht auf anatomische Gegebenheiten und Erzielung einer widerstandsfähigen Narbe das Ziel.

Der gebräuchlichste Schnitt für den Oberbauch (Magen, Colon transversum) ist noch immer der *obere Medianschnitt* (Abb. 152, 1). In seiner bestechenden Einfachheit durchtrennt er in der Linea alba die verflochtenen Aponeurosen der drei Bauchmuskeln, die in einer Nahtreihe wieder vereinigt werden und wegen ihrer großen Querspannung manchmal zu Narbenschwäche, Rektusdiastase und Narbenbruch Anlaß geben.

Der *Paramedianschnitt* (2) wird weniger angewandt. Er liegt etwa daumenbreit lateral von der Mittellinie, wobei der Innenrand des M. rectus etwas beiseite geschoben wird und vorderes und hinteres Blatt der Rektusscheide getrennt gespalten und wieder vernäht werden.

Zur Darstellung der Leber- und Gallenwege bevorzugen wir den *Rippenbogenrandschnitt* (3), der 1—2 daumenbreit unterhalb und entlang des Rippenbogens angelegt wird; ausgezeichnete Übersicht, praktisch keine Narbenhernienbildung.

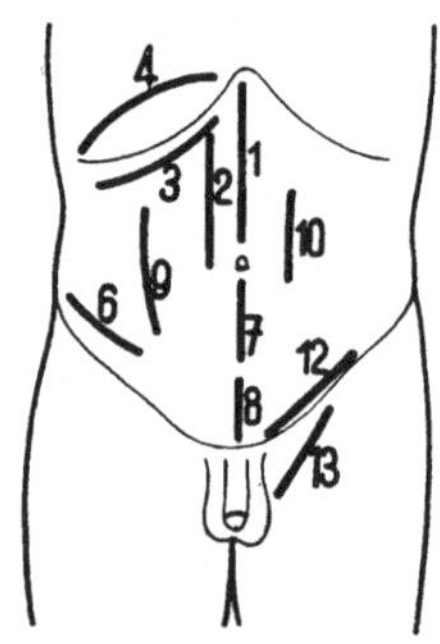


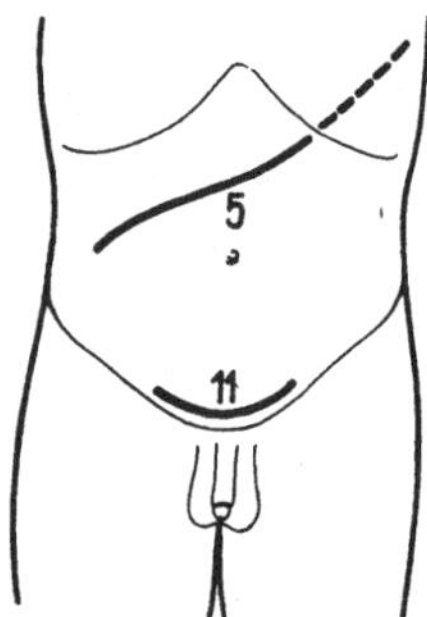


Abb. 152 a und b. Die verschiedenen Schnittführungen im Bereiche des Bauches und der Leistengegend: 1 Oberer Medianschnitt, 2 Paramedianschnitt, 3 Rippenbogenrandschnitt, 4 hoher Rippenbogenrandschnitt, 5 Oberbauchquerschnitt mit Verlängerung in den VII. Interkostalraum, 6 Wechselschnitt, 7 unterer Medianschnitt, 8 Sectio alta, 9 Pararektalschnitt, 10 Transrektalschnitt, 11 Faszienquerschnitt nach PFANNENSTIEL, 12 Inguinalschnitt, 13 Femoralschnitt

Verschiedenenorts wird der *hohe Rippenbogenrandschnitt* von PRIBRAM (4) verwendet:

1. Schicht: Hautschnitt, schmaler, nach median umgeklappter Hautlappen; 2. Schicht: Spaltung der Aponeurose des M. obliqu. ext. und der vorderen Rektusscheide; 3. Schicht: Einkerben des M. obliquus internus (nach außen) und des M. rectus (nach oben); 4. Schicht: Spaltung des M. transversus und des Bauchfells.

Bei ausgedehnten Eingriffen im Oberbauch, z. B. Totalexstirpation des Magens, verwenden wir zur vollsten Zufriedenheit den *Oberbauchquerschnitt* (5) über dem Nabel, wobei die Rektusbäuche von median her nach Bedarf eingekerbt und beiseite gezogen werden. Ausgezeichneter Überblick, kräftige Narben, Nahtverschluß etwas mühsamer. Von Vorteil ist ferner, daß er im Bedarfsfall unter Durchtrennung des Rippenbogens in den Thorax hinein verlängert werden kann (KIRSCHNERscher Angelhakenschnitt, vgl. Abb. 139).

Für die Appendektomie wird vorwiegend der sog. *Wechselschnitt* nach SPRENGEL-MCBURNEY (6) gewählt, der Faszien und Muskeln in ihrer Verlaufsrichtung spaltet, so daß deren Schichten sich nach erfolgter Operation kulissenartig übereinanderschieben (siehe bei Appendektomie).

Der *untere Medianschnitt* (7) zwischen Nabel und Symphyse eignet sich besonders zur Freilegung größerer Dünndarmabschnitte (Ileus, Dünndarmresektion mit Anastomose). Muß der Mittelschnitt über den Nabel hinaus verlängert werden, wird dieser auf der linken Seite umschnitten.

Der Schnitt zur *Sectio alta* (8) liegt in der Medianlinie knapp oberhalb der Symphyse. Er soll wegen der Gefahr der Eröffnung des Peritoneums nicht zu weit nach oben geführt werden.

An die Außenseite des M. rectus hält sich der *Pararektalschnitt* nach LENNANDER (9), der bei Dickdarmresektionen und auch bei Appendektomien bevorzugt wird und bei entsprechender Schnittführung und exakter Naht später eine ausgezeichnete und feste Narbe ergibt.

In der Mitte der Rektusbäuche liegt der sog. *Transrektalschnitt* (10), der als oberer oder unterer Transrektalschnitt bei Relaparotomien mit Medianschnitt bei der ersten Operation Verwendung findet.

Der Faszienquerschnitt nach PFANNENSTIEL (11) im Unterbauch verbindet in einer nach unten konvexen Linie die beiden Darmbeinstachel; nach querer Spaltung der vorderen Rektusscheide wird diese von der Vorderfläche der Mm. recti zurückpräpariert. Die beiden Muskeln werden dann mit stumpfen Haken nach rechts und links auseinandergehalten und das Peritoneum in der Medianlinie eröffnet. Anwendung besonders bei gynäkologischen und urologischen Eingriffen.

Die Inguinalhernien werden von einem *Inguinalschnitt* oberhalb des Leistenbandes (12) und die Femoralhernien entweder auch von einem

Inguinalschnitt (Lotheissen) oder von einem *Femoralschnitt* (Payr, Fabritius) aus freigelegt (13).

Nach Spaltung der Haut und Ligieren oder Elektrokoagulation spritzender Gefäße werden sterile Abdecktücher zu beiden Seiten des Hautschnittes gelegt und an den Wundenden mittels Backhaus-Klemmen an die Haut geheftet.

Die Durchtrennung der Bauchdecken geht etappenweise in Schichten vor sich; dabei werden die jeweiligen Schichten dargestellt, ohne sie jedoch weiter als nötig zu präparieren. Besonders sorgfältig muß das Peritoneum behandelt werden. Nach seiner Eröffnung mit dem Skalpell oder der Schere zwischen zwei anatomischen Pinzetten, welche das Peritoneum hochheben, werden die Ränder mit Peritonealklemmen (v. Mikulicz-Klemmen) gefaßt; der Rand der Abdecktücher kann mittels der v. Mikulicz-Klemmen direkt an den vorgezogenen Peritonealsaum geheftet werden, so daß die Muskelfaszienschichten der Bauchwand, welche besonders infektionsgefährdet sind, völlig abgedeckt sind. An Stelle der v. Mikulicz-Klemmen werden auch Nähte verwendet.

Kann das eigentliche Operationsfeld durch Herausziehen, z. B. Magen oder Dünndarm, nicht vorgelagert werden, wie etwa die Gallenblase, das Pankreas oder Rektum, ist es durch Abstopfen mit kochsalzgetränkten Tüchern gegen die freie Bauchhöhle zu isolieren. Breite Bauchdeckenhaken halten die Bauchdecken auseinander und stumpfe tiefe Haken drängen die benachbarten Organe beiseite, so daß ein guter Zugang gewährleistet ist. Wird z. B. bei einer Resektion oder Anastomose der Darm eröffnet, müssen alle dazu benötigten Instrumente mindestens doppelt vorhanden sein, da jedes mit dem Darmlumen und seinem infizierten Inhalt in Berührung gekommene Instrument nach Abschluß des offenen Operationsaktes sofort abzulegen ist.

Bei Beendigung der Operation wird das Peritoneum durch eine eigene fortlaufende Naht geschlossen. Nach Möglichkeit sollen an der Bauchinnenwand alle Wundflächen von Peritoneum bedeckt sein, um postoperative Adhäsionen und Strangbildungen zu verhindern.

Beim weiteren Verschluß der Bauchdecken werden bei allen Schnittführungen in umgekehrter Reihenfolge die einzelnen Schichten exakt durch Einzelknopfnähte wieder vereinigt, um der Entstehung postoperativer Narbenbrüche vorzubeugen.

Instrumente:

2 Skalpelle
2 gerade Scheren
2 Mayo-Scheren
3 anatomische Pinzetten
3 chirurgische Pinzetten
2 Gallenblasenklemmen
2 Stieltupfer
1 Kocher-Sonde
1 Unterführungsinstrument
2 Nadelhalter

2 mittlere scharfe Haken
2 mittlere stumpfe Haken
2 große Bauchdeckenhaken
2 breite lange Haken
6 Peritonealklemmen nach v. Mikulicz
10 Gefäßklemmen nach Kocher
8 Gefäßklemmen nach Pean
2 weiche Darmklemmen nach Doyen
2 harte Darmklemmen

1 Magenabschlußklemme nach Brunner
elastisch federnde Magendarmdoppelklemme (3-teilig nach v. Haberer-Maier)
1 geknöpfte Magenabschlußklemme
lange Instrumente für Rektumoperationen (Haken, Pinzetten, Scheren)

Drehrunde Nadeln
scharfe Nadeln
Seide

Katgut
Gummidränrohre

## 2. Versorgung von Darmverletzungen

Handelt es sich um kleinere Darmwunden, wird nach den Grundsätzen der *Darmnaht*, wie früher beschrieben (s. S. 21), verfahren. Man trägt die vorquellende Schleimhaut ab, glättet zerfetzte Wundränder und legt bei ganz kleinen Öffnungen eine Tabaksbeutelnaht mit darüber gesetzten Serosaknopfnähten (Abb. 153) oder verschließt den Defekt in querer Richtung mit einer zweischichtigen Nahtreihe (Abb. 38). Wird das Darmlumen zu eng, ist es besser, die ungünstige Darmstenose, welche unter der Wirkung der peritonealen Darmparalyse noch fataler wird, durch eine Seit-zu-Seitanastomose (Abb. 154) zu umgehen. Bei mehrfachen Darmwunden,

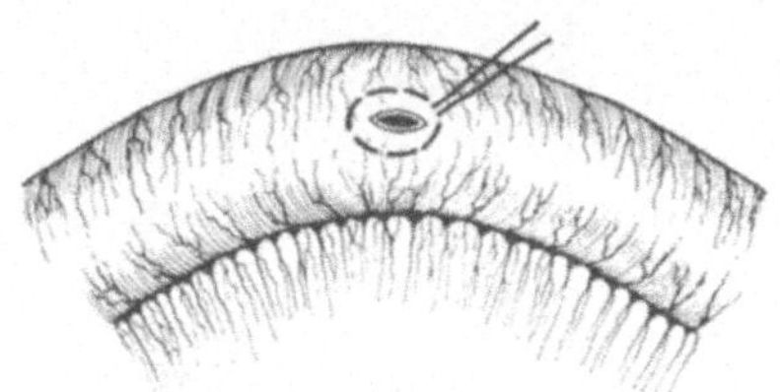

Abb. 153. Verschluß einer kleinen Darmperforation durch eine Tabaksbeutelnaht

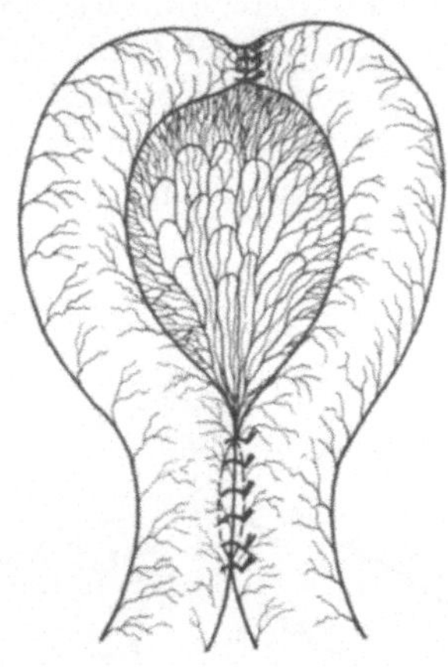

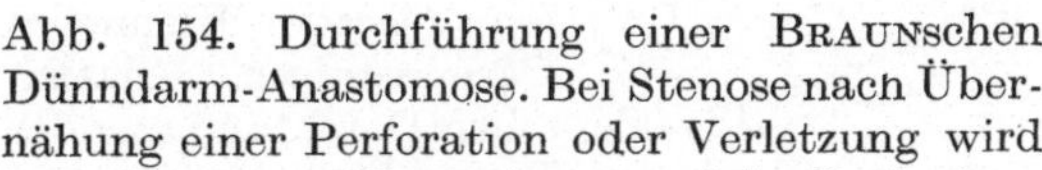

Abb. 154. Durchführung einer Braunschen Dünndarm-Anastomose. Bei Stenose nach Übernähung einer Perforation oder Verletzung wird bei schlechtem Allgemeinzustand des Patienten zur Umgehung zwischen zu- und abführendem Darmschenkel eine Seit-zu-Seit-Anastomose zweischichtig angelegt

etwa bei Bauchschüssen, wird des raschen Arbeitens wegen oft eine einschichtige fortlaufende Seromuskularis-Einstülpungsnaht allein genügen müssen.

Ist infolge ausgedehnter Verletzungen des Mesenteriums die Ernährung eines Darmstückes bedroht, liegen mehrere Darmlöcher nahe nebeneinander oder ist der Darm tangential aufgerissen, ist es besser, eine *Darmresektion* vorzunehmen, wobei entweder eine „*End-zu-End*“ oder „*End-zu-Seit*“ oder „*Seit-zu-Seit*“-Anastomose ausgeführt wird.

Die verletzte Dünndarmschlinge wird vorgelagert; nach vorsichtiger Inzision der Serosa des Mesenteriums werden die Gefäße schrittweise mit Hilfe der Kocher-Sonde und des Unterführungsinstrumentes ligiert und durchtrennt. Nach Beendigung der Unterbindungen, welche am Beginn und Ende der Skelettierung knapp am Darm, im übrigen Mesenterium jedoch in Form eines Dreieckes erfolgen, werden zwei weiche Darmklemmen (Doyen) am verbleibenden und zwei harte Klemmen am zu resezierenden Darmabschnitt angelegt, so daß zwischen den Klemmen ein etwa 1—2 cm breites Stück frei bleibt (Abb. 155). Die Darmklemmen verhindern das Ausfließen von Darminhalt und ein Verrutschen der Schlingen; sie dürfen das Mesenterium nicht mitfassen, um die Gefäße nicht zu schädigen. Durchtrennung des Darmes mit dem elektrischen Messer knapp an der harten Klemme beiderseits. Nach Aneinanderlegen der beiden Klemmen erfolgt die *Darmverbindung* bei der *End-zu-End-Anastomose* in 5 Akten:

1. Serosa-Hinterwandnaht (Lembert), Seideneinzelknopfnähte (Abb. 156)
2. Mukosa-Hinterwandnaht (Albert), durchgreifende, fortlaufende umschlungene Katgutnaht
3. Mukosa-Vorderwandnaht, durchgreifende, fortlaufende umschlungene Katgutnaht (Abb. 157)
4. Serosa-Vorderwandnaht, Seideneinzelknopfnähte (Abb. 158)
5. Naht des Mesenterialschlitzes (Abb. 158).

Zum Schluß wird die Durchgängigkeit der Anastomose geprüft, indem

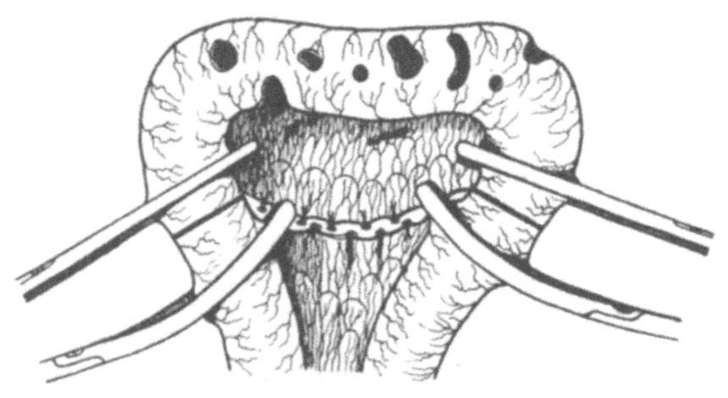

Abb. 155. Dünndarmresektion z. B. bei multiplen Verletzungen I. Skelettierung des Mesenteriums, Anlegen von zwei weichen (gebogene Doyensche Klemmen) und zwei harten (gerade Klemmen) Darmklemmen, dazwischen Durchtrennung der Darmschenkel mit dem elektrischen Messer

sie zwischen Daumen und Zeigefinger genommen wird. Man spürt dann innerhalb des Anastomosenringes die aneinandergebrachten Finger.

Bei der *Seit-zu-Seit-Anastomose* werden die beiden Enden des verbleibenden Darmes durch eine fortlaufende Katgutnaht und LEMBERT-Seidenknopfnähte verschlossen (Abb. 225). Dann werden sie mit zwei weichen Darmklemmen längsgefaßt und isoperistaltisch aneinandergelegt (Abb. 159). Durchführung der Nahttechnik wie bei der End-zu-End-Anastomose.

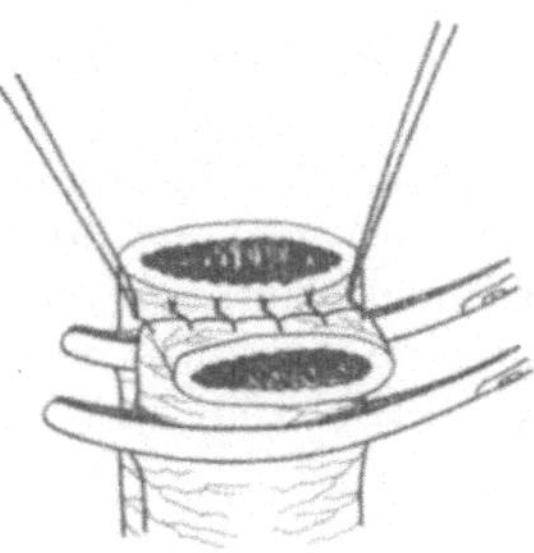

Abb. 156. Dünndarmresektion II. End-zu-End-Anastomose. Die beiden, in federnde DOYEN-Klemmen gefaßten Darmenden sind durch zwei Ecknähte (lange Fäden) und die hinteren Serosanähte aneinandergebracht

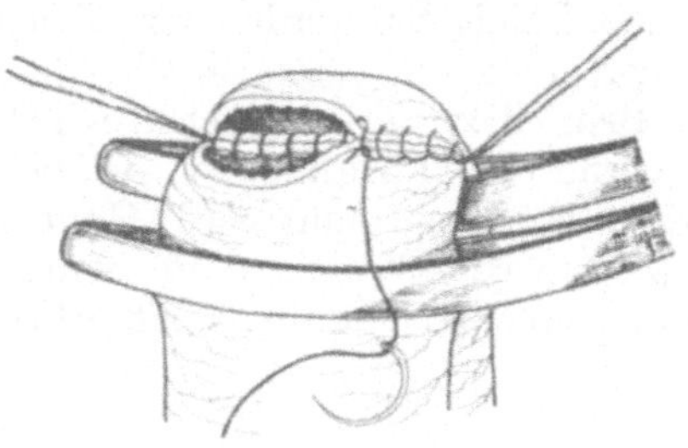

Abb. 157. Dünndarmresektion III. Nach der fortlaufenden und umschlungenen Hinterwandschleimhautnaht mit Katgut folgt die fortlaufende umschlungene Vorderwandschleimhautnaht mit Katgut (hier bis zur Hälfte dargestellt)

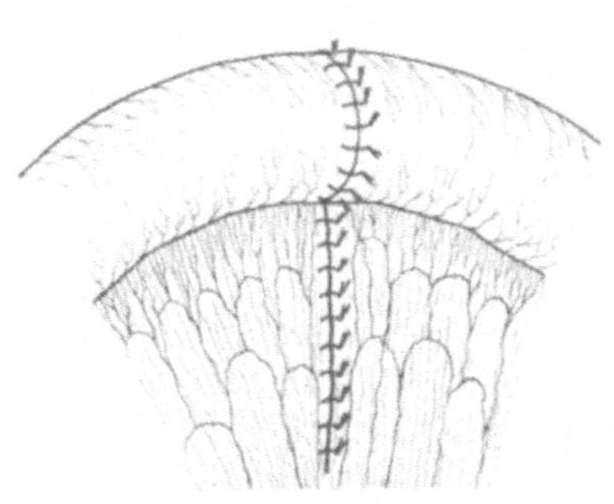

Abb. 158. Dünndarmresektion IV. Fertigstellung der End-zu-End-Anastomose durch Serosaknopfnähte mit Seide und Naht des Mesenterialschlitzes

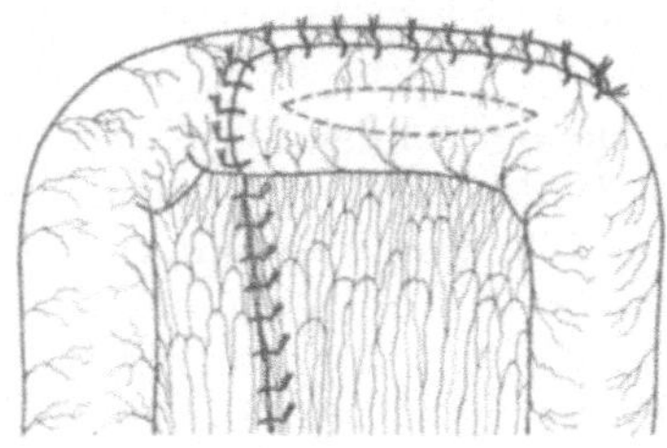

Abb. 159. Dünndarmresektion V. Isoperistaltische Seit-zu-Seit-Anastomose. Nach Resektion des Dünndarmabschnittes 3-schichtiger Blindverschluß der beiden Darmenden und isoperistaltische Aneinanderlagerung der beiden verschlossenen Dünndarmschenkel, zweischichtige latero-laterale Anastomose und Naht des Mesenterialschlitzes

## B) Appendektomie

Gewöhnliche Rückenlagerung oder Lagerung nach SCHLANGE: Rückenlage mit Linksdrehung, wobei der Darm der Schwere nach links absinkt und das Zökum freiläßt. Der Operateur steht auf der rechten Seite des Patienten, ihm gegenüber der Assistent.

*1. Akt: Eröffnung des Bauches*

Am häufigsten werden der „Wechselschnitt" und der „Pararektalschnitt" verwendet.

Beim *Wechselschnitt* gehen wir durch die schrägen Bauchmuskeln in der Gegend des McBURNEY ein, wobei jede Schicht entsprechend ihrer Faserrichtung durchtrennt wird. Hautschnitt etwa einen Querfinger medial der Spina iliaca ant. sup. re. in schräger Richtung von oben außen nach unten innen entsprechend der Spaltrichtung der Haut (Abb. 160, 1). Eingesetzte

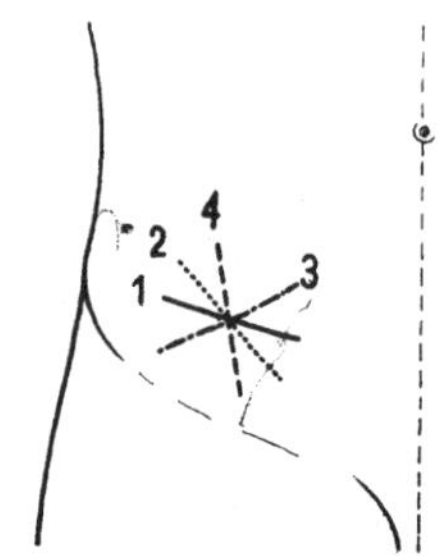


Abb. 160. Appendektomie I. Lage der Schnittführung in den verschiedenen Schichten der Bauchwand: 1 Hautschnitt entsprechend der Spaltrichtung der Haut, 2. Durchtrennung der Aponeurose des M. obliquus ext., 3 Durchtrennung des M. obliquus int. und transversus mit Einkerbung der vorderen Rektusscheide, 4 Durchtrennungslinie des Peritoneums

Hauthaken dehnen die Wunde nach oben und unten. Muskel und Aponeurose des M. obliquus externus werden in der Muskelfaserrichtung gespalten (Abb. 160, 2) und nach neuerlichem Einsetzen zweier stumpfer Wundhaken wird die dritte Schicht des M. obliquus internus und transversus wieder senkrecht auf die vorgehende Schicht entsprechend ihrer Muskelfaserrichtung durchtrennt (Abb. 160, 3). Zweckmäßigerweise wird dabei der quere Schnitt in der vorderen Rektusscheide selbst begonnen und nach lateral fortgesetzt (Abb. 161). Durch diese von LEXER angegebene Eröffnung der vorderen Rektusscheide wird der Zugang zur Bauchhöhle bedeutend ausgiebiger, ohne daß die großen Vorteile des Wechselschnittes verloren gehen. Durch das Einsetzen der Wundhaken wird jeweils die darunter gelegene Schicht sichtbar gemacht. Zuletzt erfolgt die Eröffnung des Peritoneums (Abb. 160, 4) mit der Schere, wobei der Assistent mit den beiden stumpfen Wundhaken die Muskeln und damit das Peritoneum hochhält und spannt (Abb. 161), so daß die Pinzette des Operateurs nur das

Peritoneum und nicht den darunter liegenden Darm faßt. Der mediale und laterale Rand des kleinen Eröffnungsschnittes am Peritoneum wird mit je einer v. MIKULICZ-Klemme angefaßt und hochgehoben. Unter Einschieben einer anatomischen Pinzette zum Schutz der darunter liegenden Darm-

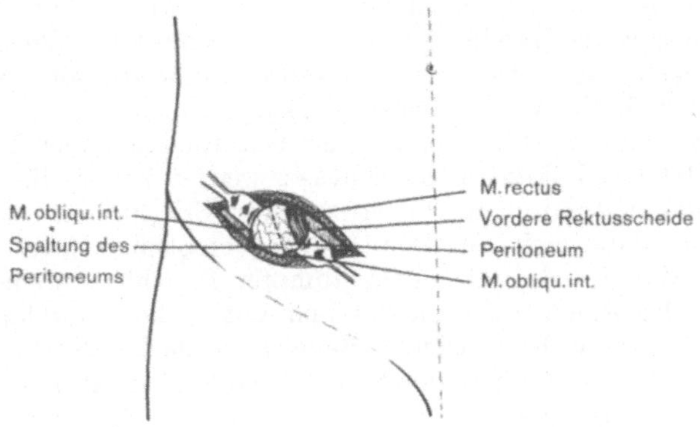


Abb. 161. Appendektomie II. Nach Durchtrennung der Aponeurose des M. obl. ext. und senkrecht dazu des M. obl. int. und transv. sowie der vorderen Rektusscheide wird der M. obliquus int. und transversus mit stumpfen Haken nach oben und unten auseinandergezogen und das Peritoneum (gestrichelte Linie) eröffnet

schlingen und des Netzes wird dann der Schnitt ungefähr entsprechend der Schnittrichtung am M. obliquus externus zunächst nach unten und dann nach oben erweitert. Jede Ecke wird wieder mit je einer v. MIKULICZ-Klemme angefaßt, so daß nun 4 v. MIKULICZ-Klemmen liegen.

Beim *Pararektalschnitt* wird der Hautschnitt wenig nach medial abfallend als Längsschnitt im rechten Mittel-Unterbauch angelegt; dann wird die Rektusscheide fingerbreit nach medial vom seitlichen Rande des geraden Bauchmuskels durch einen Längsschnitt eröffnet, der Rektusmuskel an seinem Seitenrand gelöst, vorsichtig — unter sorgfältiger Schonung der hinter ihm verlaufenden epigastrischen Gefäße — mit einem stumpfen Haken medianwärts verschoben und hinter dem seitlichen Anteil des vorgezogenen M. rectus die Bauchhöhle eröffnet. Beim späteren Bauchverschluß legt sich nach fortlaufender Naht einerseits der hinteren Rektusscheide, Fascia transversalis und Peritoneum in einem und andererseits der vorderen Rektusscheideninzision der gerade Bauchmuskel kulissenartig zwischen die beiden Nahtreihen (wir sprechen deshalb auch vom pararektalen „Kulissenschnitt“), wodurch eine feste Bauchwandnarbe zustande kommt (Abb. 151).

*2. Akt: Darstellung des Wurmfortsatzes*

Falls das Zökum direkt sichtbar ist, wird es mit einer anatomischen Pinzette (re. Hand) vorsichtig vorgezogen und dann mit einem feuchten Gazetuch zwischen Zeigefinger und Daumen der linken Hand übernommen. Ist das Zökum noch nicht weit genug vorgelagert, wird es nun mit Daumen und Zeigefinger beider Hände ergriffen und mit wälzenden Bewegungen vor die Bauchdecke gezogen. Der Assistent kann nun die stumpfen Wundhaken loslassen, welche in der Wunde liegen bleiben. Dafür faßt er jetzt mit seiner re. Hand das Zökum und hält es mit dem Gazetuch zwischen Daumen und Zeigefinger. Ist das Zökum nicht sichtbar, werden zuerst die Dünndarmschlingen mit anatomischen Pinzetten bzw. Stieltupfern weggedrängt; kommt es auch dann nicht zur Darstellung, schiebt man unter Hochziehen des medialen Wundrandes mit einem stumpfen Bauchhaken einen feuchten Streifen ein, der gegen oben, medial und unten die Dünndarmschlingen beiseite hält. Entlang der seitlichen Bauchwand sich vortastend, wird bei regelrechter Lage des Zökums dieses nun leicht gefunden und vorgezogen. Schwierig bei abnormaler Lagerung; dort, *wo bei Verfolgung des Zökums kaudalwärts die Tänien zusammenlaufen, ist die Wurzel des Wurmfortsatzes.*

*3. Akt: Abtragung und Versorgung des Wurmfortsatzes*

a) Eine zahnlose Klemme (PEAN) faßt nahe dem freien Ende das Mesenteriolum und hebt den Wurmfortsatz hoch (Abb. 162). Unter Sicht und unter Berücksichtigung des Gefäßverlaufes wird mit einer oder mehreren Gefäßunterbindungen das *Mesenteriolum ligiert* (Abb. 163).

b) Die *eigentliche Abtragung* des Wurmfortsatzes wird so ausgeführt, daß die Basis der Appendix an der Abtragungsstelle mit einer KOCHER-Klemme

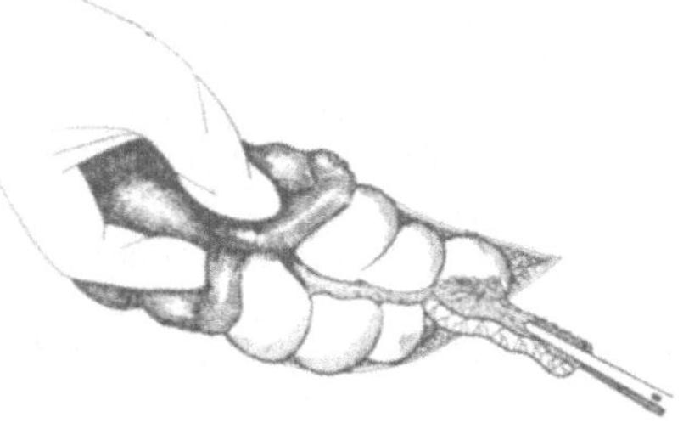

Abb. 162. Appendektomie III. Der Assistent hält das Zökum mit einem gefeuchten Perltuch. Das Mesenteriolum ist mit einer Klemme gefaßt

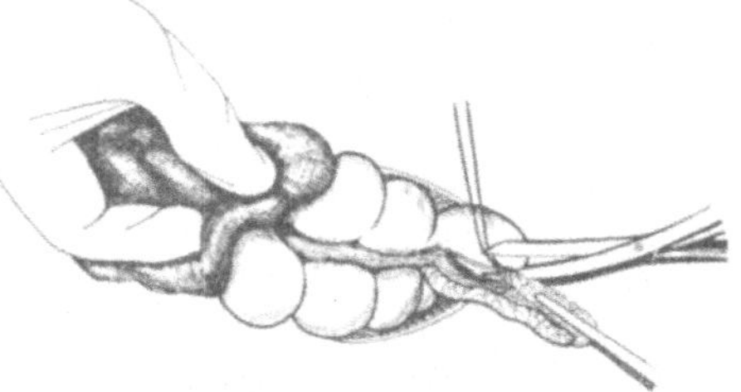

Abb. 163. Appendektomie IV. Unterbindung und Durchtrennung der Gefäße des Mesenteriolums mit Hilfe der KOCHER-Sonde

gequetscht und die Klemme dann unter leichtem Druck etwa 5 mm nach distal hin verschoben wird; es wird dadurch der Inhalt im Appendixlumen nach distal hin ausgestreift und an dieser Stelle die Klemme dann erneut geschlossen. In der Quetschfurche erfolgt die Unterbindung mit einem kräftigen Seidenfaden (Abb. 164) und die Durchtrennung der Appendix zwischen ligiertem Seidenfaden und angelegter Klemme mit dem elektrischen Messer. Der Appendixstumpf wird zusätzlich elektrokoaguliert. Oft wird auch an Stelle der Elektrokoagulation jodiert. Die Appendix und die an ihr hängende Klemme werden sofort abgelegt.

c) Nun folgt in typischer Weise die *Versenkung des Stumpfes* durch eine Z-Naht mit feiner Seide in etwa 1 cm Entfernung vom Stumpf, bei der die Wand des Dickdarmes nur bis zur Muskularis gefaßt werden darf; jeder Stich ist etwa 3 mm lang und wird zuerst medial und lateral unterhalb und dann medial und lateral oberhalb des Stumpfes angelegt (Abb. 165). Während der Faden vom Operateur zum Knüpfen angezogen wird, faßt der Assistent den Appendixstumpf mit einer anatomischen Pinzette, drückt

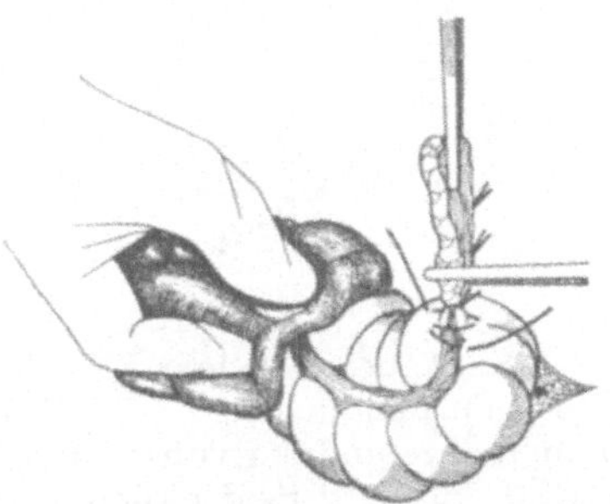

Abb. 164. Appendektomie V. Die Appendix ist skelettiert, an der Basis ligiert und darüber abgeklemmt. Anlegen der Z-Naht, die entweder vor oder nach der Abtragung der Appendix angelegt werden kann

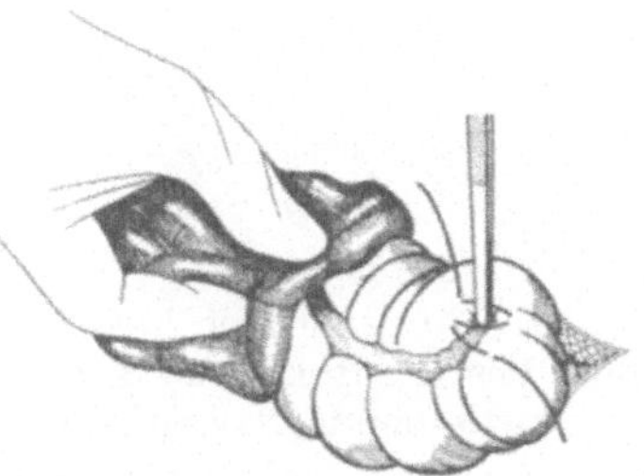

Abb. 165. Appendektomie VI. Versenkung des Stumpfes mit einer anatomischen Pinzette und Zuziehen der Z-Naht; die Pinzette wird dann abgelegt

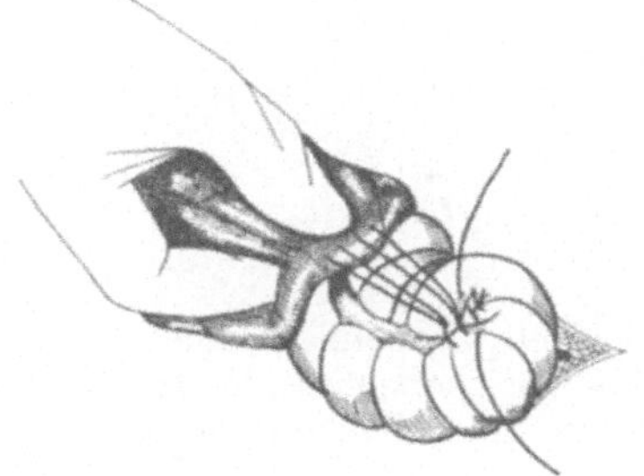

Abb. 166. Appendektomie VII. Die Z-Naht wird durch mehrere Serosanähte gedeckt

ihn nach unten und hält ihn solange fest, bis die Ränder des entstehenden Darmwulstes die Pinzette umfassen; sodann zieht er sie vorsichtig heraus. Instrumente, die bei der Entfernung oder Versenkung mit dem Darmlumen in Berührung gekommen sind, dürfen nicht weiter benutzt werden, sondern sind abzulegen. Nun wird der Knoten endgültig angezogen und durch einen weiteren gesichert. Bei gut liegender Z-Naht verschwindet der Appendixstumpf meist von selbst unter der Naht. 3 bis 6 Einzelknopfnähte mit feiner Seide — die erste wird distal angelegt — stülpen die Z-Naht und nach Möglichkeit die Unterbindungsstümpfe am Mesenteriolum ein (Abb. 166). Um Einengungen zu vermeiden, dürfen die Versenkungsnähte nicht zu nahe an die Einmündung des Ileums herankommen.

Die Versenkung des Stumpfes kann auch mittels mehrerer Einzelknopfnähte oder mit einer fortlaufenden Naht (Schlupfnaht nach Lexer) oder mit einer Tabaksbeutelnaht vorgenommen werden.

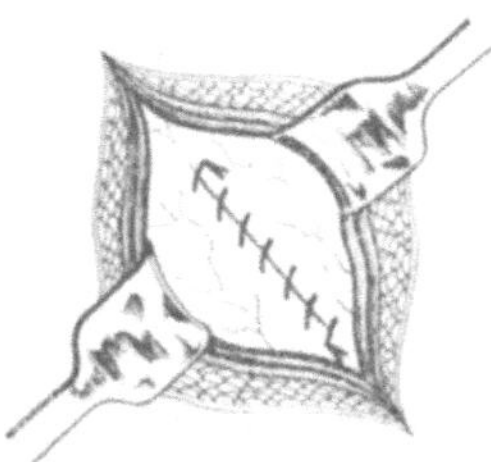

Abb. 167. Appendektomie VIII. Verschluß des Peritoneums durch eine fortlaufende Seidennaht

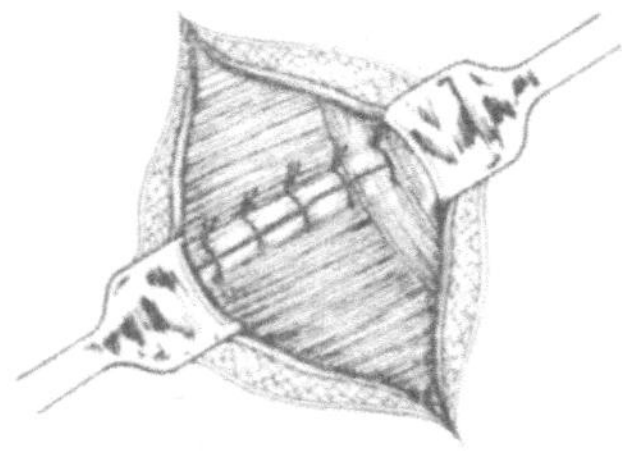

Abb. 168. Appendektomie IX. Verschluß des M. obliquus int. durch 3 Katgutknopfnähte und der vorderen Rektusscheide durch 2 Seidenknopfnähte

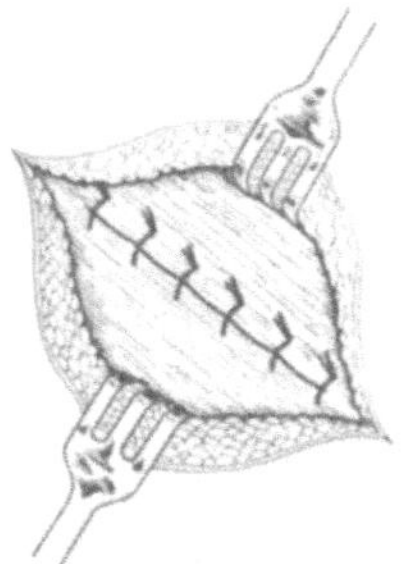

Abb. 169. Appendektomie X. Verschluß der Aponeurose des M. obliquus ext. durch Seidenknopfnähte

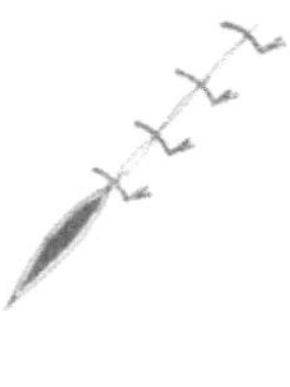

Abb. 170. Appendektomie XI. Nach Naht der Subkutis mit Katgutknopfnähten zarte Hautnähte mit Seide

*4. Akt: Bauchverschluß*

Unter Anziehen der Bauchdeckenhaken wird das Zökum zurückverlagert und mit einem Stieltupfer die Gegend des Zökums abgetupft (Blutreste, Eiter etc.). Verschluß des Peritoneums durch eine fortlaufende Seidennaht (Abb. 167), Verschluß des M. obliquus internus durch Katgut-Knopfnähte, welche lateral zuerst angelegt werden, so daß der 1. Faden als Zügel für die bessere Darstellung des Muskels dienen kann (Abb. 168). Für die medial gelegenen Nähte wird Seide verwendet, desgleichen für die Aponeurose des M. obliqu. ext. (Abb. 169). Die oberflächliche Bauchfaszie wird mit einigen Katgutnähten verschlossen, die Haut mit zarten Seidenknopfnähten (Abb. 170), die wir bevorzugen, oder mit Hautklammern.

Die *Appendektomie*, im allgemeinen eine leichte Operation, kann gelegentlich durch Verwachsungen, atypische Lage, schwere entzündliche Veränderungen, Mißbildungen u. dgl. *sehr erschwert sein.* In solchen Fällen ist es wichtig, sich zuerst in Ruhe einen Überblick zu verschaffen. Dies geschieht durch Verlängerung des Schnittes und Einsetzen tiefer Bauchdeckenhaken.

## C) Eingriffe in der Leistenbeuge

### 1. Freilegung der retroperitonealen Gebilde

#### a) Aufsuchen der A. iliaca communis, der A. iliaca interna (hypogastrica) und externa, des Ureter und des N. obturatorius

Sie lassen sich von einem Leistenschnitt aus extraperitoneal unter Verschiebung des Peritonealsackes darstellen. Der gleiche Weg führt zu den unteren Abschnitten des Ureters und zum N. obturatorius.

Ein parallel zum Lig. inguinale, etwa fingerbreit über ihm laufender Leistenschnitt durchtrennt die Aponeurose des M. obl. externus, den M. obl. int. und M. transv. Am Peritoneum angelangt, wird dieses stumpf abgelöst und nach der Seite hin verfolgt. Es gelingt so, die gesamten Baucheingeweide mitsamt dem Bauchfellsack stumpf von der seitlichen und hinteren Bauchwand zu lösen. Unterhalb der Linea terminalis liegt der N. obturatorius. Entlang der Linea terminalis auf dem M. iliopsoas findet sich die Art. iliaca communis, von der sich die A. iliaca interna (hypogastrica) nach unten hin abzweigt. In der Gegend dieser Arterienaufteilung verläuft der Ureter über die A. iliaca externa nach unten, der bei der stumpfen Loslösung des Bauchfelles regelmäßig am Bauchfell haften bleibt, demnach nicht an der Bauchwand, sondern am Bauchfell gesucht werden muß. Typische Freilegung zur Entfernung tiefer Uretersteine, wenn sie der konservativen Behandlung trotzen.

Als Äste der A. il. int. seien hier die *A. glut. sup.* und *inf.* eingefügt. Bei Gesäßschüssen kann die Unterbindung der Glutäalgefäße erforderlich werden. Hautschnitt: Vom Halbierungspunkt einer Verbindungslinie zwischen Spina il. post. inf. und Steißbeinspitze gegen den Trochanter major ziehend. Spaltung des M. glutaeus maximus in seiner Spaltrichtung. Am oberen und unteren Rande des M. piriformis tritt die obere und untere Glutäalarterie aus der Tiefe vor. Die Übersicht ist natürlich besser bei Bildung eines großen Glutäallappens nach GULEKE-ISELIN (vgl. Abb. 171). — Ist die Blutung lokal nicht zu stillen, wird die Unterbindung des Stammes der A. iliaca interna (hypogastrica) retroperitoneal erforderlich.

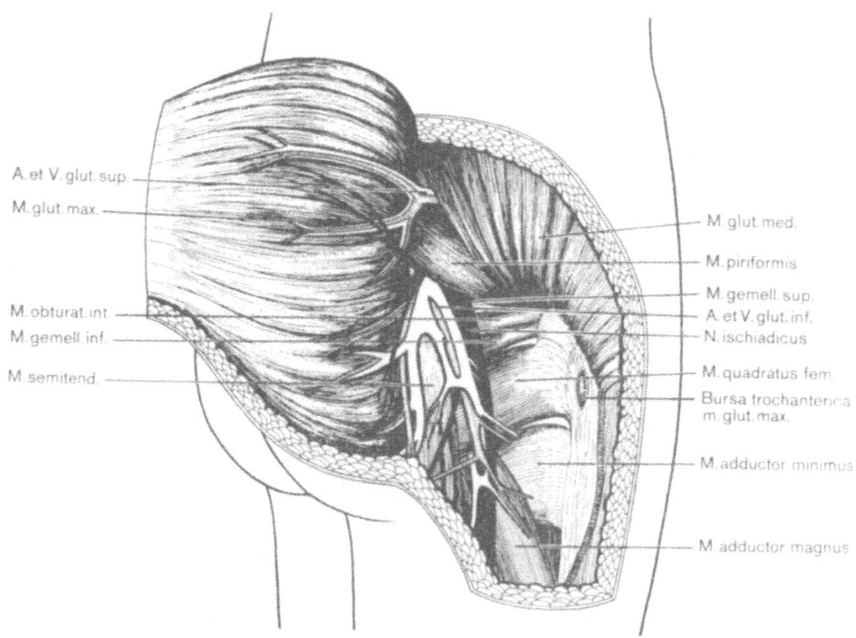


Abb. 171. Topographie der Glutäalgefäße und des N. ischiadicus nach Aufklappung des großen Gesäßmuskels

### b) Aufsuchen des lumbalen Grenzstranges

Die Aufsuchung des lumbalen Grenzstranges, wie sie bei Endangiosis obliterans (BÜRGER-WINIWARTER) und sonstigen Durchblutungsschäden der Beine angezeigt ist, erfolgt entweder auch von einem Leistenschnitt, der dann aber weiter nach hinten reicht, oder von einem pararektalen Hautschnitt aus, der die Bauchdecke samt Fascia transversalis durchtrennt. Am häufigsten führen wir heute einen lumbalen Wechselschnitt aus, der sowohl für die Faszie wie für die Muskulatur bei guter Übersicht am schonendsten ist. Dann folgt die stumpfe Ablösung des Bauchfellsackes, wodurch der Retroperitonealraum gut zur Darstellung kommt (Abb. 172,) vgl. Abbildungsbeschriftung).

Der lumbale Grenzstrang liegt rechts im Winkel zwischen M. iliopsoas, V. cava und Wirbelsäule (Abb. 173), links tritt an Stelle der V. cava die Aorta. Kenntlich ist er an den Ganglionauftreibungen des Grenzstranges.

### c) Lumbale Sympathikusblockade (MANDL)

In Höhe von L I—II wird etwa 9 cm seitlich der Medianlinie, 30° nach innen geneigt, mit einer 12 cm langen Nadel eingestochen; man tastet sich um die Vorderseite des Lendenwirbelkörpers und injiziert in die Grenzstranggegend Novocain oder ein Depotanästhetikum.

### d) Lumbale Aortographie nach DOS SANTOS, LAMAS und CALDAS (1929)

Kontrastdarstellung der Aorta abdominalis durch direkte Aortenpunktion in Höhe von Th XII bis L III bei Verschluß der Bauchaorta und der großen

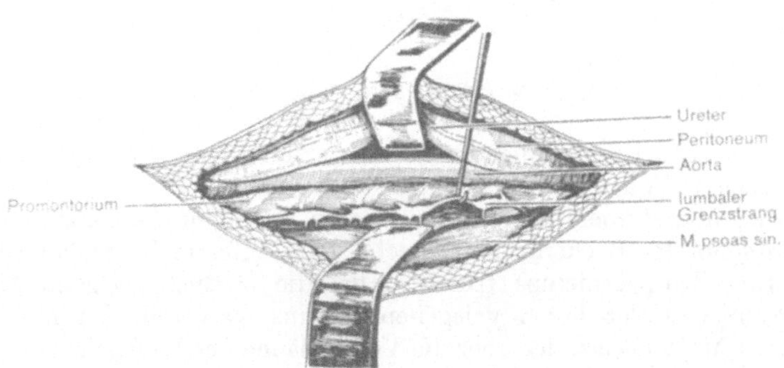


Abb. 172. Extraperitoneale Freilegung des lumbalen Grenzstranges links

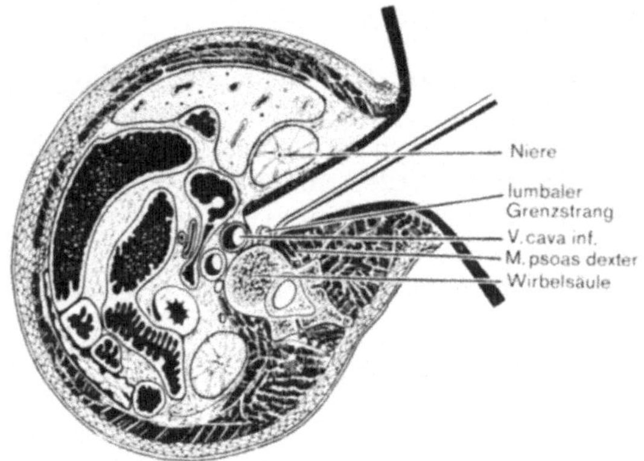


Abb. 173. Querschnitt des freigelegten, mit einem Häkchen hochgehobenen lumbalen Grenzstranges rechts. Zwischen Psoaswulst und V. cava inf. liegen am Lendenwirbelkörper die lumbalen Ganglien

Beckenarterien. Punktion 4 Querfinger links paravertebral mittels 20 cm langer und 1,2 mm dicker Doppelkanüle (stumpfe Außenkanüle) entweder in Allgemein- oder Lokalanästhesie.

e) **Kathetermethode** nach SELDINGER zur Darstellung der Aorta abdominalis oder der einzelnen Organarterien (selektive Angiographie z. B. Aa. renales, A. cœliaca). Punktion der A. femoralis einer Seite mit Kanüle und Einführung eines Führungsdrahtes, über den ein Polyäthylenkatheter oder schattengebender Katheter bis zur gewünschten Stelle eingeführt wird.

f) **Arteriographie der A. femoralis** und ihrer Äste durch perkutane Punktion der A. femoralis in Höhe der Leistenbeuge zur röntgenologischen Darstellung dieser Gefäße.

## 2. Hernia femoralis

Topographische Darstellung der Bruchpforten (Abb. 174), vgl. ORATOR-KÖLE: Spezielle Chirurgie.

Das Leistenband überspannt vom vorderen Darmbeinstachel zum Tuberculum pubicum den Beckenrand. Der schräg verlaufende Arcus iliopectineus (früher Lig. ileo-pectineum) trennt dabei die seitlich gelegene Lacuna musculorum von der innen gelegenen Lacuna vasorum. Im Muskelteil verläuft der M. iliopsoas, der über die Vorderfläche des Hüftgelenkes herabzieht. Ihn begleitet oberflächlich nahe dem Arcus iliopectineus der N. femoralis. Als nächstes Gebilde folgt in der Gefäßlücke neben dem Nerv

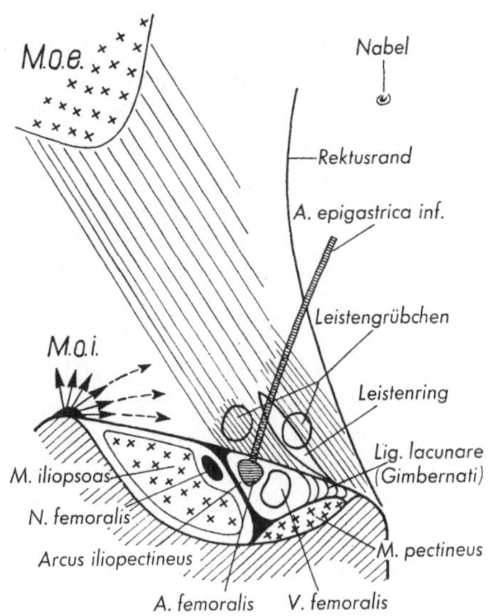


Abb. 174a. Bruchpfortenschema. Unter dem Lig. inguinale (Lig. POUPART) Querschnitt durch die Lacuna musculorum und vasorum. Über dem Lig. inguinale schematische Aufsicht auf die Leistenbruchgegend

die A. femoralis. Weiter nach innen folgt die V. femoralis, zuletzt die Lymphbahnen mit dem ROSENMÜLLERschen Lymphknoten. Dieser lagert sich schon an das Lig. lacunare (GIMBERNATI), das von der Unterseite des Leistenbandes sich nach innen unten herumschlingt, um zur Faszie des M. pectineus, des obersten Adduktormuskels, zu gelangen.

Der *Schenkelbruch* (Abb. 174) bahnt sich den Weg entlang dem inneren Rande der Femoralgefäße. Er benützt als schwache Stelle die Durchtrittstelle der Lymphgefäße; dabei liegt er aber noch immer unterhalb der kräftigen Oberschenkelfaszie. Diese besitzt an der Stelle, wo die V. saphena magna zur Femoralvene einbiegt, eine ovale, nur von zartem Bindegewebe ausgefüllte Öffnung (Fossa ovalis, jetzt

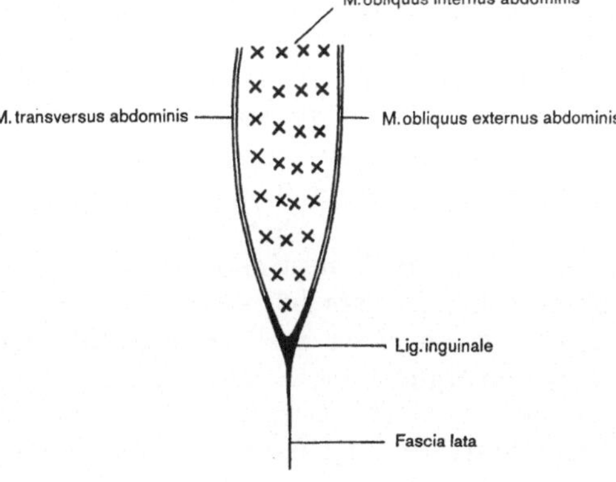


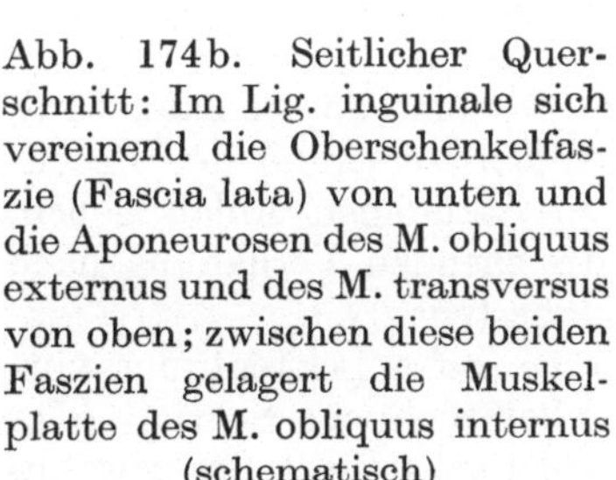
Abb. 174b. Seitlicher Querschnitt: Im Lig. inguinale sich vereinend die Oberschenkelfaszie (Fascia lata) von unten und die Aponeurosen des M. obliquus externus und des M. transversus von oben; zwischen diese beiden Faszien gelagert die Muskelplatte des M. obliquus internus (schematisch)

Hiatus saphenus genannt) für das durchtretende Gefäß. Durch diese Fossa ovalis hindurch wölbt sich in der Regel die Hernia femoralis gegen die Haut zu vor. Die Lage dieser beiden Gebilde — der eigentlichen femoralen Bruchpforte und der Fossa ovalis der Oberschenkelfaszie — bedingen die Verlaufsrichtung des Schenkelbruches. Dieser ist deshalb stets *unterhalb des Leistenbandes und lateral vom Tub. pub.* festzustellen.

*Die Begrenzung der Femoralbruchpforte* selbst wird dargestellt: obere Umrandung durch das Leistenband, laterale Umrandung durch die V. femoralis, der Innenrand durch das straffe Lig. lacunare (GIMBERNATI) und die untere Umrandung durch die Faszie und den M. pectineus. Die Hauptgefahr bei jedem operativen Eingriff besteht demnach an der Außenseite der Bruchpforte: in der Möglichkeit der Verletzung der V. femoralis. Die Bruchpforte wird aber auch an den übrigen drei Seiten häufig von Venen, manchmal auch von arteriellen Ästen eingerahmt, insofern sich zwischen dem Gebiete der A. obturatoria und der A. epigastrica inf. sehr häufig Anastomosen vorfinden, die um den Innenrand der Bruchpforte herumlaufen.

*Herniotomie:* Eine Erweiterung des Bruchringes bei Inkarzeration kann demnach überall auf Gefäße stoßen. Die Hauptgefahr liegt aber außen, an der V. femoralis. Deshalb erfolgt die Erweiterung am besten durch mehrere, vorsichtig geführte Einschnitte gegen innen oben, die das Lig. lacunare (GIMBERNATI) und das Leistenband treffen (Abb. 176).

*Radikaloperation:* Der Verschluß der femoralen Bauchpforte wird bei der *femoralen* Methode nach PAYR durch mehrere durchgreifende Nähte zwischen dem unteren Rand des Lig. inguinale und dem M. pectineus und seiner Faszie erreicht (Abb. 175). Bei der sgt. *inguinalen* Methode nach LOTHEISSEN wird die Aponeurose des M. obliqu. ext. und des M. transversus etwa daumenbreit oberhalb des Leistenbandes gespalten und die Verschlußnähte von oben innen her gelegt, wobei in jeder einzelnen Naht der untere Rand des Leistenbandes, das Periost des Pecten ossis pubis und der untere Rand des M. obliqu. int. und des M. transversus vereinigt wird. Diese technisch etwas schwierige inguinale Methode verschließt in einer Sitzung beide Bauchpforten, die *femorale* und die *inguinale.*

*Der schwache Punkt jeder Schenkelbruchoperation* liegt an der äußeren Umrandung der Bruchpforte. Da diese von der V. femoralis gebildet wird, kann durch einen zu weit nach außen reichenden Verschluß der Bruchpforte die Vene komprimiert werden und zu Stauungen Anlaß geben, während andererseits bei einer zu wenig weitreichenden Vernähung nach der Seite zu an dieser Stelle eine Rezidivgefahr besteht.

Die Versorgung des *Bruchsackes* ist ebenso wie beim Leistenbruch vorzunehmen. Als *Hautschnitt* wird beim Schenkelbruch ein Schräg- oder Längsschnitt über der Kuppe der Bruchgeschwulst ausgeführt, der gewöhn-

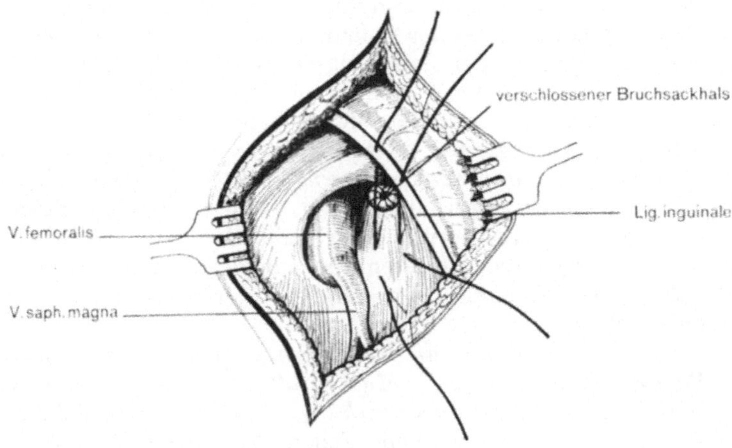


Abb. 175. Femoralpfortenverschluß. Nach Resektion und Verschluß des Bruchsackhalses Naht des unteren Randes des Lig. inguin. an die Fascia pectinea (nach PAYR)

lich über das Leistenband nach oben reicht. Nur bei der inguinalen Methode wird derselbe Schnitt wie beim Leistenbruch ausgeführt und nach Spaltung der Aponeurose des M. obl. ext. die Hernia femoralis aus der Bruchpforte unterhalb des Lig. inguinale (POUPARTsches Band) herausluxiert und nach oben herausgezogen.

## 3. Hernia inguinalis

*Topographie der Hernia inguinalis* (Abb. 174, 176—181):

Das POUPARTsche Leistenband entsteht durch Vereinigung des oberen Randes der Oberschenkelfaszie (Fascia lata) und des unteren Randes zweier Bauchfaszien: Die äußere Bauchfaszie ist die Aponeurose des äußeren schrägen Bauchmuskels (M. obl. externus), die innere Bauchfaszie die Aponeurose des M. transv., die direkt dem Bauchfell aufliegt. Zwischen diese ist als dritte Bauchwandschicht die Muskelplatte des M. obl. internus gelagert. Diese drei Schichten der Bauchwand (äußere Faszie, innere Faszie und zwischengelagerte Muskelplatte des M. obliquus internus) bieten nun dem Samenstrang bzw. der Chorda uteroinguinalis (Lig. teres uteri) die Möglichkeit des Durchtrittes und erhalten dadurch bestimmte schwache Stellen. In der äußeren Aponeurose bildet sich über dem medialen Ende des Leistenbandes durch Auseinanderweichen des Crus mediale und Crus laterale der *äußere Leistenring* (Anulus inguinalis superficialis). An der inneren Faszie verläuft als Ast der A. fem. die A. epigastrica inf. schräg nach medial oben und läßt an der Bauchfellseite eine schräge Falte (Plica epigastrica) vortreten. Zu beiden Seiten dieser Falte finden sich knapp oberhalb des Leistenbandes zwei Bauchfellgrübchen, *mediales und laterales Leistengrübchen* (Fossa ing. med. et lat.). *Das innere Leistengrübchen kommt ungefähr gegenüber dem äußeren Leistenring zu liegen*, das laterale Leistengrübchen liegt ein Stück weiter lateral oben, es entspricht dem embryonalen Abgang des Proc. vaginalis peritonei, der beim Hodendeszensus mit herabwandert, bei der angeborenen Leistenbruchanlage als offenes Rohr erhalten bleibt, stets aber in Form einer Narbe und stärkerer Einziehung am Bauchfell erkennbar bleibt.

*Physiologischerweise werden die schwachen Stellen an der äußeren und inneren Bauchwandfaszie durch die Muskelplatte des M. obl. internus getrennt, dieser Muskel verhindert die Bruchentstehung.* Sobald eine Schwächung durch mangelhafte Anlage oder erworbene Schädigung dieses Muskels eintritt, ist die Disposition zur Bruchentstehung gegeben. Dabei steht der Bauchfellausstülpung des wachsenden Bruches im Bereich der inneren Faszie sowohl das äußere wie das innere Leistengrübchen zur Verfügung, während die äußere Bauchwandaponeurose fast ausschließlich im Bereiche des äußeren Leistenringes durchbohrt wird. Der einfachere Weg ergibt sich bei Wegfall des Muskels an jener Stelle, wo innere Leistengrube und äußerer Leistenring direkt übereinander liegen, wie wir es beim direkten Leistenbruch, z. B. bei Altersatrophie des Muskels, beobachten.

Dagegen folgt die Bruchentwicklung im kräftigen Mannesalter, wie wir sie beispielsweise bei Schwerarbeitern kennen, dem Leitgebilde des Samenstranges und wie bei der angeborenen Bruchanlage, wölben sich die erworbenen Brüche entlang des Samenstranges lateral um die Art. epigastrica inf. herum vor. Sie treten also am seitlichen Leistengrübchen in die Bauchwand ein, drängen sich entlang dem Samenstrang mit seiner Muskelhülle (M. cremaster) schräg nach unten medial, um beim äußeren Leistenring in das Subkutangewebe zu gelangen. Dieser schräge Verlauf (deshalb *Hernia indirecta* oder *obliqua* = *schräger* Bruch im Gegensatz zur oben beschriebenen *Hernia directa* = *senkrechter Leistenbruch*) leitet bei weiterer Entwicklung jeden schrägen Leistenbruch in das Skrotum oder Labium.

Die Lage der Leistenbruchpforten wird demgemäß stets oberhalb des Leistenbandes und innerhalb des äußeren Leistenringes festzustellen sein. Weiter bauchfellwärts zu liegt der schräge oder indirekte Leistenbruch lateral von der A. epigastrica inf., der gerade oder direkte Leistenbruch medial von ihr.

*Herniotomie:* Die Erweiterung des einklemmenden Bruchringes muß eine Verletzung der A. epigastr. inf. vermeiden. Beim indirekten Leistenbruch wird der Erweiterungsschnitt demgemäß nach oben außen, beim direkten Leistenbruch nach oben innen zu führen sein (vgl. Abb. 176).

*Radikaloperation:* Lokalanästhesie, heute vorwiegend Allgemeinanästhesie. Verschiedene ältere Methoden der einfachen Bruchsackversorgung, der Bruchsackverlagerung und der Verengerung der Bruchpforte durch Pfeilernähte oder dergleichen wurden durch die BASSINIsche Operation verdrängt. *Sie geht von dem Grundgedanken aus, die mangelhafte Verschlußleistung des M. obl. int. durch die Operation wiederherzustellen. Der wesentliche Akt der Bassinischen Operation besteht darin, daß der untere Rand des M. obl. int. an den inneren Rand des Leistenbandes angenäht wird* (Abb. 180). Um dies ausführen zu können, muß nach Anlegung eines Parainguinalschnittes durch Haut und Unterhautzellgewebe die Aponeurose des M. obliqu. ext. — nach Inzision mit dem Skalpell schräg außen oben — mit der Schere in Richtung auf den äußeren Leistenring gespalten werden. Nach Fassen des oberen und unteren Schnittrandes der Externusaponeurose mit je einer Klemme Darstellung des Lig. ing. bis zum Tub. pubicum durch stumpfes Abschieben des Gewebes. Nun folgt die Isolierung des Samenstranges mitsamt dem M. cremaster, indem dieser knapp neben dem Tub. pubicum mit dem Finger oder einem kleinen Stieltupfer von oben und unten unterfahren (Abb. 177) und vom inneren Leistenring bis zum Eintritt in das Skrotum freipräpariert wird. Unter Hochheben des Samenstranges mit dem BASSINI-Ring wird dann der Bruchsack vom Samenstrang teils scharf mit dem Skalpell, teils stumpf mit Stieltupfern oder einfachen genähten, feuchten Tupfern getrennt

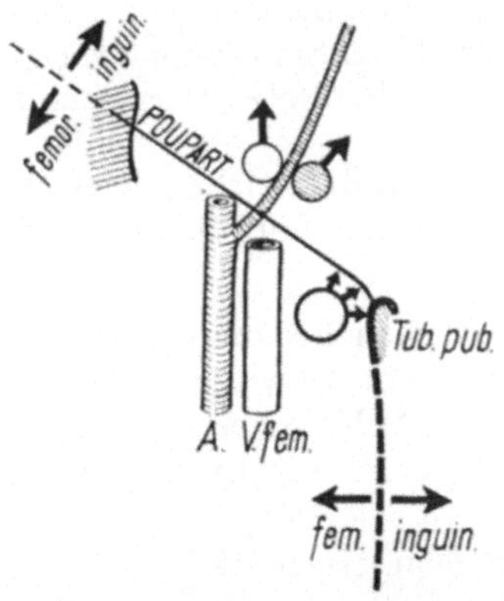


Abb. 176. Schnittrichtung bei der Herniotomie und Hernienunterscheidung

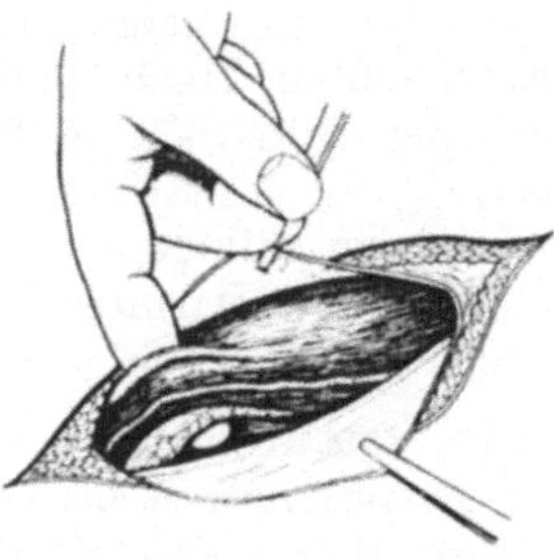

Abb. 177. Leistenbruchoperation I. Haut, Subkutis und Externusaponeurose sind durchtrennt, beim vorliegenden linksseitigen Leistenbruch wird der Samenstrang und Bruchsack mit dem Zeigefinger der re. Hand unterfahren

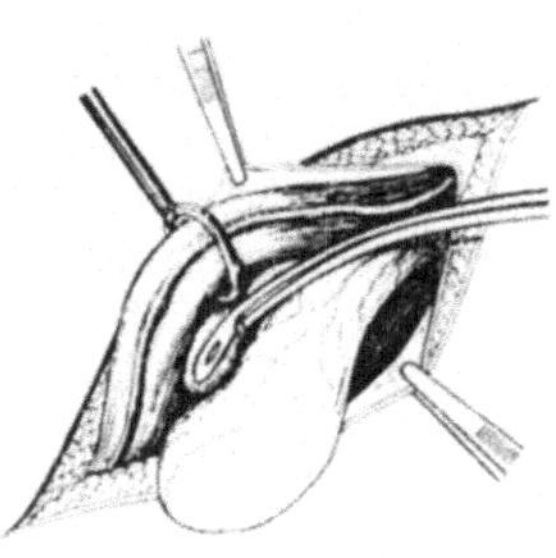

Abb. 178. Leistenbruchoperation II. Der Bruchsack (Hernia inguinalis indirecta) wird teils stumpf — hier mit einem Stieltupfer — teils scharf vom Samenstrang gelöst, der Samenstrang wird mit dem BASSINI-Ring beiseite gehalten

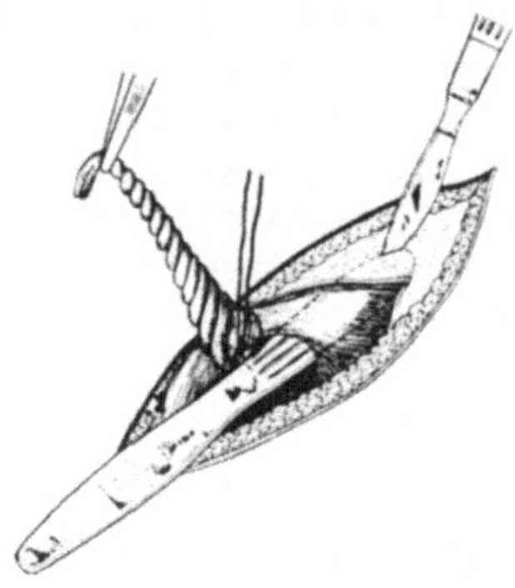

Abb. 179. Leistenbruchoperation III. Nach Präparation des Bruchsackes Eröffnung desselben und Reposition des Inhaltes (Netz, Darmschlingen); dann Eindrehen des Bruchsackes (BALL-BRÜCKE) und Umstechung am Bruchsackhals mit kräftiger Seide, anschließend Verlagerung des verschlossenen und torquierten Bruchsackes nach KOCHER-BRÜCKE unter den M. obliquus int. mit Hilfe einer SCHMIEDEN-Sonde; der gedrehte Bruchsack wird durch eine Inzision außerhalb der Externusaponeurose verlagert

(Abb. 178). Dabei ist genau auf den D. deferens und die Gefäße des Samenstranges zu achten! Nach Präparation des Bruchsackes bis zum Bruchsackhals wird der Bruchsack eröffnet und sein Inhalt (Netz, Darmschlingen) reponiert.

Ist eine Darmschlinge inkarzeriert und bestehen die Zeichen einer Darmgangrän, muß eine Darmresektion ausgeführt werden (vgl. S. 158). Zeichen der Darmgangrän sind folgende:

1. Farbe statt rosig blau-schwärzlich (auch nach Lösung der Inkarzeration und Bespülung mit heißer NaCl-Lösung nicht schwindend), entweder nur im Bereich der Schnürfurche oder die ganze Schlinge erfassend. Kürzer bestehende Anämie (Darm schlaff, gelb-blaß, ohne Turgor) kommt rasch zur Erholung.
2. Oberfläche des Darmes nicht spiegelnd, sondern matt.
3. Turgor herabgesetzt.
4. Kontraktionsfähigkeit aufgehoben.
5. Pulsation der Gefäße fehlend.
6. Bruchwasser trüb, manchmal übelriechend.

Anschließend wird der Bruchsack bis in seinen Halsbereich soweit als möglich torquiert (BALL-BRÜCKE) und am Bruchsackhals durch eine Umstechungsnaht verschlossen. Der torquierte Bruchsackanteil wird jetzt ähnlich wie bei KOCHER nach oben außen verlagert, indem mit einer SCHMIEDEN-Sonde unter den M. obliqu. int. eingegangen und über der Sondenspitze in der Externusaponeurose eine kleine Inzision angelegt wird (Abb. 179). Durch diesen präperitonealen Tunnel wird der torquierte Bruchsack mit einer eigenen gebogenen Klemme durchgezogen, an der Externusaponeurose mit 2 durchgreifenden Nähten fixiert und der überstehende Teil abgetragen (BRÜCKE). Der Vorteil dieser Verdrehung und Verlagerung des Bruchsackes liegt darin, daß durch die Spannung des Peritoneums jegliche Ausstülpung und damit eine Prädilektionsstelle für ein Rezidiv vermieden wird und der torquierte Bruchsack im Laufe der Wundheilung Anlaß zu einer kräftigen Narbenbildung gibt. Spaltung der Transversusaponeurose, insbesondere bei Internushochstand, um von medial beginnend, den M. rectus, M. obliqu. int. und transv. für die BASSINI-Naht fassen zu können. Es werden etwa 6 bis 8 BASSINI-Nähte angelegt; im medialen Wundwinkel beginnend, faßt die erste Naht die oben angeführten Muskeln und das Periost des Tub. pubicum mit kräftiger Seide. Die weiteren Nähte bringen den M. obliqu. int. und M. transv. mit dem unteren Rand des Leistenbandes in Verbindung, allenfalls kann der M. cremaster in diese Nähte miteinbezogen werden. Sie werden zuerst bis zum inneren Leistenring gelegt (Abb. 180) und dann von medial nach lateral geknüpft. Nun trennt eine kräftige muskulöse Platte die schwachen Stellen der Leistengrübchen von der schwachen Stelle des äußeren Leistenringes.

Nach Rückverlagerung des Samenstranges Naht der Externusaponeurose, beginnend im lateralen Schnittwinkel bis zum äußeren Leistenring, damit der Samenstrang durchtreten kann (Abb. 181). Subkutane Nähte, Hautnähte.

Die Schwäche der BASSINIschen Operation liegt darin, daß die Nähte, die die Muskelplatte an das Leistenband fixieren, nur in mäßiger Spannung geknüpft werden dürfen, um nicht eine Schädigung des Muskels zu bewirken, andererseits doch fest genug sein müssen, um einen verläßlichen Verschluß zu gewährleisten. Das Rezidiv droht vor allem im medialen Nahtwinkel; hier sind die BASSINIschen Nähte besonders exakt anzulegen.

Die *Verlagerungsmethoden* nach KOCHER werden zusätzlich, selten für sich allein geübt.

a) *Seitliche Verlagerung* des abgebundenen und abgetragenen Bruchsackes. Die Abbindungsligatur bleibt lang; jeder Faden wird eingefädelt; eine KOCHER-Sonde wird von der Bruchpforte aus — Richtung außen oben — unter die Bauchmuskeln geschoben; unter deren Leitung werden die Fäden durch die Muskeln und die Externusfaszie durchgestochen und

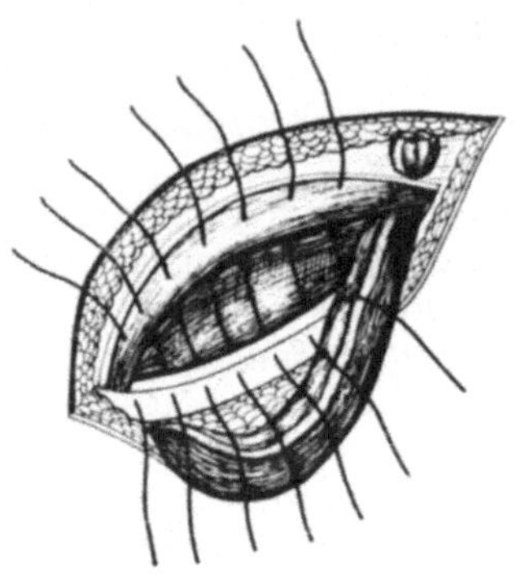

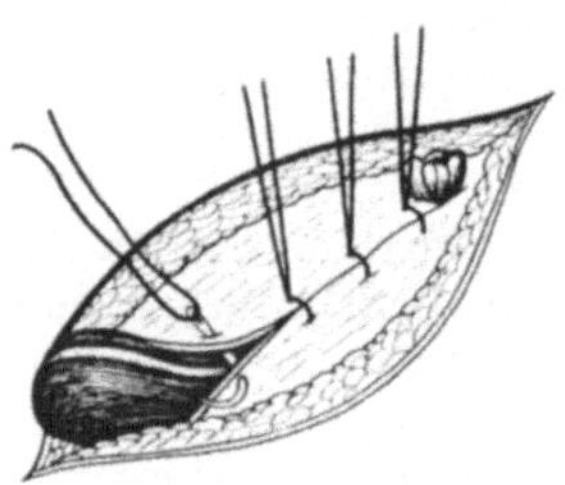

Abb. 181. Leistenbruchoperation V. Der Samenstrang ist unter die Externusaponeurose zurückverlagert und diese durch Einzelknopfnähte verschlossen; rechts oben der fixierte Bruchsackstumpf. Subkutane Nähte und Hautnähte beenden die Operation

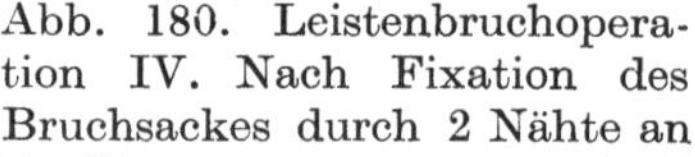

Abb. 180. Leistenbruchoperation IV. Nach Fixation des Bruchsackes durch 2 Nähte an der Externusaponeurose und Abtragung des überstehenden Bruchsackanteiles Durchführung der Verschlußnähte nach BASSINI, mit denen der untere Rand des M. obliquus int. an den Innensaum des Lig. inguinale (POUPARTsches Band) genäht wird; der Samenstrang wird nach unten gehalten, um die Sicht für die BASSINI-Nähte freizuhalten

über der Faszie geknotet: Dadurch wird der abgebundene Bruchsackhals von der Bruchpforte weg unter die Bauchmuskeln verlagert.

b) *Invagination:* Bei freiem schmalen Bruchsack kann dieser mittels einer Kornzange in sich selbst eingestülpt werden. Die Kornzangenspitze tastet dann entlang der *vorderen* Bauchwand schräg nach außen oben und wird durch Druck auf den Kornzangenhandgriff nach außen vorgedrängt; kleine Inzision an dieser Stelle durch Faszie und Muskel läßt die invaginierte Spitze des Bruchsackes vorziehen, straff spannen und in der Faszienlücke festnähen.

Beim Verschluß einer direkten Leistenhernie wird der BASSINI-Naht zweckmäßig eine *Raffnaht der Fascia transversalis* vorangestellt; Einzelknopfnähte mit feiner Seide, die die Bruchvorwölbung durch Einstülpung zurückdrängen. Bei einer größeren direkten Hernie muß der Bruchsack isoliert und abgetragen werden, um ein Rezidiv zu vermeiden.

## D) Eingriffe am Magen

Für die klinischen Grundlagen, die Indikationsstellung und die Grundsätze der Therapie muß auf ORATOR-KÖLE: Spezielle Chirurgie verwiesen werden.

Die chirurgische Anatomie sei an Hand der Abb. 182 in Erinnerung gebracht.

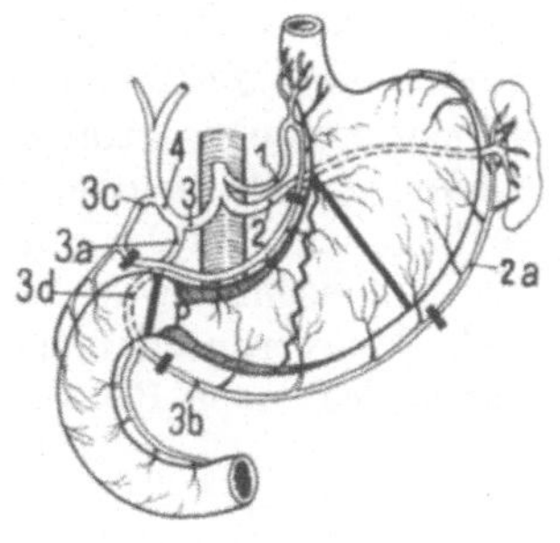


Abb. 182. Chirurgische Anatomie des Magens (schematisch). P = Pylorus. Arterielle Gefäßversorgung: 1 A. gastrica sin. 2 A. lienalis mit 2a A. gastroepiploica sin. 3 A. hepatica communis mit 3a A. gastroduodenalis und 3b A. gastroepiploica dextra; 3c A. gastrica dextra aus der 4 A. hepatica propria; 3d A. pancreaticoduodenalis sup. aus der A. gastroduodenalis. Viele Anomalien!! Zickzacklinie: Grenze von fundaler und pylorischer Schleimhaut. Gerade Linie: Typische Resektionsstellen am Magen und Duodenum

## 1. Grundformen der Magenoperationen

a) *Die Gastrostomie* bei inoperablen Oesophagus- und Kardiakarzinomen wird meist mit einem Schrägkanal nach WITZEL ausgeführt. Beschreibung und Abb. vergleiche bei Ileostomie.

b) *Die Gastroenterostomie* (*antekolisch:* WÖLFLER 1881, mit BRAUNscher Enteroanastomose zur Vermeidung eines Circulus vitiosus; *retrokolisch:* v. HACKER 1885) wird heute in der Ulkuschirurgie nicht mehr angewandt. Ausnahmen sind nur die Pylorus- oder Duodenalstenose bei schlechtem Allgemeinzustand und hohem Alter. In der Magenkarzinomchirurgie beim inoperablen Antrum- bzw. Pyloruskarzinom als Palliativeingriff angezeigt.

Nach Anlegen einer kleinen Oberbauchlaparotomie wird das Colon trans-

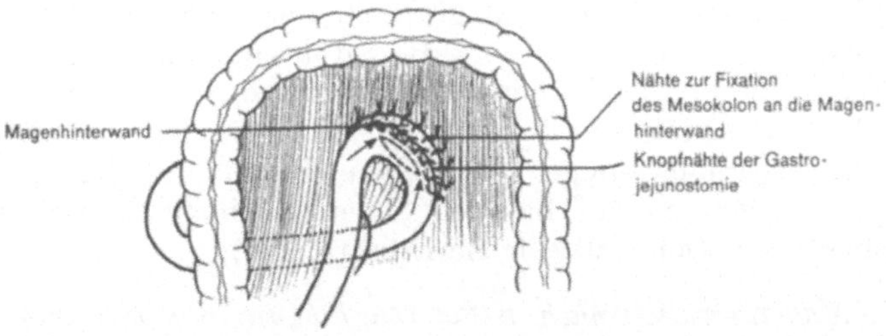


Abb. 183. Gastroenterostomia retrocol. post. (v. HACKER 1885). Querkolon vorgezogen. Hintere Magenwand in einem Schlitz des Mesokolons (cave Gefäßverletzung!) eingenäht. Gastrojejunostomie durch Pfeile angedeutet

versum vorgezogen. Unter der Mesokolonwurzel liegt an der linken Seite der Wirbelsäule die Flex. duodeno-jejunalis.

α) Zur Anlage der *retrokolischen Anastomose* wird die Mesokolonwurzel (Abb. 183) an einer gefäßarmen Stelle gespalten und die Magenhinterwand vorgezogen. Zwischen Magen und erster Jejunumschlinge wird zweischichtig eine Anastomose angelegt u. zw. so, daß die zuführende Jejunumschlinge am Magen oben (kleine Kurvaturseite) und die abführende Jejunumschlinge am Magen unten (große Kurvaturseite) zu liegen kommt. Der Mesokolonschlitz wird mit einigen Einzelnähten am Magen fixiert (Abb. 183). Abb. 184 veranschaulicht die Lage der *Gastroenterostomia retrocolica* (GE. retrocolica) nach Rücklagerung des Querkolons.

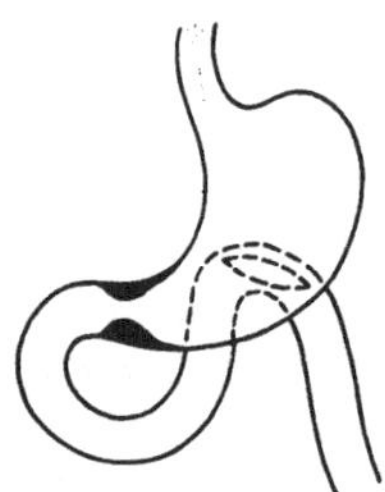

Abb. 184. Lage der GE. retrocolica post. nach Rücklagerung des Querkolons (v. HACKER 1885)

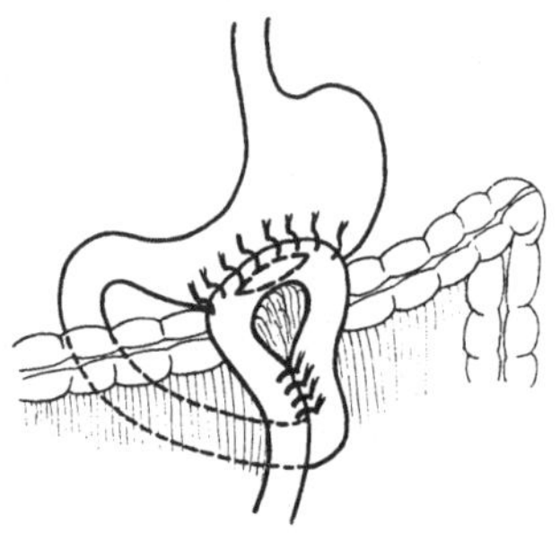

Abb. 185. GE. antecolica anterior (WÖLFLER 1881) isoperistaltisch mit BRAUNscher Enteroanastomose

β) Um die *antekolische GE.* auszuführen, wird eine entsprechend lange Jejunumschlinge über das Querkolon und Netz hochgeschlagen und die GE. zwischen Magenvorderwand und Schlingenkuppe ausgeführt. Zwischen zu- und abführender Schlinge erfolgt eine BRAUNsche Enteroanastomose (Abb. 185). Es ist jedoch auch möglich, eine vordere GE. ohne BRAUNsche Anastomose anzulegen. Dabei wird die zuführende Jejunumschlinge etwas länger genommen und hoch oben an der Magenvorderwand angelegt, so daß die Anastomose schräg von links oben nach rechts unten verläuft und die abführende Jejunumschlinge am tiefsten Punkt der Anastomose liegt. Zusätzlich werden am zuführenden Schenkel einige Serosaaufhängungsnähte hinzugefügt (sehr gute eigene Erfahrungen).

### c) *Die Magenresektion nach BILLROTH I (kurz B I genannt)*

Wie der Name sagt, wurde diese Methode von BILLROTH bei seiner ersten erfolgreichen Pylorektomie 1881 angewandt. Die Resektion nach B I ist jedoch erst 1920 v. HABERER zu einer Standardoperation ausgebaut worden.

Voraussetzung ist die Erhaltung einer serosagedeckten Duodenalhinterwand und eine besonders exakte Technik. Durch die Anwendung der v. HABERERschen Umstechungsnähte der Submukosa, die den Magenquerschnitt raffen, ist eine End-zu-End-Anastomose des ganzen Magenquerschnittes mit dem Duodenum möglich. Dadurch wird die früher gefürchtete „Dreiländerecke" mit Gefahr einer Nahtdehiszenz wie auch späterer Stenosen vermieden. Es läßt sich mit dieser Methode jedoch auch eine Anastomose, welche $^2/_3$ des Magenlumens und das gesamte Duodenallumen erfaßt, sicher und gut funktionierend ausführen.

Die Resektion zerfällt in folgende Operationsakte:

*1. Akt:* Skelettierung des zur Resektion bestimmten Magen- und Duodenalanteiles durch Ligieren der Gefäße. Die Stellen der Abbindungen der Hauptgefäße sind in Abb. 182 durch je zwei gerade Linien gekennzeichnet: Am Magenkörper, entsprechend der beabsichtigten Resektionslinie, im kleinen Netz die A. gastrica sinistra und an der großen Kurvatur die A. gastroepiploica sinistra; am Bulbus duodeni kranial die A. gastrica dextra und kaudal die A. gastroeploica dextra. Dazwischen müssen großes und kleines Netz schrittweise doppelt ligiert und durchtrennt werden.

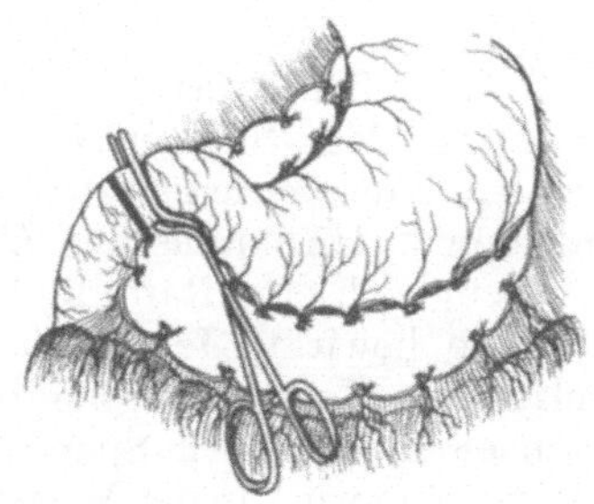

Abb. 186. Magenresektion nach BILLROTH I. 1. Magen und Duodenum bis zur Resektionslinie skelettiert, die Ligaturstümpfe deutlich sichtbar; distal vom Pylorus ist das Duodenum mit einer BRUNNER-Klemme (abfallendes Operationspräparat) verschlossen, das Duodenum wird offen durchtrennt (Durchtrennungslinie durch einen dicken Strich gekennzeichnet)

*2. Akt:* Das präparierte Duodenum wird durch 2 Haltefäden der Seromuskularis an der oberen und unteren Zirkumferenz wie an Zügeln gespannt gehalten. Nach Anlegen der BRUNNER-Klemme Durchtrennung des Duodenums (Abb. 186). Das Duodenum selbst wird klemmenlos behandelt, der Magen mit der weichen Magenklemme nach v. HABERER-MAIER abgeklemmt.

*3. Akt: Anastomose*

α) *Anlegen der Hinterwandseromuskularisnähte* mit Einzelfäden und zwar in der Reihenfolge: *Unterer Eckfaden, oberer Eckfaden* und dann eine *Mittelnaht* u. zw. mit etwas stärkerer Seide; dann erst werden richtig gezielt die Zwischennähte gelegt. Die Fäden werden zunächst nicht geknotet, sondern lang gelassen, wobei jede Fadenschlinge mit einer Klemme gefaßt und leicht gespannt gehalten wird (Abb. 187). Erst wenn alle Nähte gesetzt wurden, werden zuerst die beiden Eckfäden, dann die Mittelnaht und anschließend der Reihe nach von unten nach oben die anderen Fäden geknotet; nachdem alle geknüpft sind, werden sie bis auf die beiden Eckfäden abgeschnitten.

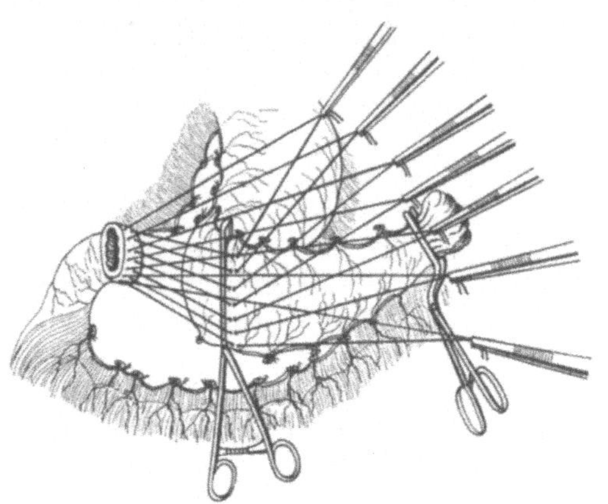

Abb. 187. Magenresektion nach BILLROTH I. 2. End-zu-End-naht. Am Magenstumpf liegt eine v. HABERER-MAIER-Klemme, die Hinterwand-LEMBERT-nahtreihe wird vorerst nicht geknüpft, sondern jede Fadenschlinge ungeknotet mit einer Klemme gefaßt. Erst wenn alle Fäden breit Magenserosa und ausreichend Duodenalhinterwand gefaßt haben, werden sie der Reihe nach von unten nach oben geknüpft. Nach dem Knoten Inzision der Seromuskularis an der Magenhinterwand. Weiteres siehe im Text

β) Etwa 5 mm distal von dieser LEMBERT-Nahtreihe wird die *Seromuskularis* mit dem Skalpell *inzidiert*, so daß die Submukosagefäße sichtbar werden. Nun werden an der ganzen Magenhinterwand die Submukosagefäße mit den v. HABERERschen *Umstechungsnähten* gefaßt (Abb. 188). Dadurch wird zugleich eine Raffung des inzidierten Muskelsaumes entlang der Anastomose bewirkt. Jetzt legt man die mit einer Klemme gefaßten, lang gelassenen Umstechungsnähte über einen Tupfer nach rechts. Darauf legt man einen schmalen Spatel und klappt dann den Magen ebenfalls nach rechts. Nun wird an der Magenvorderwand (bogenförmig) die Seromuskularis inzidiert und die Submukosa-Umstechungsnähte in derselben Weise an der Magenvorderwand gelegt. Dann wird eine große geknöpfte Klemme nach PAYR zum Abschluß des wegfallenden Magenpräparates angelegt, wobei der früher erwähnte Spatel ihr Durchführen erleichtert. Unter sorgfältiger Absaugung durchtrennt man elektrochirurgisch nahe an den v. HABERERschen Umstechungsnähten erst die Magenvorderwand, dann (nach nochmaligem Umklappen des Magens) die Magenhinterwand. Nach Wegfallen des Magens wird die Anastomose fortgesetzt.

γ) *Hintere Schleimhautnaht*, fortlaufend umschlungen mit Katgut (Abb. 189).

δ) *Vordere Schleimhautnaht*, fortlaufend umschlungen mit Katgut (Abb. 190).

ε) *Naht der Seromuskularis* mit zarten Seidenknopfnähten (Abb. 191).

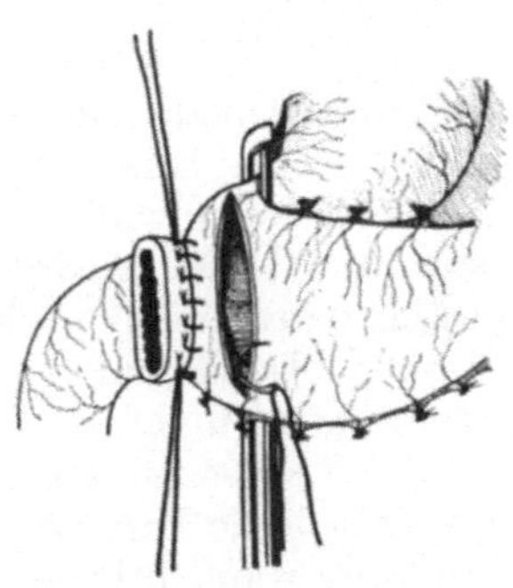

Abb. 188. Magenresektion nach BILLROTH I. 3. Die Magen-Duodenalhinterwandnahtreihe ist geknüpft, die Fäden sind bis auf die beiden Eckfäden abgeschnitten; die Magenhinterwandserosa ist inzidiert, die erste submuköse v. HABERER-Umstechungsnaht wird an der großen Kurvaturseite gerade gelegt

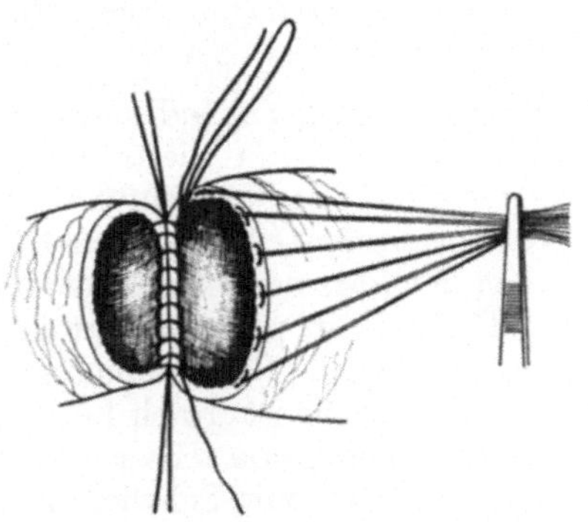

Abb. 189. Magenresektion nach BILLROTH I. 4. Hintere Schleimhautnaht, fortlaufend umschlungen mit Katgut, an der Magenvorderwand die langgelassenen submukösen Umstechungsnähte

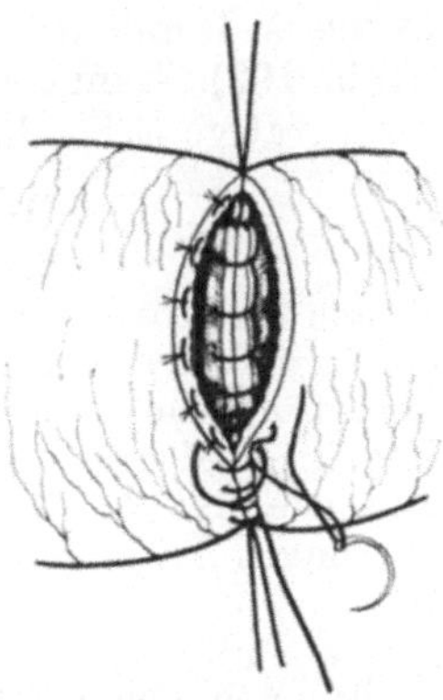

Abb. 190. Magenresektion nach BILLROTH I. 5. Die fortlaufende Hinterwandschleimhautnahtreihe ist beendet; die fortlaufende Vorderwandschleimhautnahtreihe wird gerade gelegt

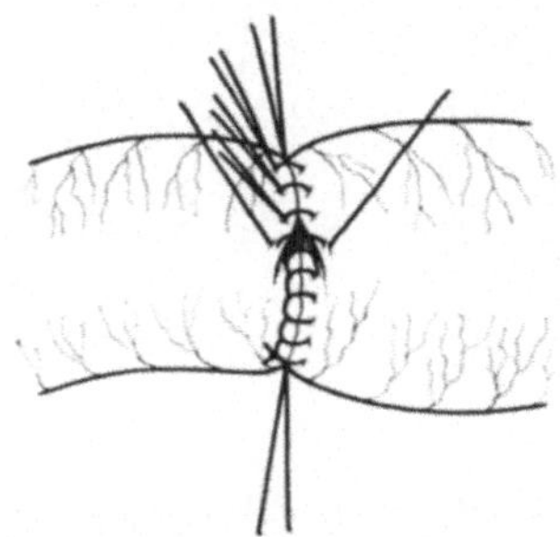

Abb. 191. Magenresektion nach BILLROTH I. 6. Die fortlaufende Vorderwandschleimhautnahtreihe ist beendet; ein Teil der Serosaknopfnähte an der Magen-Duodenalvorderwand ist geknotet

### d) *Die Magenresektion nach Billroth I mit terminolateraler Modifikation nach v. Haberer-Spath*

Wenn nicht genügend und vor allem nicht gesunde Duodenalhinterwand vorhanden ist, kann die terminolaterale Modifikation des Billroth I nach v. Haberer-Spath ausgeführt werden. Das Duodenallumen wird in gleicher Weise verschlossen wie beim Billroth II (siehe dort). Dann wird lateral neben der Pars descendens duodeni nach Abdrängen des Colons nach unten das Peritoneum parietale parallel dem absteigenden Duodenum gespalten. Mobilisierung des Duodenums bis zur Pars horizontalis inf. und bis die V. cava inf. gut sichtbar ist. Nach Lösung der Verbindungen zwischen dem Duodenum und dem Colon teils scharf, teils stumpf, läßt sich die Pars descendens duodeni meist ohne Schwierigkeiten zur Magenhinterwand bringen. Unter das Duodenum wird ein feuchter Streifen eingelegt und eine v. Haberer-Magenklemme angelegt. Das Duodenum selbst wird mit einer weichen, gebogenen Darmklemme nur so lange abgeklemmt, bis die 2 Ecknähte und eine Mittelnaht gelegt sind. Die Hinterwandnähte werden wie beim Billroth I offen angelegt und erst nach Legen aller Nähte von der großen zur kleinen Kurvaturseite hin geknüpft. Inzision der Seromuskularis neben der Hinterwandnahtreihe und Durchführung der Anastomosennaht analog dem Billroth I. Zum Abschluß der Anastomose fügen wir nach Spath zur Verhinderung einer Strangulation des Duodenums durch die abgetrennte Peritonealduplikatur (Mesenterium der Flexur) einige Nähte hinzu,

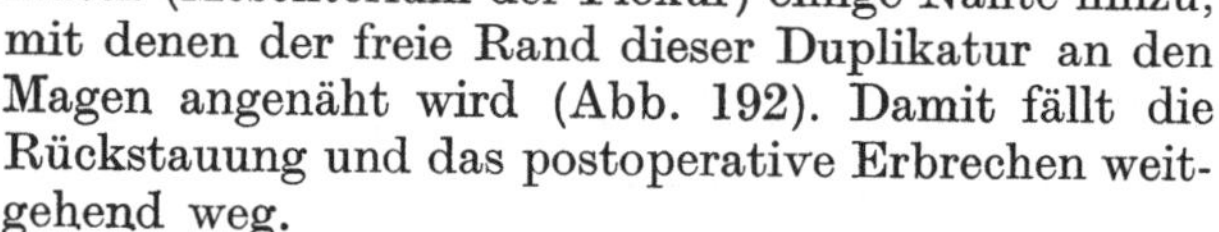

mit denen der freie Rand dieser Duplikatur an den Magen angenäht wird (Abb. 192). Damit fällt die Rückstauung und das postoperative Erbrechen weitgehend weg.

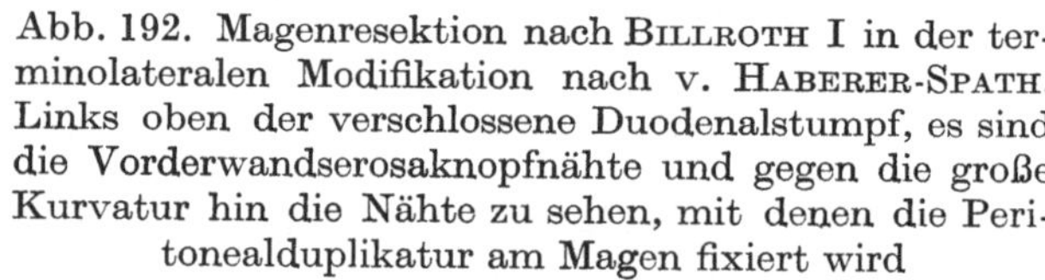

Abb. 192. Magenresektion nach Billroth I in der terminolateralen Modifikation nach v. Haberer-Spath. Links oben der verschlossene Duodenalstumpf, es sind die Vorderwandserosaknopfnähte und gegen die große Kurvatur hin die Nähte zu sehen, mit denen die Peritonealduplikatur am Magen fixiert wird

Diese Methode ist jedoch nicht indiziert bei sehr fettleibigen Patienten, bei großem Pankreaskopf und bei der Gefahr einer etwaigen Knickung des Ductus choledochus durch eine übermäßige Drehung des Duodenums. Wenn sich zeigt, daß die Mobilisierung des Duodenums für eine spannungslose Anastomose aus den oben angeführten Gründen nicht möglich ist, kann das Duodenum ohne Nachteil in seine frühere Lage zurückverlegt werden.

e) *Die Magenresektion nach Billroth II (kurz B II genannt)*

Sie zerfällt in folgende Operationsakte:

*1. Akt:* wie beim Billroth I

*2. Akt:* Versorgung des Duodenalbürzels im Bereiche des oberen horizontalen Duodenalanteiles (Bulbus duodeni). Dabei kann angewandt werden:

α) Nach Anlegen von 2 Eckhaltefäden distal des zu durchtrennenden Duodenalanteiles Abklemmen des Magens mit einer Klemme nach Brunner entweder knapp vor dem Pylorus oder im obersten Duodenum. Abstopfen der Umgebung durch einen vor und einen hinter das Duodenum gelegten Gazestreifen. Dann wird das Duodenum offen elektrochirurgisch durchtrennt, abgesaugt und mit einer *fortlaufend umschlungenen Katgutnaht* — an der großen Kurvaturseite beginnend — verschlossen (Abb. 193). Anschließend werden die beiden Ecken durch je eine stärkere Seidenknopfnaht eingestülpt und die Schleimhautnaht durch eine Reihe zarter Seidenknopfnähte versenkt (Abb. 194). Durch eine weitere Nahtreihe, in die auch die Pankreaskapsel mit einbezogen werden kann, wird der Blindverschluß des Duodenums vervollständigt und gesichert (eigenes Vorgehen).

β) Nach einer einfachen Ligatur oder ohne eine solche eine *Tabaksbeutelnaht* mit darübergelegten Lembert-Sicherungsnähten.

γ) Die *extramuköse Verschlußnaht* (Donati) nach Anlegung von Umste-

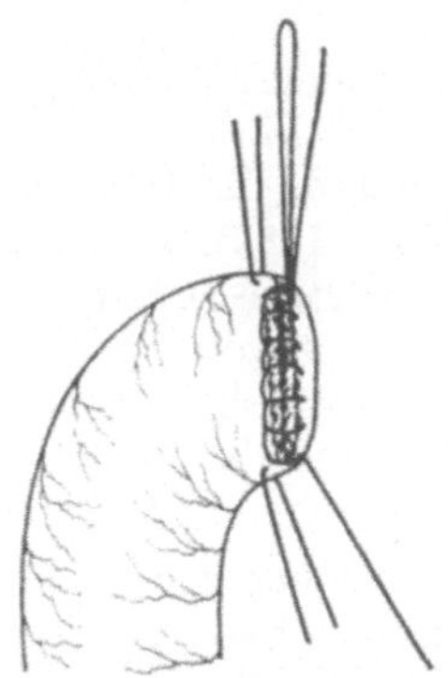

Abb. 193. Magenresektion nach Billroth II. 1. Verschluß des Duodenalstumpfes; die beiden Eckfäden liegen, die fortlaufende umschlungene Katgutnaht — an der großen Kurvaturseite beginnend — ist beendet

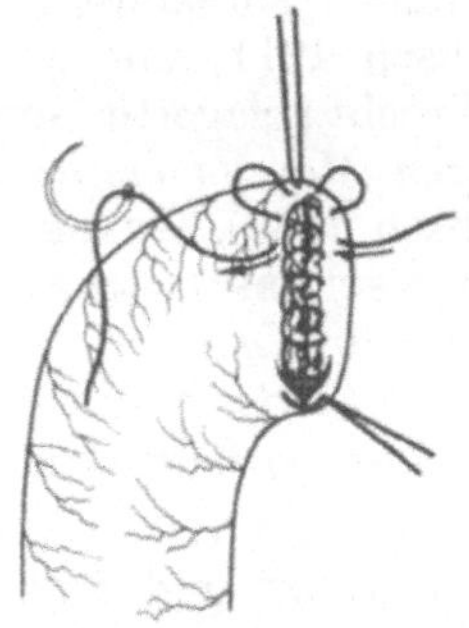

Abb. 194. Magenresektion nach Billroth II. 2. Die Ecknaht an der großen Kurvaturseite ist bereits geknotet; an der Kleinkurvaturseite ist die Fadenführung im Sinne einer Halbtabaksbeutelnaht, mit der die Ecke der Schleimhautnaht eingestülpt wird, dargestellt

chungs-Haltezügelnähten. An der beabsichtigten Abtragungsstelle werden zarte Umstechungen der sichtbaren Gefäße gesetzt, die als Zügel lang bleiben. Nach Durchtrennung des Duodenums wird unter Vermeidung der Schleimhaut das Duodenum durch Einzelknopfnähte der Seromuskularis „extramukös" verschlossen.

*3. Akt: eigentliche Anastomose*

So wie bei der GE. besteht auch hier die Wahl, entweder *retrokolisch* durch einen Schlitz im Mesokolon die erste Jejunumschlinge oder *antekolisch* eine entsprechend längere Jejunumschlinge (etwa 20—25 cm) mit dem Magenquerschnitt zu verbinden.

Wir pflegen mit v. HABERER-SPATH den *antekolischen* BILLROTH II *ohne Braunsche Anastomose* auszuführen. Um eine rückläufige Füllung der zuführenden Dünndarmschlinge zu vermeiden, wird

1. die Abtragungslinie am Magenkörper von der kleinen zur großen Kurvatur abfallend, möglichst senkrecht in der Körperlängsachse gesetzt (obere gerade Linie in Abb. 182),

2. die zuführende Schlinge durch 2—3 KAPPELERsche Suspensionsnähte an der kleinen Kurvatur fixiert und

3. durch die v. HABERERschen Umstechungsnähte der Submukosagefäße des Magens eine Raffung der Anastomose angestrebt. Durch das Fehlen der BRAUNschen Enteroanastomose wird die „Dünndarmschlinge im reinen Magensaftmilieu" vermieden.

KRÖNLEIN (antekolisch 1888), REICHEL (retrokolisch 1908) - POLYA (retrokolisch 1911) und v. HABERER (ab 1935 mit kurzer antekolischer und senkrecht gelagerter Jejunumschlinge) verwendeten für die Anastomose den *ganzen Magenquerschnitt,* während v. HACKER (1885), v. EISELSBERG (antekolisch 1889), GRASER (retrokolisch 1906), HOFMEISTER (retrokolisch 1911) - FINSTERER (retrokolisch 1913) und SPATH (antekolisch 1953) dafür eintreten, *nur einen* auf der Seite der großen Kurvatur liegenden *Teil des Magenquerschnittes* zur Anastomose zu verwenden und das Drittel auf der Seite der kleinen Kurvatur zu verschließen.

Zur Erleichterung der Ausführung der Anastomose haben DOYEN, PAYR, BRUNNER, LANE und v. HABERER-MAIER Klemmen benutzt (Abb. 3, J). Letztere verwenden auch wir für die Routine-Ulkusresektion. Resektionen, die sehr hoch hinauf reichen, werden entweder mit einfachen, gebogenen DOYEN-Darmklemmen oder klemmenlos ausgeführt. Bei ständigem Absaugen des Mageninhaltes sowohl von oben durch eine transnasal eingelegte dünne Magensonde, als auch vom Operationsgebiet aus, ist die Asepsis auch beim klemmenlosen Operieren weitgehend gewährleistet. Die von uns geübte, antekolische B II-Anastomose verläuft folgendermaßen: Nach Vollendung des Duodenalverschlusses und der Magenskelettierung sind Magenkörper und Jejunumschlinge mit der elastischen Doppelklemme von v. HABERER-MAIER aneinander gelagert. Der Magen ist nach oben über den Rippenbogen geklappt. Durch zarte Seidenknopfnähte werden Magenhinterwand und Jejunumschlinge vereinigt. Inzision der Seromuskularis, das weitere Vorgehen ist beim BILLROTH I beschrieben.

Nach Wegfallen des Magens wird die Anastomose folgendermaßen zu Ende geführt:

α) *Fortlaufend umschlungene Hinterwandschleimhautnaht mit Katgut.*

β) *Fortlaufend umschlungene Vorderwandschleimhautnaht mit Katgut* (die Klemmen werden am Beginn dieser Nahtreihe abgenommen und 3—4 Tabletten Isacen oder Pursennid zur Anregung der Darmtätigkeit in die abführende Jejunumschlinge gegeben).

γ) *Zarte Seidenknopfnähte* zwischen Serosa der Magenvorderwand und Jejunum.

δ) Als *Abschluß 2 bis 3 Kappelersche Suspensionsnähte*, welche die zuführende Schlinge an der kleinen Magenkurvatur hochheben. Richtige Lagerung der zuführenden Schlinge nach links hinten zu. Die vollendete Anastomose ist in einem Querschnittbild schematisch angedeutet (Abb. 195).

Abb. 196 zeigt die Situation nach beendeter Resektion nach BILLROTH II.

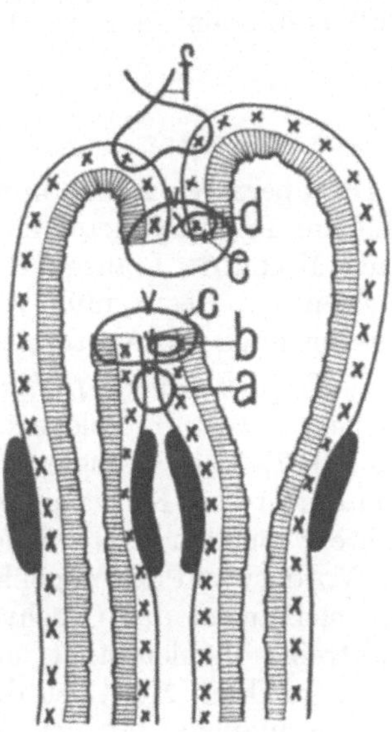


Abb. 195. Magenresektion nach BILLROTH II. 3. Die Magendarm-Vereinigung in der v. HABERER-MAIER-Klemme schematisch im Querschnitt dargestellt: a Seidenknopfnähte zwischen Serosa der Magenhinterwand und Jejunum; b Submukosaumstechung an der Magenhinterwand; c Hintere Schleimhautnaht fortlaufend mit Katgut; d Submukosaumstechung an der Magenvorderwand; e Vordere Schleimhautnaht fortlaufend mit Katgut; f Seidenknopfnähte zwischen Serosa der Magenvorderwand und Jejunum

## 2. Chirurgie des Magenulkus

### a) Grundlagen der Ulkuschirurgie

Die Ulzera weisen folgende, im Hinblick auf die chirurgische Therapie wichtige Eigenschaften auf:

α) Sie sind überwiegend am Bulbus duodeni, nahe dem Pylorus oder in der Nähe des Magenangulus gelegen.

β) In der Regel gehen sie mit schmerzhaften Spasmen des Magens einher.

γ) Gewöhnlich liegen eine Hyperazididät und eine starke Nüchternsekretion vor. Vgl. ORATOR-KÖLE: Spezielle Chirurgie.

Eine sinnvolle Ulkuschirurgie besteht deshalb in der *sog.* $^2/_3$*-Resektion des Magens* (v. HABERER, CLAIRMONT, FINSTERER). Dabei wird die Pars pylorica und das Antrum bis in den Fundusbereich reseziert, so daß die chemische Sekretionsphase und die motorische, teilweise reflektorisch bedingte Unruhe des Magens wegfallen.

Da bei Stenosen im Bereiche des Pylorus oder Duodenums meist eine Magendilatation besteht, muß die Resektion entsprechend weit nach oben ausgedehnt werden, um die an der kleinen Kurvatur bis zum Angulus hinaufreichende pylorische Schleimhaut mit Sicherheit restlos zu entfernen (vgl. die durch kräftige gerade Linien markierten Resektionsstellen am Bulbus duodeni und am Magenkörper in Abb. 182).

### b) Ulcus ventriculi

Die operative Behandlung des Ulcus ventriculi am Pylorus, im Antrum und am Angulus bietet keine Schwierigkeiten. Es wird eine $^2/_3$-Resektion nach BILLROTH I ausgeführt. Je höher gegen die Kardia das Geschwür gelegen ist, desto mühevoller wird die Resektion. In manchen Fällen bereitet auch die Abgrenzung gegenüber einem Karzinom Schwierigkeiten.

α) *Treppenförmige (schlauchförmige) Resektion des im oberen Drittel der kleinen Kurvatur* gelegenen kallösen Geschwüres (SHOEMAKER). Siehe Abb. 197. Nach Abligieren der kleinen Kurvatur bis über das Geschwür und der großen Kurvatur bis in Magenmitte werden Haltefäden („Kletternähte") an den beabsichtigten Resektionslinien gesetzt (Abb. 197). Von der Vorderwand des Magenkörpers werden mehr als $^2/_3$, von der Hinterwand (wo sich meist das Geschwür befindet) die Hälfte erhalten. In doppelter Nahtreihe (Schleimhaut- und LEMBERT-Naht) wird eine neue kleine Kurvatur gebildet. Meist ist die End-zu-End-Vereinigung des neu geformten Magenschlauches mit dem Duodenum möglich.

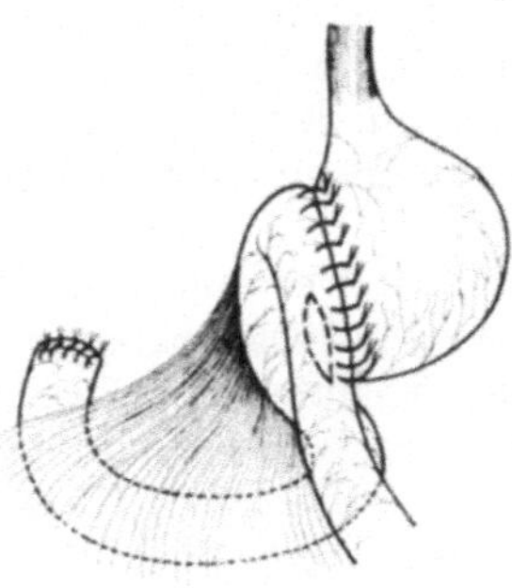

Abb. 196. Magenresektion nach BILLROTH II. 4. Nach beendeter Operation links der verschlossene Duodenalstumpf; die Anastomosenöffnung liegt an der großen Kurvaturseite, die zuführende Jejunumschlinge trifft von links hinten auf die kleine Kurvaturseite und ist dort mit 2 bis 3 KAPPELER-Nähten nach oben zu fixiert. Man beachte die fast senkrecht verlaufende Resektionslinie. Das hinter dem Jejunum sich befindende Colon transversum (antekolische Gastrojejunostomie) ist der Übersicht halber weggelassen)

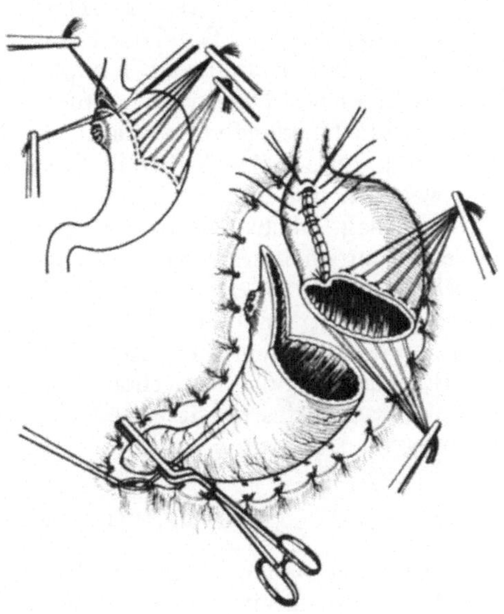

Abb. 197. Treppenförmige Resektion (SHOEMAKER) bei hoch an der kleinen Kurvatur gelegenem Ulcus ventriculi

β) Das direkt an der Kardia gelegene Ulkus heilt meist nach *palliativer Resektion* der Pars pylorica und des Antrum (MADLENER) aus. Die typische $^{2}/_{3}$-Resektion wird nach BILLROTH I ausgeführt und das Kardiageschwür unberührt gelassen. Gute Dauerresultate! — Bei Karzinomverdacht Kardia-Fundektomie.

### c) Ulcus duodeni

Das Ulcus duodeni an der Vorderwand neigt zur freien Perforation. Nach dorsal und den Seiten zu führt es zu Penetrationen, meist in den

Pankreaskopf, aber auch in das Mesokolon, Colon transversum, kleine Netz, in den D. choledochus, Leber oder Bauchdecken. Häufig sind Ulkustumoren, die den Pankreaskopf, die Gebilde des Lig. hepato-duodenale, Pankreasgänge — vor allem den D. pancr. accessorius — einbeziehen (Abb. 198 und Text). *Die Nebenverletzung dieser Gebilde muß vermieden werden.* Sorgfältige anatomische Präparation entlang der Duodenalserosa ist erforderlich. Der Grund großer Geschwüre z. B. am Pankreaskopf wird zurückgelassen. Gut serosierte Duodenalvorderwand muß in ausreichendem Maße freipräpariert werden, damit sie über den im Pankreaskopf belassenen Ulkusgrund eingerollt und mit der verdickten Pankreaskapsel vernäht werden kann (Klapp). Gohrbandt, Nissen und Bsteh haben die Methode verbessert. Nach Nissen wird das Duodenum unter Ausschaltung des ins Pankreas penetrierten Ulkusgrundes vernäht (Rand der Duodenalvorderwand mit aboralem Ulkusrand, Abb. 199). Eine zweite Knopfnahtreihe vereinigt unter Versenkung des verschlossenen Duodenalstumpfes und des Ulkusgrundes eine Falte der mobilisierten Duodenalvorderwand mit dem ovalen Rand des Ulkuskraters (Abb. 200). Eine dritte Nahtreihe verbindet dann die Pankreaskapsel mit einer weiteren Falte der Duodenalvorderwand.

Für das sog. „nicht resezierbare Duodenalulkus", das für den Erfahrenen eine ausgesprochene Seltenheit ist, gab Finsterer 1918 die *Resektion zur Ausschaltung* an: $^2/_3$ Resektion des Magens mit Durchtrennung *vor* dem Pylorus im Antrumbereich. Die Erfahrungen mit postoperativen Ulcera peptica jejuni lehrten, daß dabei die Wegnahme des Mukosazylinders bis zum Pylorus absolut erforderlich ist (Fromme, Plenk), Abb. 201. Wenn es die Lokalisation des tiefsitzenden Ulcus duodeni gestattet, ist die Durchtrennung im Duodenum unter Mitnahme des Pylorus vorzuziehen.

### d) Ulcus pepticum jejuni

Auch bei der Behandlung eines Ulcus pepticum jejuni nach Gastroenterostomie oder nach einer ausschaltenden Operation ist das Wesentliche die radikale Wegnahme der Pars pylorica. Bei den nicht häufigen Ulcera pept. jejuni nach Magenresektion (meist nach ungenügender Resektion) führen wir die Nachresektion des Magenstumpfes unter Mitnahme der zu- und abführenden Jejunumschlinge und des Ulkus aus. Meist wird die Operation als Billroth II beendet, wobei die beiden Jejunumschenkel mit einer End-zu-End-Anastomose vereinigt werden, welche nach einer retrokolischen Gastrojejunostomie bei der Erstoperation ungleich schwieriger anzulegen ist wie nach einer antekolischen Anastomose. In manchen Fällen gelingt es auch, nach der Nachresektion des Magenstumpfes die Operation mit einer terminolateralen Gastroduodenostomie zu beenden, welche ausgezeichnete Resultate ergibt.

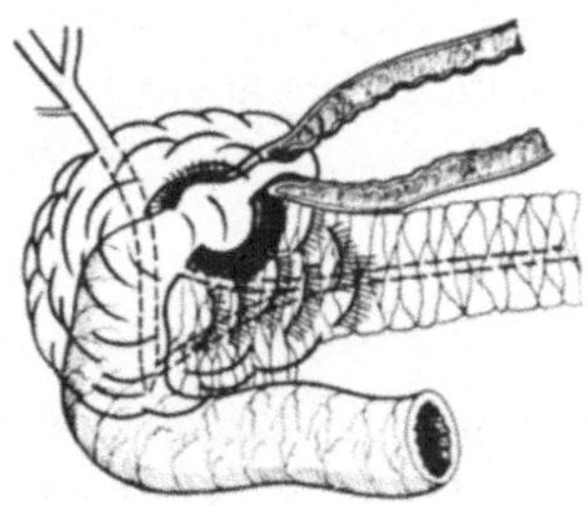

Abb. 198. „Ulkustumor" am Bulbus duodeni, schematisch: ein kallöses, in den Pankreaskopf penetrierendes Hinterwandgeschwür, gegenüber das kleinere Vorderwandgeschwür („kissing ulcer"). D. choledochus und D. pancreaticus in nächster Nachbarschaft des Ulkustumors, der durch konzentrische Bogen angedeutet ist. Gefahr einer Nebenverletzung! Am Magen Pylorus und hypertrophe Muskularis des Antrum sichtbar (z. T. nach NISSEN)

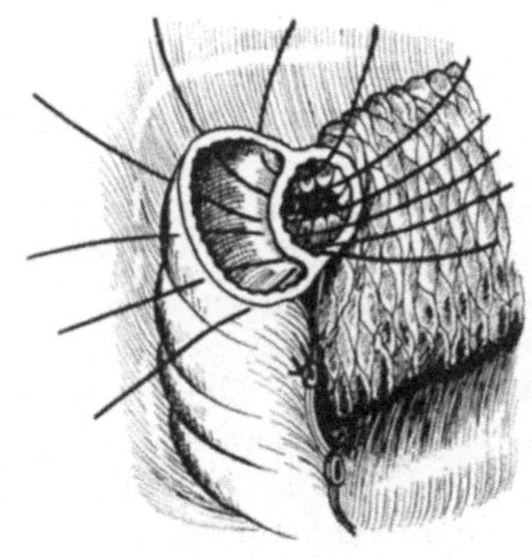

Abb. 199. Vernähung des Duodenums unter Ausschaltung des in das Pankreas penetrierten Ulkusgrundes (nach NISSEN)

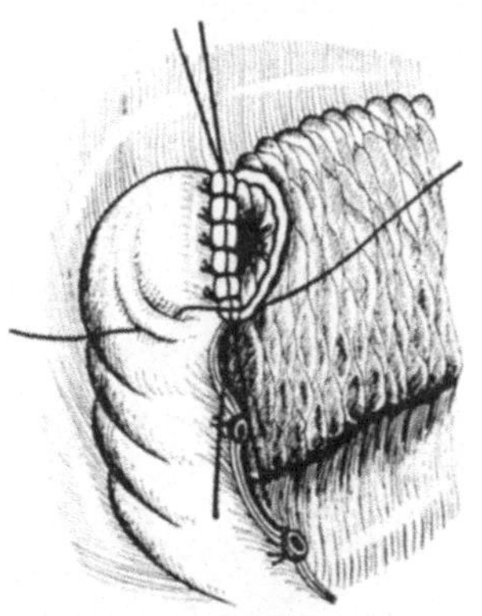

Abb. 200. Die Vorderwand des verschlossenen Duodenums wird unter Versenkung des Duodenalstumpfes und des Ulkusgrundes mit dem oralen Ulkusrand vereinigt (nach NISSEN)

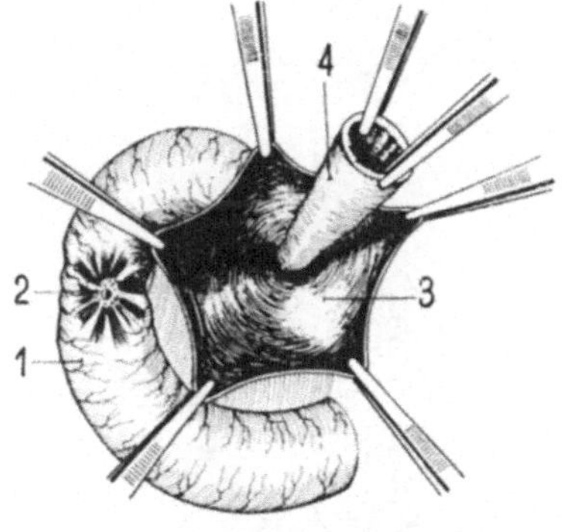


Abb. 201. Resektion zur Ausschaltung nach FINSTERER mit Exzision des Mukosazylinders bis zum Pylorus. 1 absteigendes Duodenum, 2 tiefsitzendes, in nächster Nachbarschaft des D. choledochus liegendes Ulcus duodeni, 3 Seromuskularis des Antrum, 4 Mukosazylinder, bis zum Pylorus freipräpariert

Manchmal kommt auch die *Vagotomie* in Frage. Oberhalb der Kardia wird das Peritoneum subdiaphragmal gespalten und der Ösophagus vorgezogen. Auf einer KOCHER-Sonde werden die beiden Nn. vagi hintereinander durchtrennt.

### e) Ulcus perforatum

Die häufigste Notoperation ist die *Übernähung* oder *Resektion* eines *perforierten Geschwürs.* Wir führen fast immer die typische $^2/_3$-Resektion aus. Nur bei sehr schlechtem Allgemeinzustand, hohem Alter und fortgeschrittener Peritonitis wegen lange zurückliegender Perforation kommt die Übernähung in Frage. Meist handelt es sich um ein pylorusnahes Geschwür der Duodenal-Vorderwand oder eines Geschwüres im Antrumbereich. Die stecknadelkopf- bis linsengroße, selten größere Perforation wird durch Einzelknopfnähte (LEMBERT) quer zur Längsachse des Magens gedeckt (Abb. 202). Darüber wird eine zweite Einzelknopfnahtreihe mit gesunder Magen- oder Duodenalwand angelegt (Abb. 203). Zur Sicherung kann noch ein Netzlappen daraufgesteppt werden. Ein Drän wird nur bei nicht sicherer Übernähung, insbesonders im Bereiche des Duodenums eingelegt.

Bei einer kleinen und nicht kallösen Perforationsöffnung kann die innere Naht als einfache Tabaksbeutelnaht angelegt werden; sie wird durch eine Reihe von LEMBERT-Nähten gesichert. Vor dem Bauchdeckenverschluß wird die Bauchhöhle sorgfältig abgesaugt und ausgetupft und ein entsprechendes Antibiotikum (Reverin, Baneocin, Nebacetin) instilliert.

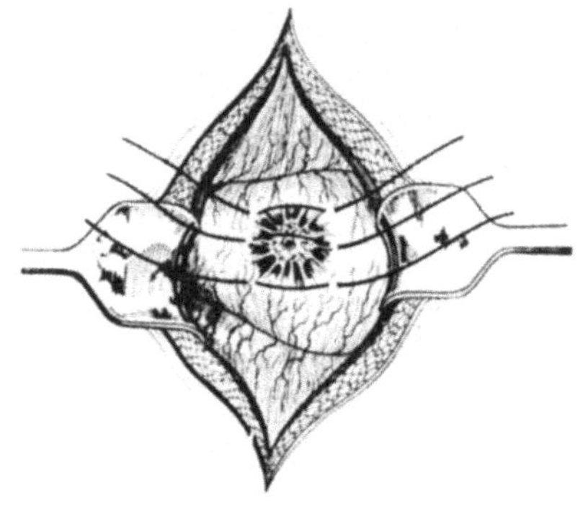

Abb. 202. Übernähung einer Ulkusperforation im Bereiche des Antrum mit drei Serosaknopfnähten mit Einstülpung der Perforationsstelle I

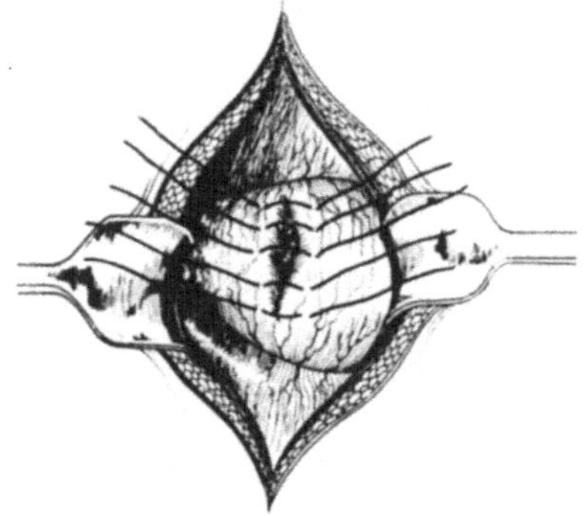

Abb. 203. Übernähung einer Ulkusperforation mit mehreren Serosaknopfnähten in der zweiten Schicht mit Einstülpung der ersten Nahtreihe II

### f) Blutendes Ulkus

Wenn eine *massive* Blutung auf konservative Therapie mit Bluttransfusionen, Hämostyptika etc. nicht zum Sistieren kommt und Vorhandensein und Sitz des Ulkus bekannt sind, soll *ohne weiteres Zuwarten operiert* werden. Aber auch bei Fällen mit negativer Magenanamnese soll man sich bei Versagen der konservativen Therapie nicht zu spät zur Probelaparotomie entschließen (KUNZ). Findet sich bei der Laparotomie kein Ulkus und kann eine andere Blutungsquelle (Ösophagusvarizen, Tumoren im tiefergelegenen Dünndarm) ausgeschlossen werden, treten wir für die Magenresektion, insbesondere bei vorangegangenen Magenbeschwerden, ein, da sich meist ein allerdings oft kleines Ulkus oder zumindest immer eine schwere *Gastritis erosiva* mit zahlreichen kleinsten Blutungsquellen am Resektionspräparat findet. Und es kann ein Patient auch an einer Gastritis erosiva oder an einem kleinen Ulkus verbluten, während er andererseits alle Chancen hat, durch die Operation endgültig von seinem Ulkusleiden befreit zu werden.

## 3. Chirurgie des Magenkarzinoms

Um eine Dauerheilung zu ermöglichen, ist auch beim Magenkrebs die *en bloc-Wegnahme des Tumors samt den ergriffenen Lymphknoten* erforderlich. Der Lymphabfluß begleitet die Magenvenen; die Hauptstationen liegen an der großen und kleinen Kurvatur, am Stamm der A. gastr. sin., im Bereiche des Pankreaskopfes oberhalb und unterhalb des Pylorus und am Milzhilus (Abb. 204). Deshalb ist bei der Karzinomoperation die radikale Wegnahme des großen und kleinen Netzes erforderlich, da es nur auf diese Weise gelingt, hier versteckte Lymphknoten mitzuentfernen.

Sofern es sich um kleine pylorusnahe Karzinome handelt, ist die *subtotale (etwa $^4/_5$) Resektion des Magens nach* BILLROTH II, sonst die *Totalexstirpation des Magens* erforderlich. Gründliche Vorbereitung im Hinblick auf Herz, Kreislauf, Magen-Darm (HCl-Pepsin bei Anazidität) und Niere! Grundsätzliche Anwendung der Elektrochirurgie!

### a) Subtotale Magenresektion

*1. Akt:* Die Operation beginnt nach Feststellung der Operabilität, mit der Ablösung des großen Netzes von dem — vom Assistenten herausgespannten — Colon transversum. Das Lig. gastrocolicum wird vom Mesocolon transvers. gelöst (meist gelingt es stumpf). Vordringen auf den Pankreaskopf. Sorgfältige Wegnahme aller daselbst befindlichen Lymphknoten.

*2. Akt:* Jetzt wird das kleine Netz möglichst lebernahe durchtrennt, die A. gastrica dextra möglichst zentral unterbunden und das Duodenum auch kranial freigemacht. Am Magen wird präpylorisch eine Abschlußklemme gelegt und daraufhin das Duodenum durchtrennt und verschlossen. Da auch die Pylorusbarriere nicht so selten von krebsig infiltrierten Lymphbahnen in Richtung auf das Duodenum überschritten wird, treten wir für die

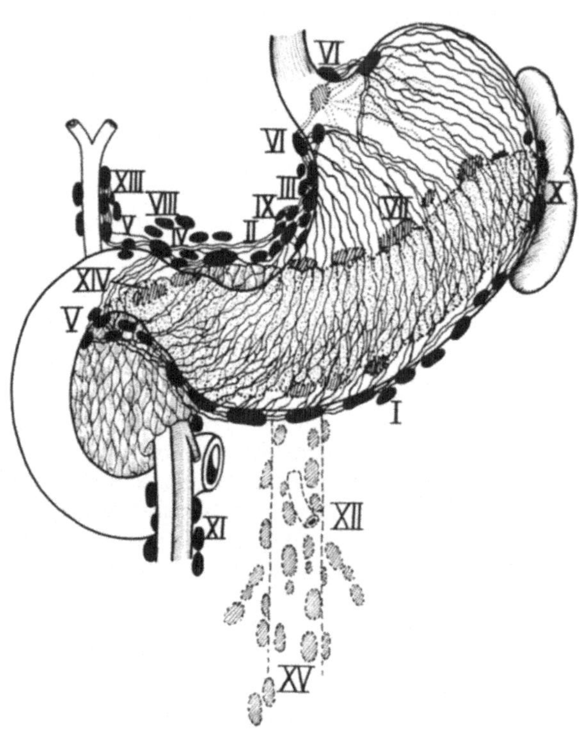


Abb. 204. Die Lymphbahnen und regionären Lymphknoten des Magens (z. T nach MINE) 1. Primäre Lymphknoten: I entlang der großen Kurvatur, II entlang der kleinen Kurvatur, III am Stamm der A. gastr. sin., IV entlang der A. gastr. dextr., V oberhalb und unterhalb des Pylorus, VI re. und li. parakardial. 2. Sekundäre Lymphknoten: VII entlang der A. lienalis, VIII entlang der A. hepatica, IX am Tripus coeliacus, X am Milzhilus. 3. Tertiäre Lymphknoten: XI entlang der A. mes. sup., XII entlang der A. mes. inf., XIII am Lig. hepatoduodenale, XIV hinter dem Pankreas und Duodenum, XV entlang der Aorta abdominalis

möglichst tiefe Durchtrennung des Duodenums und demgemäß für die *grundsätzliche Anwendung der subtotalen Resektion* nach BILLROTH II beim *Karzinom* im Gegensatz zum Ulkus ein, bei dem wir nach Möglichkeit die Resektion nach BILLROTH I ausführen.

*3. Akt:* Nun kann der Magen vorgezogen werden, während zwei Haken die Rippenbogen kranial seitlich ziehen und die Leber mit einem tiefen stumpfen Haken beiseite gehalten wird. Unterbindung der A. gastrica sin. nahe ihrem Ursprung über dem Pankreasrand.

*4. Akt:* Dann wird das kleine Netz mit allen Lymphknoten bis oberhalb der Kardia in Zwerchfellnähe abgetragen, indem es entlang der kleinen Kurvatur vom Angulus bis zur Kardia lebernahe ligiert und durchtrennt wird.

*5. Akt:* Durchführung der subtotalen Resektion nach BILLROTH II in gleicher Weise wie auf S. 183 für die $^2/_3$-Resektion beschrieben, nur daß die Resektionslinien beträchtlich näher der Kardia liegen, die zuführende Jejunumschlinge etwas länger genommen und durch mehrere KAPPELER-Nähte bis zur Kardia hinauf fixiert wird. Ergeben sich wegen der Tiefe des Operationsgebietes Schwierigkeiten mit dem Anlegen der v. HABERER-MAIER-Magenklemmen, so werden entweder einfache DOYEN-Darmklemmen verwendet oder es wird die Anastomose klemmenlos ausgeführt; letztere wird durch Anlegen je einer Kette von Umstechungshaltefäden durch die Seromuskularis des Magens an den beabsichtigten Resektionslinien, welche als Haltezügel Verwendung finden, und durch ständiges Absaugen mit dem elektrischen Saugapparat erleichtert.

### b) Totale Magenresektion

Bei *allen* größeren oder diffus wachsenden Magenkarzinomen angezeigt. Hier wird die geschilderte Skelettierung des Magens über den Fundus hinauf bis zum Ösophagus fortgesetzt. Bei Zugangsschwierigkeiten zum Ösophagus kann die quere bogenförmige Oberbauchlaparotomie durch Durchtrennung des Rippenbogens im Bereiche des VII. IKR. ohne Pleuraeröffnung erweitert werden. *Das Schlüsselproblem ist dabei die Ösophagus-Dünndarmvereinigung.*

Es werden 3 Methoden, welche die gebräuchlichsten sind, angeführt:

α) Die *einfache End-zu-Seit-Ösophago-Jejunostomie.*

Sie erfolgt zweischichtig mit der retrokolisch nach oben gezogenen, genügend langen Jejunumschlinge mit Einzelknopfnähten mit zarter Seide, wobei die vordere Schleimhautnaht invertierend nach v. MIKULICZ angelegt wird (Abb. 205—207 und Text). Als dritte Nahtreihe wird vorne das Zwerch-

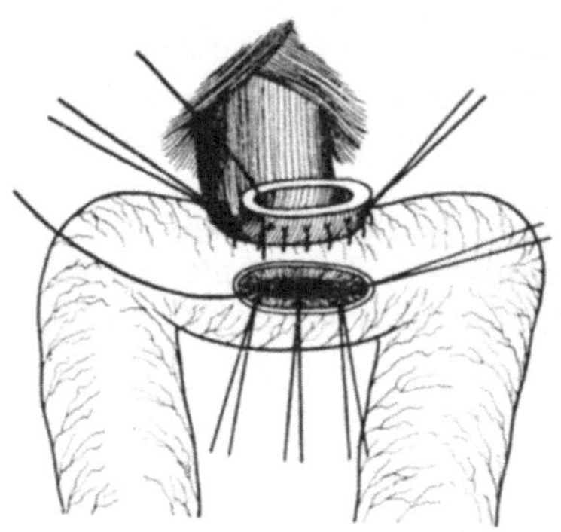

Abb. 205. Totalexstirpation des Magens mit Ösophagojejunostomie I. Die Hinterwandnähte zwischen abdominellem Ösophagus und retrokolisch gelagerter Jejunumschlinge sind gelegt. Die Muskularis-Submukosa der vorgesehenen Anastomosenöffnung im Jejunum ist mit Katgutfäden umstochen und die erste durchgehende Schleimhautknopfnaht mit zarter Seide zum Knüpfen angelegt (links)

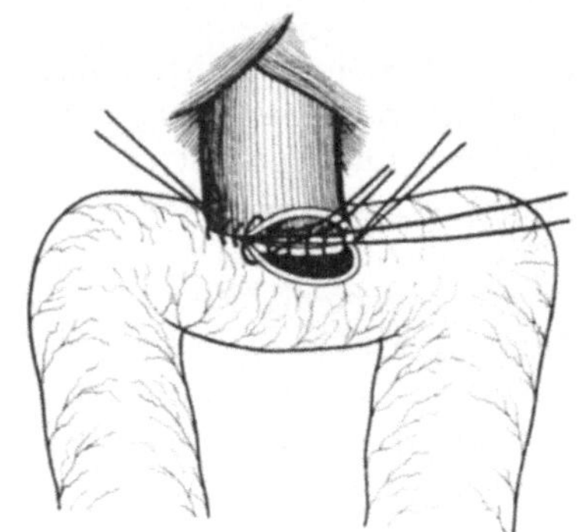

Abb. 206. Totalexstirpation des Magens mit Ösophagojejunostomie II. Nach Fertigstellung der hinteren Schleimhautnaht mit zarten Seidenknopfnähten wird die vordere Schleimhautnaht durch einstülpende v. MIKULICZ-Knopfnähte angelegt: Einstich von innen nach außen und außen nach innen mit Knoten innen, so daß sich die Mukosa nach innen stülpt

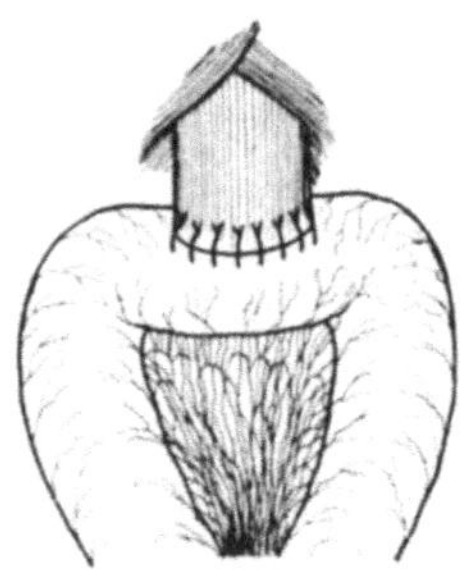

Abb. 207. Totalexstirpation des Magens mit Ösophagojejunostomie III. Die Seromuskularisknopfnähte der Vorderwand sind gelegt

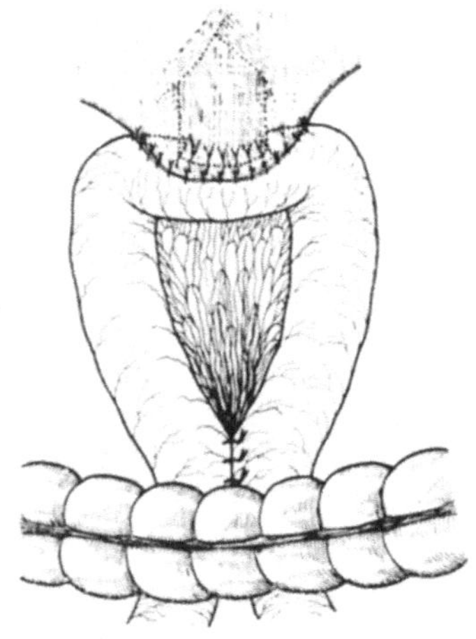

Abb. 208. Totalexstirpation des Magens mit Ösophagojejunostomie IV. Als Abschluß der Ösophagojejunostomie wird das Zwerchfellperitoneum in einer dritten Schicht auf die Jejunumschlinge gesteppt, wodurch die Anastomose serosiert und entspannt wird. Dann wird am tiefsten Punkt zwischen zu- und abführender retrokolisch gelagerter Jejunumschlinge eine BRAUNsche Seit-zu-Seit-Anastomose angelegt, Naht des Mesokolonschlitzes

fellperitoneum im Bereiche der Anastomose mit der hochgezogenen Jejunumschlinge vereinigt (Abb. 208). Abschließend erfolgt zwischen zu- und abführender Jejunumschlinge am tiefsten Punkt eine BRAUNsche Seit-zu-Seit-Anastomose und die Naht des Mesokolonschlitzes (Abb. 208).

β) Eine große Sicherheit bietet die sog. „Sandwich"-Methode (GRAHAM-LEFÈVRE). Die zur Anastomose vorgesehene hochgezogene Jejunumschlinge wird an der Kuppe durchtrennt und beiderseits verschlossen. Nun wird der Ösophagus End-zu-Seit in die abführende Halbschlinge eingepflanzt, welche nach hinten zu liegen kommt. Zur Sicherung wird die vordere Halbschlinge darübergesteppt, so daß die Anastomose wie ein Sandwichbelag zwischen den beiden Halbschlingen zu liegen kommt. Abb. 209 zeigt die fertige Anastomose im Sagittalschnitt von rechts gesehen.

γ) Um die nach Totalexstirpation des Magens auftretenden Ernährungsschwierigkeiten zu verringern, wurde der Magen durch ein künstlich geschaffenes Reservoir ersetzt. Am häufigsten wird der *Ersatzmagen* durch *Zwischenschaltung* einer *retrokolisch gelagerten Jejunumschlinge* zwischen

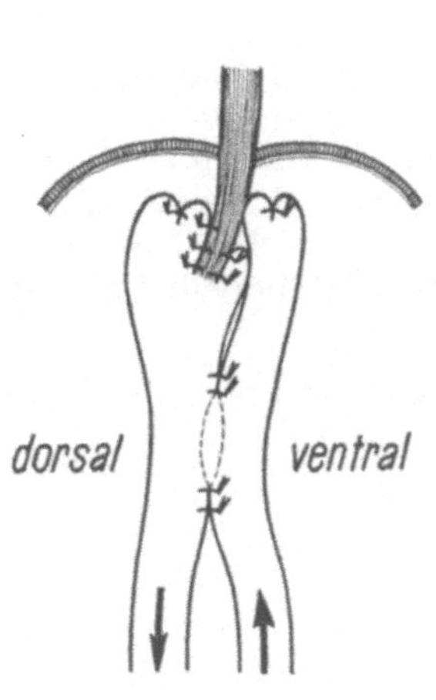


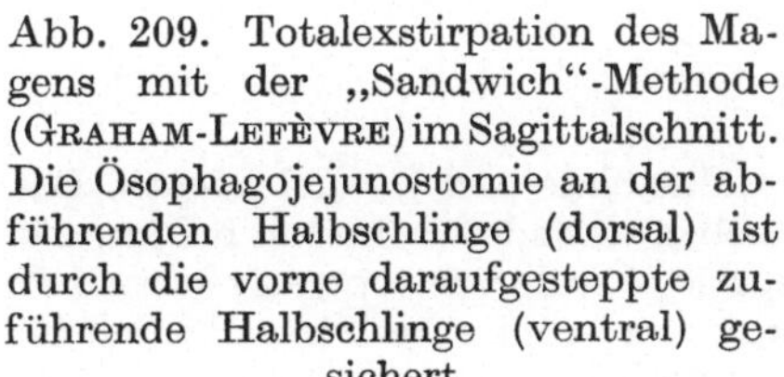
Abb. 209. Totalexstirpation des Magens mit der „Sandwich"-Methode (GRAHAM-LEFÈVRE) im Sagittalschnitt. Die Ösophagojejunostomie an der abführenden Halbschlinge (dorsal) ist durch die vorne daraufgesteppte zuführende Halbschlinge (ventral) gesichert

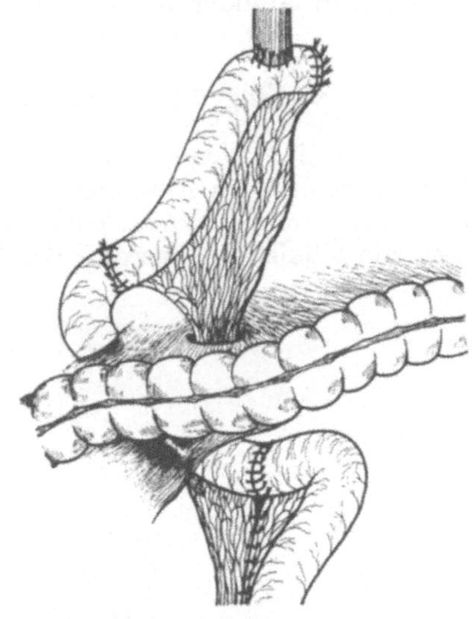

Abb. 210. Totalexstirpation des Magens mit Ersatzmagen durch Zwischenschaltung einer retrokolisch gelagerten Dünndarmschlinge (Jejunum) zwischen Ösophagus (End-zu-Seit) und Duodenum (End-zu-End). Beste funktionelle Ergebnisse

Ösophagus und Duodenum verwendet (SEO-LONGMIRE). Das auszuschaltende Jejunumstück soll etwa 30 cm lang sein. Abb. 210 zeigt unser Vorgehen, mit dem in einer großen Zahl von Fällen beste funktionelle Ergebnisse erzielt werden. Dabei wird in ähnlicher Weise wie von MOUCHET und CAMEY die Ösophagojejunostomie End-zu-Seit und die Jejunoduodenostomie End-zu-End angelegt. Die beiden Jejunumschenkel, welche durch die Ausschaltung des für den Ersatzmagen bestimmten Darmabschnittes entstehen, werden durch eine End-zu-End-Anastomose wieder vereinigt. Naht des Mesokolon- und des Mesenteriumschlitzes.

Bei Übergreifen des Karzinoms auf Nachbarorgane (li. Leberlappen, Pankreas, Milz, Zwerchfell oder Colon transversum) *erweiterte Totalexstirpation* des Magens unter Mitnahme der betroffenen Organe (Teilresektion der Leber oder des Colon transversum). Speziell bei Übergreifen auf das Pankreas oder den Milzhilus „Monobloc-Resektion“ (KÖLE) mit Entfernung des ganzen Magens, Pankreasanteil, Milz, des großen und kleinen Netzes sowie aller erreichbarer Lymphknoten en bloc.

Über Kardiafundektomie siehe S. 146 u. Abb. 139—143.

## E) Eingriffe an den Gallenwegen und am Pankreas

Auch für die Gallenblasen- und Choledochusoperationen ist die Kenntnis der topographischen Anatomie und ihrer Regelabweichungen (Anomalien) notwendige Voraussetzung. Zur Erinnerung vgl. Abb. 211. Über die Grundlagen von Klinik und Therapie vgl. ORATOR-KÖLE: Spezielle Chirurgie.

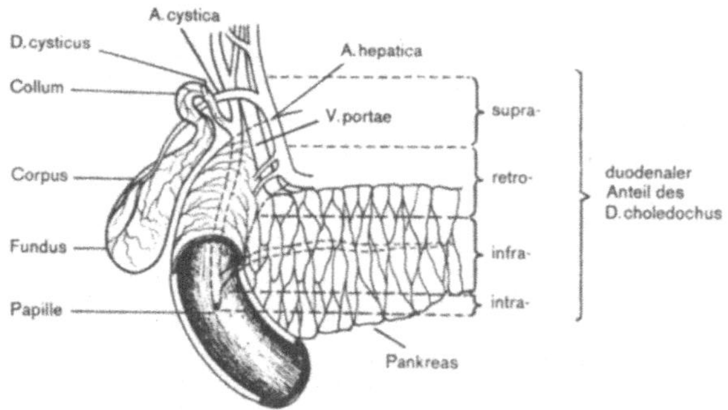


Abb. 211. Chirurgische Topographie von Gallenblase und D. choledochus. Das sich an der gestauten Gallenblase aufgetrieben ausladende Infundibulum, das sich über den D. choledochus und D. hepaticus stülpt, ist operativ besonders wichtig. Verlauf des D. choledochus: supra-, retro-, infra- und intraduodenaler Anteil (nach THOREK)

## 1. Eingriffe an der Gallenblase

Als Zugangsweg empfiehlt sich als am günstigsten ein Rippenbogenrandschnitt (vgl. Abb. 152 a, 3), verschiedentlich wird auch ein Querschnitt oder ein Transrektalschnitt verwendet. Die Operation erfolgt in Allgemeinanästhesie.

a) **Cholezystostomie.** Nur mehr ausnahmsweise bei akut-entzündlichem Geschehen und desolatem Allgemeinzustand. Die Umgebung wird exakt durch Streifen abgedichtet, die Gallenblase eröffnet und die meist eitrige Galle abgesaugt. Entfernung der Steine, Einlegen eines Dränrohres in die Gallenblase und Abdichten der Umgebung gegen die übrige Bauchhöhle durch Netz und ein bis zwei Streifen sowie ein zweites Dränrohr. Es handelt sich dabei um einen ausgesprochenen *Noteingriff*.

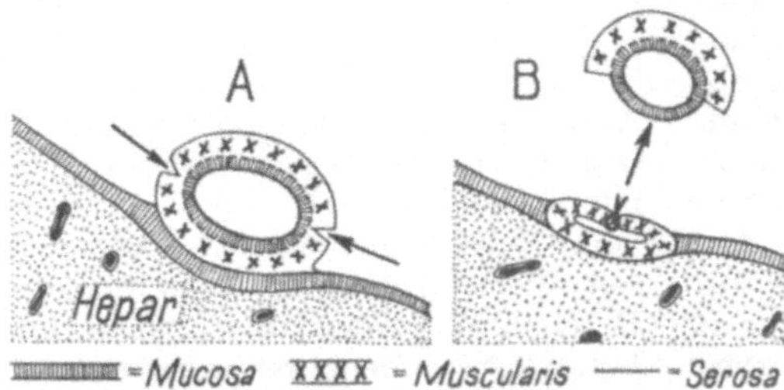


Abb. 212. Die Standard-Cholezystektomie halbschematisch im Querschnitt: A Lage der Serosainzision, B Leberwundbettversorgung durch Vernähung des restierenden Serosasaumes, darüber die entfernte peritonealbedeckte Gallenblase

b) **Cholezystektomie** (LANGENBUCH 1882).

α) Standardoperation — meist geübt. Von der zu entfernenden Gallenblase wird ein Serosasaum ringsum (Abb. 212—214) erhalten, der die Serosadeckung des Leberwundbettes der entfernten Blase gestatten soll (vgl. Abb. 212—215).

Man kann die Präparation zystiko-fundal (retrograd, Abb. 213) oder fundo-zystikal (antegrad, Abb. 214) vornehmen. Bei Vorhandensein eines entzündlichen Tumors am Lig. hepatoduodenale kann die Präparation des D. cysticus auf Schwierigkeiten stoßen und wird besser vermieden. In solchen Fällen wird antegrad präpariert! In der Regel aber wird die präparative Darstellung und Unterbindung des D. cysticus und der A. cystica mit anschließender retrograder Gallenblasenentfernung bevorzugt. Bei unexakter Präparation sind sowohl bei retrogradem wie antegradem Vorgehen Nebenverletzungen (vor allem des rechten Astes des D. hepaticus und von Gefäßen) möglich. Im Falle einer unerwarteten Blutung darf nicht blind mit Klemmen im Blutungsbereich in der Tiefe zugefaßt werden. Es gelingt, in solchen Fällen in der Regel, durch Einführen eines Zeigefingers in das Foramen epiploicum WINSLOWI, mit zwei Fingern die A. hepatica zu komprimieren, so daß unter Sicht die blutende Stelle exakt ohne Nebenverletzungen gefaßt und ligiert werden kann.

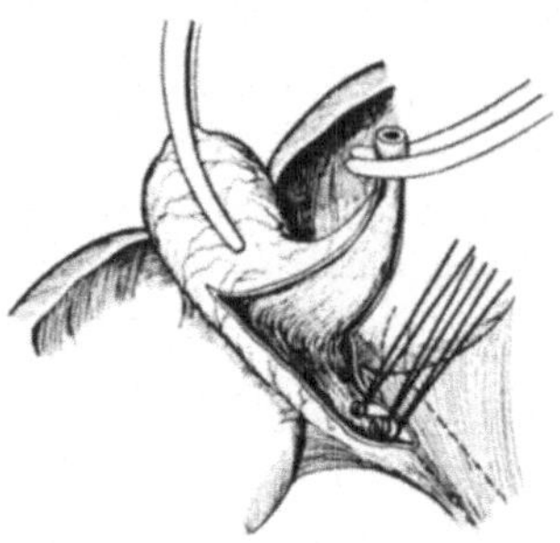

Abb. 213. Retrograde Cholezystektomie (Zystiko-fundal). Nach Serosaspaltung — unter Hochziehen und Anspannen der Gallenblase mit einer gebogenen Gallenblasenklemme — Darstellung des Zystikusabganges mit doppelter Ligatur (proximal Katgut, daneben Seide) direkt am D. choledochus, Anlegen einer Klemme gallenblasenwärts und Durchtrennung des D. cysticus; auch die A. cystica ist bereits unterbunden und durchtrennt, die Gallenblase wird unter Erhaltung eines Serosasaumes aus dem Leberbett ausgeschält

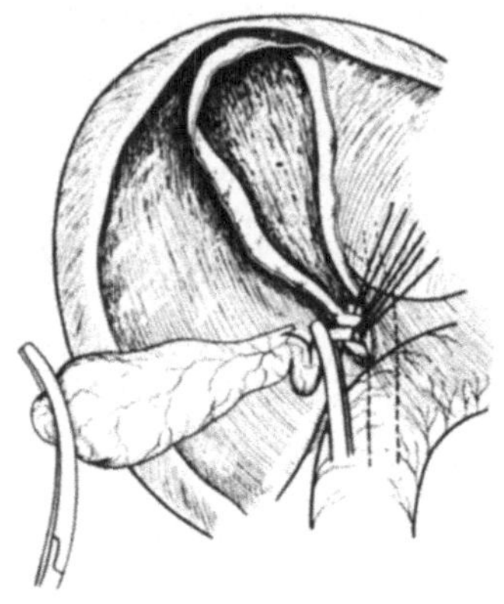

Abb. 214. Antegrade Cholezystektomie (Fundo-zystikal). Unter Erhaltung eines Serosasaumes ist die Gallenblase vom Fundus her subserös aus dem Leberbett ausgeschält. A. cystica und D. cysticus werden unterbunden. Das Leberbett mit dem breiten Serosasaum deutlich erkennbar

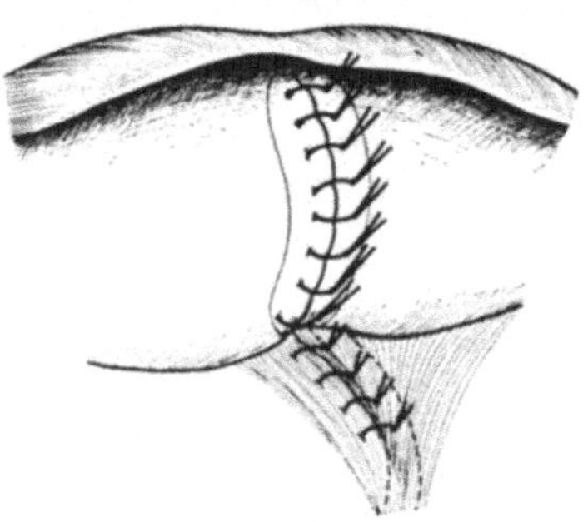

Abb. 215. Nach beendeter Cholezystektomie Serosierung des Zystikusstumpfes und des Leberwundbettes durch Vernähen des gespaltenen Lig. hepatoduodenale und des restierenden Serosasaumes der entfernten Gallenblase mit Katgutnähten

Bei exakt ausgeführter Standard-Cholezystektomie (genaue Serosierung des Leberbettes und des Zystikusstumpfes mit Katgutnähten, vgl. Abb. 212 und 215) befürworten wir den dränagelosen Bauchdeckenverschluß, mit dem wir ausgezeichnete Erfahrungen besitzen. Bei unsicherer Serosierung oder nach einer Choledochotomie wird für einige Tage ein dünnes Dränrohr eingelegt.

β) Pribrams *totale subseröse Aushülsung* der Gallenblase. Bei sorgfältiger Präparation lassen sich außer alten Schrumpfgallenblasen, die dafür ungeeignet sind, die meisten chronischen und akut entzündlichen Steinblasen, auch schwere Hydrops- und Empyemformen subserös aushülsen, so daß die ganze Serosahülle (20—60 cm²), die beim Standardverfahren geopfert wird, erhalten bleibt.

Vereinzelt wird noch das *elektrochirurgische Vorgehen* verwendet: Bei der *Mukoklase* nach PRIBRAM wird nach Ligatur des D. cysticus die Gallenblase der Länge nach aufgeschnitten und ausgeräumt. An der ausgespannten Gallenblase Verschorfung der Mukosa durch Elektrokoagulation. Die Seromuskularishülle wird dann unter Einrollung in sich vernäht.

### 2. Eingriffe am D. choledochus

Gewöhnlich wird die *Choledochusbeteiligung* des Steinleidens durch einen länger anhaltenden Ikterus gekennzeichnet. Von der Zysticusmündung aus wird der D. choledochus aufgesucht. Zur genauen Abklärung wird vom D. cysticus aus mit Hilfe einer eingebundenen Kanüle die Radiomanometrie mit Messung des Druckes im D. choledochus und damit der Papille ausgeführt; anschließend intraoperative Röntgendarstellung der Gallenwege mit 30%igem Biligrafin, welche auch kleine Konkrementaussparungen im Füllungsröntgenbild des D. choledochus erkennen läßt *(intraoperative Cholangiographie)*. Meist ist der D. choledochus im Erkrankungsfall gestaut und erweitert, oft wandverdickt. Er liegt im Lig. hepatoduodenale am Rande des Foramen epiploicum WINSLOWI gegen rechts ventral zu. Nach Anlegen von zwei Haltezügelnähten aus feiner Seide wird er eröffnet und sondiert, Konkremente werden mit der Steinzange oder mit dem Steinlöffel entfernt (Abb. 216), tiefliegende werden durch Spülungen oder mit zwei Fingern gegen die Choledochotomieöffnung hin mobilisiert und dann extrahiert. Bei unsicherer Papillendurchgängigkeit oder bei Papillenstenose wird die *Papillotomie* ausgeführt (Abb. 218).

Versorgung nach Choledochotomie:

α) Primäre Naht des D. choledochus;

β) Dränage mit einfachem und zartem Gummi- oder Kunststoffdrän für 10–14 Tage;

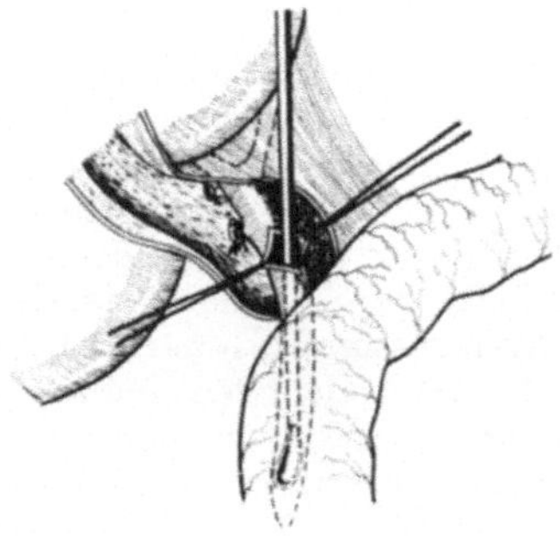

Abb. 216. Choledochotomie nach Cholezystektomie. Die Inzision wird durch zwei Haltefäden auseinandergehalten, in den D. choledochus ist ein Steinlöffel zur Entfernung von Choledochussteinen eingeführt. Darüber der ligierte Zystikusstumpf und die ligierte A. cystica mit dem Leberwundbett

das Drän liegt im D. choledochus oder in einem D. hepaticus und wird an der zu verschließenden Choledochotomie (zweireihig: 1. Naht mit zarten Katgutknopfnähten, 2. Naht mit Knopfnähten) mit einer Katgutnaht fixiert.

γ) Choledochoduodenostomie (Abb. 217). Sie wird angelegt, wenn die Papillendurchgängigkeit nicht gewährleistet erscheint; im allgemeinen wird eine Seit-zu-Seit-Anastomose ausgeführt, bei der der D. choledochus schräg und das Duodenum längs eröffnet und die Anastomose zweischichtig genäht wird.

δ) Papillotomie (Abb. 218) und Naht des D. choledochus.

## 3. Eingriffe am Pankreas

Das Papillen- bzw. Pankreaskopfkarzinom erfordert, sofern es noch nicht Metastasen gesetzt hat und lokal operabel ist, den großen Eingriff der *Duodenopankreatektomie*, ein- oder zweizeitig bei hochgradigem Ikterus (Abb. 219, dort auch die nähere Beschreibung des Vorgehens).

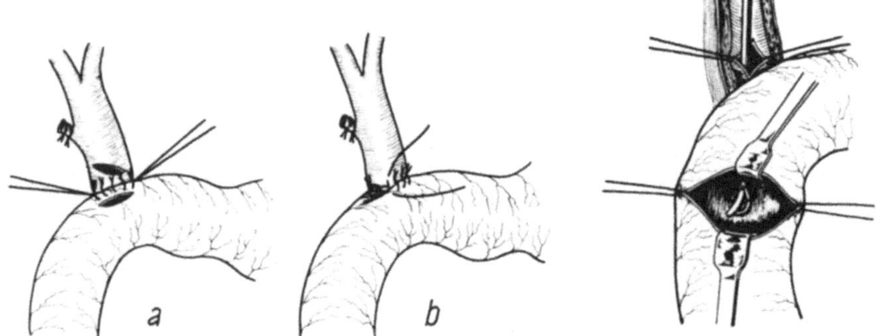


Abb. 217. Choledocho-Duodenostomie Seit-zu-Seit. a die Serosaknopfnähte der Hinterwand sind geknotet, der D. choledochus ist etwas schräg und das Duodenum parallel zu den Nähten eröffnet, darüber der doppelt ligierte Zystikusstumpf; b nach Abschluß der fortlaufenden Schleimhautvorderwandnahtreihe werden gerade die Serosavorderwandknopfnähte gelegt

Abb. 218. Transduodenale Papillotomie bei Papillenstenose. Durch eine supraduodenale Choledochotomie, welche mit zwei Haltefäden auseinandergehalten wird, Einführen einer gebogenen Steinsonde, über der zuerst das Duodenum eröffnet und dann die Papille gespalten wird. Fixation der inzidierten Papillenwand an die Duodenalschleimhaut durch einige Nähte (Cave Pankreasgewebe!)

Als Voroperation oder Palliativoperation in inoperablen Fällen wird der Choledochusverlegung durch eine *Cholezystojejunostomie* begegnet.

Die gestaute Gallenblase wird punktiert und abgesaugt. Dann wird zwischen Gallenblasenkuppe und einer meist antekolisch hochgezogenen Dünndarmschlinge eine zweischichtige End-zu-Seit-Anastomose angelegt. Dann folgt am tiefsten Punkt zwischen zu- und abführender Dünndarmschlinge

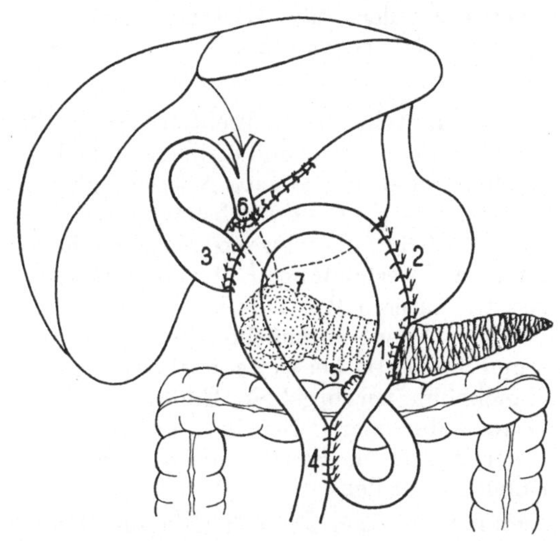


Abb. 219. Duodenopankreatektomie beim Pankreaskopfkarzinom nach KÖLE. Nach Entfernung des Pankreaskopfes und eines Teiles des Körpers, des ganzen Duodenums, des unteren Choledochusanteiles und etwa der distalen Magenhälfte Durchführung der Anastomosen: 1 Pankreatojejunostomie End-zu-Seit, 2 Gastrojejunostomie End-zu-Seit, 3 Cholezystojejunostomie End-zu-Seit, 4 BRAUNsche Seit-zu-Seit-Anastomose, 5 Blindverschluß des Duodenums an der TREITZschen Falte, 6 Choledochusligatur mit Daraufsteppen des Lig. teres hepatis, 7 angedeutet das Pankreaskopfkarzinom, welches vor Anlegen der Anastomosen entfernt wurde (gestrichelt)

eine typische BRAUNsche Seit-zu-Seit-Anastomose, um die Ingesta von der Gallenblasen-Darmanastomose möglichst fernzuhalten.

Erwähnt sei noch das Vorgehen bei *Pankreaszysten:* Entweder *Exstirpation* oder *Marsupialisation*, d. h. Herstellung einer inneren Anastomose zwischen dem Zystensack einerseits und dem Magen oder Dünndarm anderseits.

## F) Eingriffe an der Milz

### 1. Splenektomie

Die Indikation zur Splenektomie ist bei folgenden Erkrankungen gegeben:

a) absolut: Milzruptur.

b) relativ: konstitutioneller hämolytischer Ikterus, Thrombopenie, BANTI-Syndrom, Milzvenenthrombose, leukämische Lymphadenose u. a.

*Technik:* Der Operateur steht auf der rechten Seite des Patienten, dessen linke Lende und Rücken überstreckt und etwas nach rechts gekippt werden. Rippenbogenrandschnitt links, der je nach Notwendigkeit nach oben rechts oder nach unten verlängert wird. Verwachsungen zwischen Milzoberfläche und Zwerchfell bzw. seitlicher Bauchwand werden mit der Schere durchtrennt, wenn nötig nach Unterbindungen. Mit der Mobilisierung des Organes beginnen wir meist am unteren Pol. Durchtrennung des Lig. colico-lienale und der Verwachsungen an der Seitenfläche. Mit der rechten Hand wird dann die Milz langsam und vorsichtig bei weiterer Durchtrennung von Verwachsungen aus der Bauchhöhle hervorgeholt. Einlegen von heißen, mit Kochsalz getränkten Gazestreifen oder Perltüchern hinter die Milz, um einerseits ein Zurücksinken der Milz in die Bauchhöhle zu vermeiden und anderseits geringfügige Blutungen zu stillen.

Nach Durchtrennung des Lig. gastrolienale mit Unterbindungen Isolierung der A. lienalis von links hinten her; doppelte Unterbindung nach proximal und einfache nach distal, dann Durchtrennung der Arterie. Weitere Mobilisierung der Milz durch Durchtrennung der peritonealen Umschlagfalte am oberen Pol. Es folgt nun die Unterbindung und Durchtrennung der V. lienalis, welche mit ihren Ästen oft bis über fingerdick angeschwollen ist. Diese Ligatur soll nicht zu nahe am Milzhilus angelegt werden, da die Venen dabei leicht einreißen und die Milzkapsel mit allen ihren Folgen lädieren. Ist der Gefäßstiel sehr kurz, ist es am besten, von kaudal beginnend, die Gefäße schrittweise nach oben hin zu unterbinden. Dabei ist jedoch zu achten, daß nicht Teile des Pankreasschwanzes oder der Magenwand in die Ligaturen miteinbezogen und verletzt werden. Nach durchgeführter Splenektomie Entfernung der Kompressen, Absaugen des Hypochondriums und exakte Blutstillung durch Unterbindung oder Umstechung. Zum Abschluß Serosierung der Gefäßstümpfe durch Vernähung des Randes des Lig. gastrolienale mit dem freien Peritoneum parietale. Zur Sicherheit legen wir meist für 48 Stunden ein mitteldickes Dränrohr in das linke Hypochondrium ein, das links seitlich nach außen geleitet wird.

## 2. Eingriffe bei portaler Hypertension

Ziel einer Shunt-Operation, d. h. einer Anastomosenbildung zwischen V. portae und V. cava inf. ist die Entlastung des kollateralen Kreislaufes durch Ableitung eines großen Teiles des Pfortaderblutes, das unter hohem Druck steht, in die V. cava mit niedrigem Druck. Damit vermindert sich die Gefahr der Ösophagus-Varizen-Blutung.

In Frage kommen:

a) Die splenorenale End-zu-Seit-Anastomose mit Splenektomie.

b) Die direkte Anastomose zwischen V. portae und V. cava inf. (Ecksche Fistel) und

c) Die Verbindung der V. mes. sup. mit der V. cava inf. Letztere ist nur ein Notbehelf.

α) *Die splenorenale End-zu-Seit-Anastomose mit Splenektomie bei vergrößerter Milz.*

In rechter Seitenlage verläuft der Schnitt auf der 10. Rippe links nach vorne bis zur Medianlinie des Oberbauches. Eröffnung des Thorax und des Zwerchfelles, um einen guten Zugang für die Anastomose zu haben. Ist der Druck in der V. lienalis deutlich erhöht, sind die Voraussetzungen für einen splenorenalen Shunt gegeben. Splenektomie in typischer Weise, Mobilisierung des Pankreasschwanzes und Verziehung desselben medianwärts. Die V. renalis kann auf diese Weise gut dargestellt werden. Die Verbindung zwischen V. lienalis und V. renalis wird als End-zu-Seit-Anastomose durchgeführt (Abb. 220).

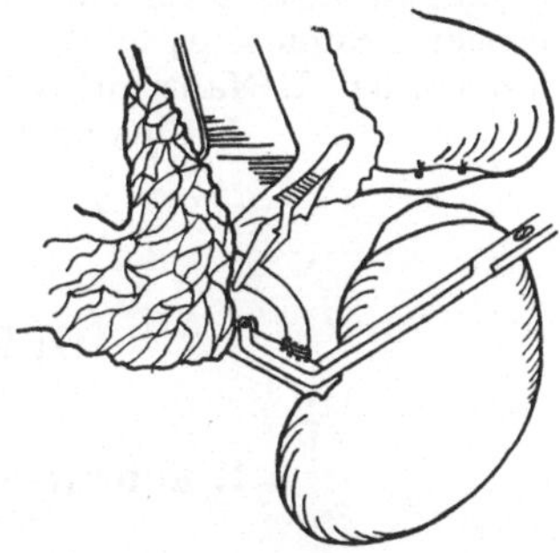

Abb. 220. Entfernung der Milz und Anastomose zwischen V. lienalis und V. renalis sin. (spleno-renaler Shunt)

β) Wegen des verhältnismäßig großen Gefäßkalibers ist die Anastomose zwischen V. portae und V. cava inf. technisch leichter ausführbar als der splenorenale Shunt. Diesem Vorteil steht aber der Nachteil einer Verletzung der in unmittelbarer Nachbarschaft liegenden A. hep. und des Duct. choled. gegenüber. Der Eingriff kann in Form einer Seit-zu-Seit-Anastomose (Abb. 221) oder besser nach Durchtrennung der V. portae als End-zu-Seit-Anastomose des distalen Endes der V. portae mit der V. cava ausgeführt werden (Abb. 222). Letztere ist besonders dann angezeigt, wenn der Druck nach vollständiger Unterbrechung der V. portae deutlich unter 100 mm $H_2O$ (normal 80 bis 120 mm $H_2O$) liegt, da dann meist schon der größere Teil des Pfortaderblutes auf extrahepatischen Wegen in die V. cava inf. gelangt.

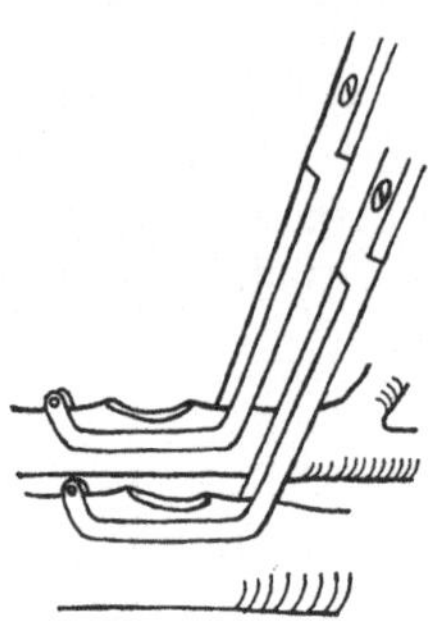

Abb. 221. Seit-zu-Seit-Anastomose zwischen V. portae und V. cava inf. Die SATINSKY-Klemmen liegen und die beiden Gefäße sind durch eine Längsinzision eröffnet; es folgt die fortlaufende hintere und vordere U-Naht mit Aneinanderlagerung von Intima an Intima

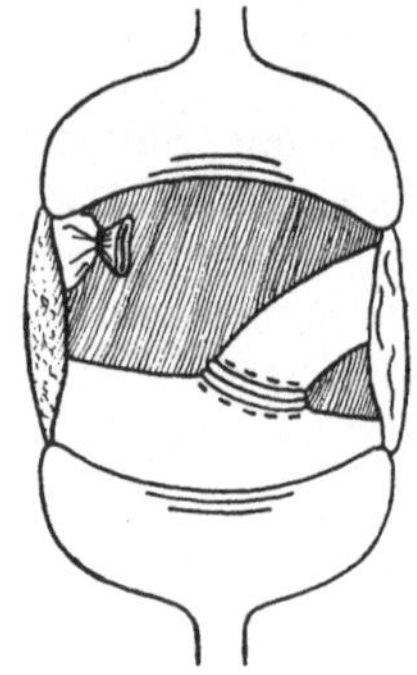

Abb. 222. End-zu-Seit-Anastomose zwischen V. portae und V. cava inf.

## G) Eingriffe am Dünndarm

### 1. Enterotomie (Eröffnung des Dünndarmes)

Sie wird zum Zwecke der *Entleerung flüssigen Darminhalts*, beispielsweise beim mechanischen Ileus, oder zur *Entfernung* von *verschluckten Fremdkörpern*, eines *Gallensteines* oder *polypös gestielter submuköser Tumoren* (Lipome, Fibrome, Leiomyome) angelegt.

Um das Ausfließen von Darminhalt zu vermeiden, wird die betreffende Darmschlinge durch Ausstreifen zwischen zwei Fingern entleert und dann mit 2 federnden DOYEN-Darmklemmen gefaßt. Der Darm wird in der Längsrichtung gegenüber dem Mesenterialansatz eröffnet und nach Beendigung des Eingriffes, z. B. Entfernung eines Fremdkörpers oder eines gestielten Tumors, in querer Richtung zweischichtig verschlossen (erste Nahtreihe: Entweder als fortlaufende, umschlungene Katgutnaht, wenn der Verschluß sehr rasch durchgeführt werden muß, oder als v. MIKULICZ-Einstülpungsknopfnaht; zweite Nahtreihe: Seromuskularis-Knopfnähte mit Seide [LEMBERT-Nähte]).

Bei Operationen wegen Ileus muß der durch den gestauten flüssigen Inhalt stark aufgetriebene Darm mittels der Enterotomie abgesaugt werden. Hierzu dient das doppelläufige Absaugrohr nach AUBERT. Wesentlich günstiger ist das doppelläufige flexible Absaugrohr nach BRÜCKE, da wegen seiner größeren Länge und wegen seiner Biegsamkeit der Dünndarm leicht darübergestreift und abgesaugt werden kann.

Nach Anlegen einer Tabaksbeutelnaht zwischen den beiden DOYEN-Darmklemmen wird der Darm eröffnet, das Saugrohr eingeführt und die Tabaksbeutelnaht geknüpft. Abnehmen der Darmklemme und Vorschieben des Saugrohres unter ständigem Absaugen. Wenn der Dünndarm harmonikaartig auf das Rohr aufgestülpt und entleert ist, wird das Rohr entfernt und die Enterotomie zweischichtig — wie vorhin beschrieben — verschlossen. Meist erholt sich der Darm rasch und der Bauchdeckenverschluß gelingt mühelos. Genaue Beachtung der Asepsis während des Absaugens!

## 2. Enterostomie

Dient zur Zufuhr von Nahrung direkt in den Dünndarm oder zur Entleerung flüssigen oder gasförmigen Darminhalts. Im ersten Fall wird die Enterostomie im Jejunum, im zweiten Fall im Ileum angelegt.

Die einfachste Technik ist dabei die des serosa-ausgekleideten Schrägkanals nach WITZEL, wie sie in derselben Art am Magen zur Anwendung kommt. Das Prinzip WITZELS ist die Bildung eines 6—8 cm langen, von Granulationsgewebe ausgekleideten Kanals, der zwischen der Mündung in der Darmschleimhaut und der Bauchwandöffnung eingeschaltet ist.

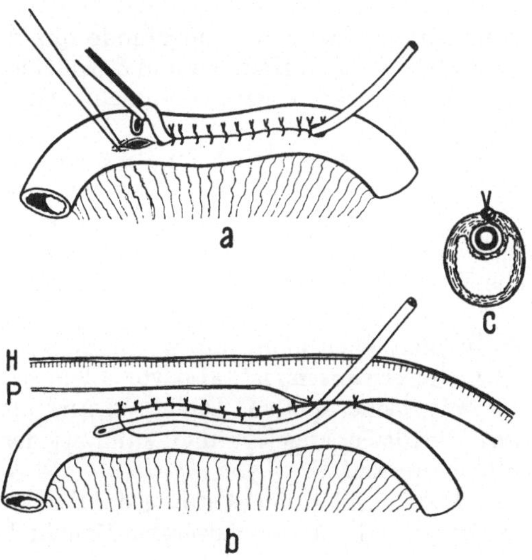


Abb. 223. WITZELscher Schrägkanal („WITZEL-Fistel"). a Abbildung des Seromuskulariskanals über dem Katheter, die Katheterspitze wird eben in das eröffnete Lumen versenkt, b Längsschnitt durch den vollendeten WITZELschen Schrägkanal, c Querschnitt durch den WITZELschen Schrägkanal, in dem der Katheter liegt

Ein Katheter von entsprechender Dicke wird in der Längsrichtung auf die Mitte der Darmschlinge (d. h. gegenüber dem Mesenterialansatz) aufgelegt und 2 Seromuskularisfalten zu den Seiten des Katheters hochgehoben und eng über dem liegenden Katheter durch Nähte vereinigt. Wenn dieser von Serosa ausgekleidete Kanal aus den Seromuskularisfalten in etwa 6—8 cm Länge gebildet ist, wird an dem einen Ende, wo die Katheterspitze herausragt, das Darmvolumen eröffnet, die Katheterspitze in die Darmlichtung hineingesteckt und der Darm mit LEMBERT-Nähten darüber verschlossen (Abb. 223). Zuletzt wird das andere Ende des Kanals, aus dem das lange Ende des Katheters herausragt, in die peritoneale Wunde eingenäht, im übrigen die Bauchhöhle verschlossen. Vorher wird das einwandfreie Funktionieren der Fistel überprüft, indem man durch einen Trichter etwas sterile Kochsalzlösung einfließen läßt. *Wichtig* ist die *sorgfältige Fixation* des *Schlauches*, damit er nicht herausrutschen kann, entweder durch ein Überdrän mit einer Sicherheitsnadel und einem gelochten Heftpflasterstreifen oder durch Anlegen einer sog. Fahne aus Heftpflaster, die mit zwei Sicherheitsnadeln versehen wird.

Bei engem Darmlumen kann der WITZEL-Kanal für die Ernährungsjejunostomie manchmal zu einem hochsitzenden Ileus führen, der dadurch vermieden werden kann, daß zwischen zu- und abführendem Darmschenkel unterhalb der WITZEL-Fistel eine BRAUNsche Seit-zu-Seit-Anastomose angelegt wird. Hinzuweisen ist noch, daß bei der *Ernährungsfistel* das Auge des Katheters nach *aboral* und bei der *Entleerungsfistel* nach *oral* zeigt.

In diesem Zusammenhang sei auf den Unterschied zwischen *Lippen-* und *Röhrenfistel* hingewiesen.

Bei der *Lippenfistel* grenzt der Schleimhautsaum wie am Munde direkt an den Hautsaum. Bei der *Röhrenfistel* ist zwischen Hautsaum und Schleimhaut ein mehr oder minder langer, von Granulationsgewebe ausgekleideter Kanal zwischengeschaltet.

Die beiden Fistelarten unterscheiden sich grundsätzlich im Hinblick auf ihre *spontane Heilungsmöglichkeit*. Die Lippenfistel kann ebensowenig wie eine Mundöffnung spontan ausheilen. Bei einer Röhrenfistel kann dagegen der von Granulationsgewebe ausgekleidete Kanal jederzeit ausgranulieren und zuheilen, sofern der natürliche Weg afterwärts ohne Hindernis offensteht.

Wir legen operative *Lippenfisteln* in allen jenen Fällen an, wo ein dauerndes oder längeres Offenbleiben der Fistel erwünscht ist, also vor allem bei den *Kotfisteln* (Kolostomie, Zökostomie, siehe später). Diese *Kotfistel* als Lippenfistel wird in der Regel am Dickdarm angelegt und kann wieder grundsätzlich in 2 Formen ausgeführt werden.

In einem Fall wird bloß ein Teil der *Darmwand* in einer Öffnung der Bauchwand vorgelagert. Seitlich wird die Darmwand mit dem parietalen Bauchfell umsäumt, so daß eine seitliche Öffnung des Dickdarmes: *laterale Kolostomie = seitlicher Kunstafter* (Abb. 224a) zustande kommt; dabei ist der normale Weg afterwärts nicht aufgehoben. Es besteht nur ein Seitenventil, so daß während einer Behinderung der tieferen Darmdurchgängigkeit der Kot einen seitlichen Ausweg hat.

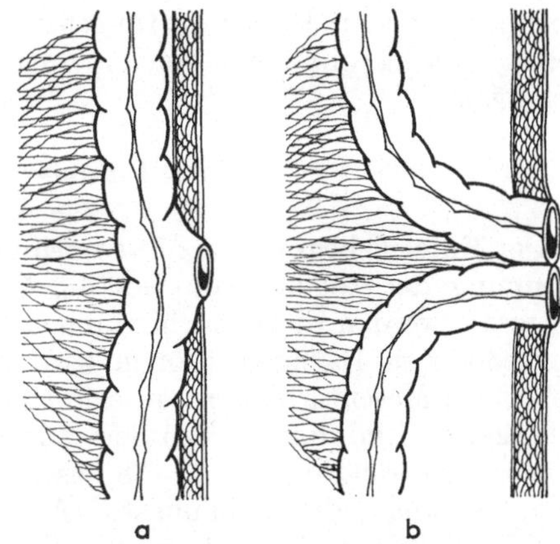


Abb. 224. Kotfisteln a Laterale Kolostomie (seitlicher Kunstafter), b Axiale Kolostomie (doppelläufiger Kunstafter)

Die *axiale Kolostomie = doppelläufiger Kunstafter* (Abb. 224b) dagegen durchbricht die normale Darmwegsamkeit vollkommen. Hiebei wird z. B. das Colon transversum oder sigmoideum über das Niveau der Bauchwunde hochgehoben und durch das Mesokolon ein Dränrohr, in dem ein Bleistab steckt, geführt, das nun auf den Hauträndern reitet (der „Reiter"). In dieser Lage sind ringsum Peritoneum und Faszie an Darmwand und Mesokolon angenäht und nach Verklebung der Peritonealflächen der Darm schrittweise bis auf den Reiter vollkommen durchtrennt. Es resultiert die axiale Kolostomie, wobei beide Dickdarmlumina (die zu- und die abführende Schlinge) achsengerecht nach außen münden.

Eine axiale Kolostomie läßt sich unter bestimmten Umständen in eine laterale Kolostomie umwandeln u. zw. mittels der sog. *Spornquetsche* (z. B. nach v. Oppolzer, Abb. 1a, C). Die beiden Branchen der Spannquetsche werden gesondert in je eine der beiden Darmlichtungen gesteckt. Wenn sie dann im Schloß vereinigt werden, führen sie, die beiden Darmschlingen aneinanderpressend, im gegenseitigen Druck in einigen Tagen durch Drucknekrose zu einer neu entstehenden Öffnung zwischen zu- und abführender Schlinge, die den Übertritt der Ingesta von der zuführenden in die abführende Schlinge ermöglicht; damit ist im Prinzip der Zustand einer lateralen Darmfistel erreicht.

Zum völligen Verschluß einer Lippenfistel ist im allgemeinen eine Operation mit intraperitonealer Freilegung und Verschluß der Darmwunde zweischichtig notwendig.

Im Gegensatz zu diesen Formen der Lippenfistel wird die *Röhrenfistel* dann angestrebt, wenn nur vorübergehend eine Fistel bestehen soll, wie etwa bei den Ernährungsfisteln (Gastrostomie, Jejunostomie) oder den vorübergehenden Ileusentlastungsfisteln (Ileostomie), bei denen wir wünschen, daß sie ohne eine Nachoperation am Darm wieder zur Ausheilung gelangen.

### 3. Dünndarmresektion

Der Eingriff beginnt im Mesenterium mit der Unterbindung und Durchtrennung der zugehörigen Gefäße. Wird ein nur kurzer Darmabschnitt entfernt, werden die Unterbindungen knapp am Darm vorgenommen. Bei ausgedehnten Darmresektionen wird ein entsprechendes Stück des dazugehörigen Mesenteriums mitreseziert (Abb. 155). Das weitere Vorgehen bei der End-zu-End- und Seit-zu-Seit-Anastomose wird im Kapitel „Versorgung von Darmverletzungen“, S. 158 beschrieben. Ergänzend ist dazu zu bemerken, daß außer diesen häufigsten Anastomosenarten noch die End-zu-Seit und die Seit-zu-End-Anastomosen in Frage kommen. Als Beispiel einer beiderseitigen Ausschaltung einer Dünndarmschlinge ist die Totalexstirpation des Magens mit Bildung eines Ersatzmagens durch Zwischenschaltung dieser Dünndarmschlinge und End-zu-End-Anastomose der beiden Jejunumschenkel anzuführen (Abb. 210).

Sind bei der End-zu-End-Anastomose die beiden Lumina verschieden groß, wie dies z. B. bei der Resektion einer hochgradigen Darmstenose der Fall ist, kann diese Inkongruenz der Lumina dadurch überbrückt werden, daß man das engere Ende schräg durchtrennt und so einen größeren Querschnitt für die Naht bekommt. Die schräge Durchtrennung erfolgt so, daß wegen der Durchblutung antimesenteriell mehr weggenommen wird als an der Seite des Mesenterialansatzes.

Bei der Naht des Mesenterialschlitzes sollen nach Möglichkeit die Ligaturstümpfe beidseits serosiert werden, wobei sorgfältig darauf geachtet werden muß, kein größeres Gefäß anzustechen oder zu umstechen. Es könnten sonst unangenehme Hämatome oder Ernährungsstörungen an der Anastomose entstehen.

## H) Eingriffe am Dickdarm

Die im Vergleich zu früher wesentlich besseren Operationsergebnisse sind neben den Fortschritten der Allgemeinen Chirurgie vor allem der Dickdarmantisepsis durch darmwirksame, nicht zur Resorption gelangende Sulfonamide (Carbo-Intazin, Euvernil, Sulfaguanidin u. a.) und Antibiotika (Streptomycin, Terramycin, Nebacetin, Reverin usw.) zu danken. Diese Medikamente werden etwa 4—6 Tage peroral präoperativ und per infusionem postoperativ gegeben.

## 1. Eingriffe beim Dickdarmkarzinom

a) Beim *Karzinom der rechten Kolonhälfte* wird die *rechtsseitige Hemikolektomie* ausgeführt (Abb. 225):

*1. Akt:* An der Außenseite des Colon ascendens wird das Peritoneum parietale inzidiert und nach oben und unten durchtrennt. Zökum und Colon ascendens lassen sich dann mit dem dazugehörigen Mesokolon stumpf von der hinteren Bauchwand abschieben.

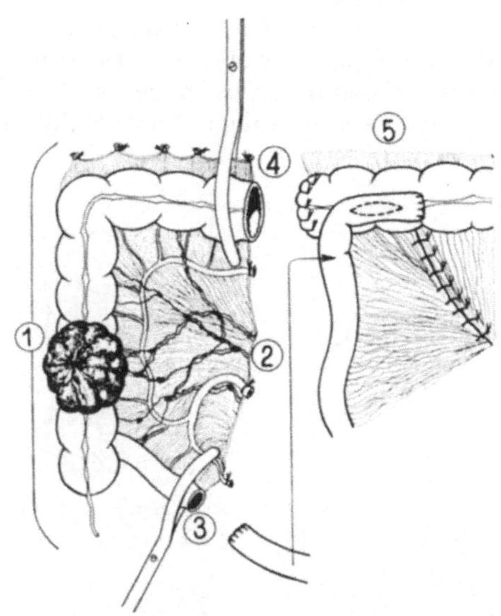

Abb. 225. Das operative Vorgehen bei der rechtsseitigen Hemikolektomie in den einzelnen Akten (siehe Text)

*2. Akt:* Größte Sorgfalt erfordert nun die Skelettierung der Mesokolonwurzel, bei der vorhandene Lymphknoten mitentfernt werden. Die Vasa spermatica und der Ureter werden nach hinten abgeschoben, die Pars inferior duodeni liegt frei im Wundgrund. Die Vasa ileocolica, colica dextra und je nach Ausdehnung der Resektion der rechte Ast oder der Stamm der A. colica media werden nahe dem Ursprung unterbunden und durchtrennt.

*3. Akt:* Durchtrennung der untersten Ileumschlinge und 3-schichtiger Blindverschluß, in der innersten Nahtreihe fortlaufend umschlungen mit Katgut, darüber zwei Seidenknopfnahtreihen zur Serosierung.

*4. Akt:* Skelettierung der re. Hälfte des Colon transversum durch Ligaturen am Lig. gastrocolicum und am restlichen Teil des Mesokolon, Durchtrennung des Colon transversum und 3-schichtiger Blindverschluß, in der innersten Nahtreihe fortlaufend umschlungen mit zarter Seide, darüber zwei Seidenknopfnahtreihen zur Serosierung.

*5. Akt:* Anlegen einer Seit-zu-Seit-Anastomose isoperistaltisch zwischen unterster Ileumschlinge und Colon transversum (Ileotransversostomie). Naht des Mesenterial-Mesokolonschlitzes. Abschließend wird rechts lumbal der retroperitoneale Raum dräniert und nach Möglichkeit der Serosadefekt der hinteren Bauchwand gedeckt.

b) *Beim Karzinom des Colon transversum* wird nach Mobilisierung der beiden Flexuren einer genügenden Radikalität wegen eine ausgedehnte Resektion des Colon transversum mit End-zu-End-Anastomose zweischichtig ausgeführt. Die vordere Schleimhautnaht wird als v. Mikulicz-Einstülpungsknopfnaht angelegt. Naht des Mesokolonschlitzes.

c) *Beim Karzinom der linken Kolonhälfte* wird die *linksseitige Hemikolektomie* ausgeführt, wobei die Ligaturen wegen der kurzen zentripetalen Lymphbahnen möglichst nahe am Stamm der A. colica sin. oder der A. mes. inf. gelegt werden sollen. Nach Mobilisierung der linksseitigen Kolonhälfte werden das Colon transversum und das Sigma am Übergang in das Colon pelvinum durchtrennt und eine zweischichtige End-zu-End-Anastomose angelegt. Naht des Mesokolonschlitzes mit Fixation an das hintere Peritoneum (Abb. 226).

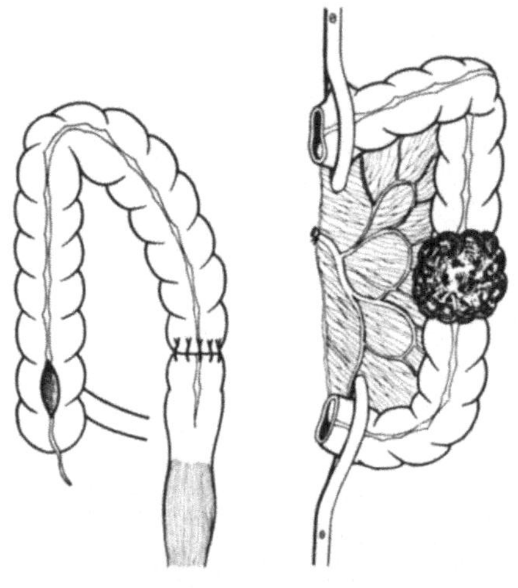

Abb. 226. Das operative Vorgehen bei der linksseitigen Hemikolektomie. Im Ileusstadium zweizeitig mit vorangehender Zökostomie im I. Akt, sonst einzeitig

Liegt ein Ileus vor, wird zur Entlastung des Darmes eine Entlastungsfistel im Sinne einer *Zökostomie* (Abb. 226 und 227) angelegt. Nach Abklingen des Ileus erfolgt der II. Operationsakt, dem nach einigen Wochen der III. Operationsakt mit Verschluß der Zökostomie folgt (Schloffer).

d) Beim *Karzinom der Sigmakuppe* wird im *Ileusstadium, zweizeitig* (v. Mikulicz) mit Vorlagerung der tumortragenden Sigmaschlinge, Abtragung und End-zu-End-Anastomose oder *dreizeitig* (Schloffer) mit Zökostomie, Resektion des Tumors und Verschluß der Zökostomie vorgegangen. Besteht *kein Ileus,* wird *einzeitig* (v. Haberer) operiert, wobei bei kleinem Tumor oft eine segmentale Resektion der Sigmaschlinge mit End-zu-End-Anastomose möglich ist. Ist der Tumor größer, muß entsprechend weit nach oben (Mitnahme der Lymphknoten) und nach unten bis zum Douglas mobilisiert und skelettiert werden.

Handelt es sich bei den Karzinomen des Kolon um *inoperable Tumoren,* werden — um bei Zunahme der Stenose einen Ileus zu vermeiden — *Umgehungsanastomosen* angelegt u. zw. im allgemeinen bei inoperablen Tumoren der *rechten Kolonhälfte* eine *anisoperistaltische Ileotransversostomie Seit-zu-*

*Seit* und bei solchen der *linken Kolonhälfte* eine *anisoperistaltische Transversosigmoideostomie Seit-zu-Seit* oder eine *Transversorektostomie.*

## 2. Zökostomie

Sie ist beim *akuten Obturationsileus* des Kolon ohne Rücksicht auf den Sitz des Hindernisses angezeigt; eine Ausnahme bildet nur der Zökaltumor.

Eine Zökostomie kann ferner zur Vorbereitung des Darmes für die Resektion bei stenosierenden Tumoren mit Subileus *präliminar* und als Sicherheitsvorkehrung für die Anastomose *zugleich* mit der Resektion angelegt werden, insbesondere bei sehr adipösen Patienten.

Wechselschnitt im rechten Unterbauch wie bei der Appendektomie; bei noch unklaren Verhältnissen kleiner Pararektalschnitt. Das geblähte Zökum wird vorgezogen; ist die Wand infolge der Rückstauung sehr dünn und ist man beim weiteren Vorgehen behindert, wird es nach Anlegen einer Tabaksbeutelnaht punktiert. Nachdem der angestaute, meist gasförmige Inhalt entwichen ist, wird die Punktionsnadel entfernt und die Tabaksbeutelnaht zugezogen und geknotet. Dann wird das Zökum in einer Ausdehnung von etwa 5 : 3 cm in das Peritoneum der vorderen Bauchwand ringsum eingenäht und die Bauchdecken beidseits schichtweise verschlossen, wobei der im Bereiche der Zökostomie liegende Hautrand nach innen umgekrempelt und mit der Faszie vernäht wird. Die Eröffnung des Zökums erfolgt einige Stunden nach der Operation mit dem elektrischen Messer entlang der Tänie (Abb. 227). Soll die Zökostomie aufgelassen werden, kann ein Verschluß durch Anfrischen der Wundränder und durch eine einstülpende Schleimhautnahtreihe nach v. MIKULICZ mit darübergesetzten LEMBERT-Knopfnähten erzielt werden.

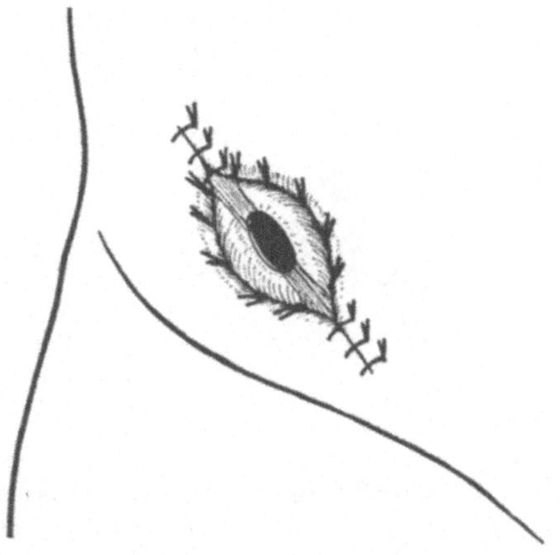

Abb. 227. Laterale Zökostomie mit Eröffnung des Darmes im Bereiche der Tänie

Die Zökostomie kann auch unter Zuhilfenahme eines Gummischlauches mit Bildung eines Schrägkanals nach WITZEL oder KADER (2 Tabaksbeutelnähte übereinander um den Gummischlauch) angelegt werden. Vorteil: Bei Auflassen der Zökostomie wird der Schlauch entfernt und es schließt sich die Öffnung von selbst. Nachteil: Die Entleerung durch den Schlauch ist bei dickflüssigem Inhalt manchmal mit Schwierigkeiten verbunden.

Die Verlagerung und zirkuläre Einnähung der ganzen Zökumkuppe mitsamt der Appendix in die vordere Bauchwand, wobei nach Abtragung der Appendix in das Darmlumen ein Dränrohr mittels Tabaksbeutelnaht eingebunden wird, führen wir nicht aus, da es meist zu einem mehr minder ausgedehnten Prolaps des ganzen Zökums kommt.

## 3. Kolostomie

Sie wird entweder als *axiale Transversostomie* oder als *axiale Sigmoideostomie* (Abb. 228) angelegt, je nach dem Sitz des stenosierenden Tumors. Das Colon transversum wird durch einen kleinen Medianschnitt, während das Sigma im li. Unterbauch entweder durch einen Wechselschnitt oder einen Pararektalschnitt aufgesucht wird.

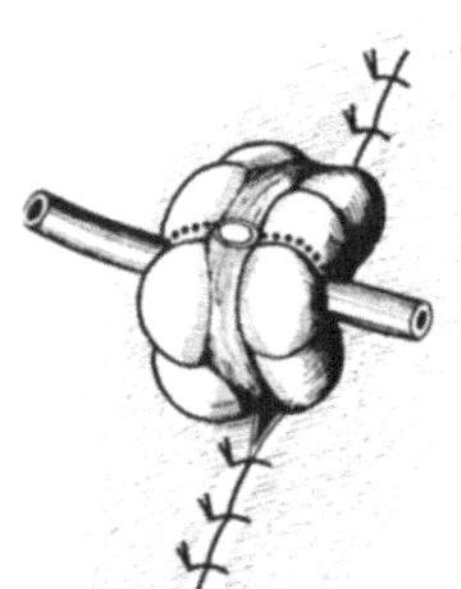

Abb. 228. Kunstafter im Bereiche des Sigma (axiale Sigmoideostomie) über einem Gummirohr-Blei-Reiter. Die Kolostomie ist im Bereiche der Tänie bereits eröffnet. Die Durchtrennung erfolgt im Bereiche der punktierten Linie, so daß nach völliger Durchtrennung der Reiter herausfällt

Nach Eröffnung des Peritoneums wird die Sigmaschlinge vorgezogen und an einer gefäßfreien Stelle eine geschlossene Kornzange durch das Mesosigma geführt. Mit ihr zieht man einen dünnen, mit einem Gummidrän überzogenen Bleistab als „Kolostomiereiter" durch. Dann werden die beiden Sigmaschenkel zunächst auf der medialen und anschließend auf der lateralen Seite durch einige Serosanähte vereinigt. Die Sigmaschlinge wird zirkulär am Peritoneum der vorderen Bauchwand eingenäht und die Bauchhöhle bis auf die Durchtrittsstelle der vorgelagerten Schlinge verschlossen. Die Haut wird ähnlich wie bei der Zökostomie vernäht, indem der Hautrand knapp neben der Darmwand eingekrempelt und durch einige Nähte an die Faszie fixiert wird. Zwischen Hautrand und Darmwand wird zirkulär ein zarter Gazestreifen eingelegt und mit Dermatolbrei (nach v. Hacker) abgedichtet. Als Verschlußbandage wird heute eine Pelotte aus Kunststoff getragen, welche durch einen Gummirand gut abdichtet und sich leicht reinigen läßt. Neuerdings Verwendung von selbstklebenden Plastikbeuteln.

## I) Eingriffe am Mastdarm und Anus

### 1. Eingriffe beim Rektumkarzinom

#### a) Die abdominoperineale Rektumamputation (Miles)

*Abdominaler Akt:*

Mediane Unterbauchlaparotomie mit Verlängerung des Schnittes links vom Nabel nach oben. Bei Beckenhochlagerung werden die Dünndarmschlingen mit feuchten Kompressen vom kleinen Becken ferngehalten. Durchtrennung des Peritoneums lateral vom Sigma und Fortsetzen des Schnittes bis in die Gegend des Douglas; dann Inzision des Peritoneums am Mesosigmaansatz, wobei auch dieser Schnitt bis zum Douglas reicht. Diese beiden Seitenschnitte des Peritoneums werden etwas oberhalb des Douglas vereinigt. Es folgt je nach Ausdehnung des Prozesses und Vorliegen von Lymphknoten die Ligatur der A. mes. inf. unterhalb des Abganges der A. colica sin. oder der A. häm. sup. im Stamm (Abb. 229). Dann wird das Rektum und untere Sigma teils scharf, teils stumpf mobilisiert. Dies gelingt in der richtigen Schicht bis zur Levatorplatte, was den perinealen Akt vereinfacht. Das Mesosigma wird bis an die Stelle des Sigma, die für den Anus iliacus bestimmt ist, durchtrennt und der Darm im Abstand von etwa 2 cm hier doppelt ligiert. Zwischen den Ligaturen Durchtrennung mit dem elektrischen Messer und sofortiges Überstülpen je eines Nylonsäckchens auf die beiden Darmstümpfe, die mit einer Ligatur fixiert werden.

Es folgt die Anlegung des Anus praeter durch einen lateralen Pararektalschnitt innerhalb der Spin. il. ant. sup. Durchziehen des proximalen Sigmaschenkels und Einnähen im Sinne eines endständigen Anus sigmoideus (Abb. 230). Damit die Lücke zwischen Darm und Bauchwand geschlossen ist, wird das Mesosigma an der lateralen Bauchwand fixiert. Der distale tumortragende Darmschenkel wird in das kleine Becken versenkt und nach genauer Blutstillung das Beckenperitoneum darüber in Quer- oder Längsrichtung (Abb. 230) durch Knopfnähte ein- oder zweischichtig verschlossen. Nach Instillation eines Antibiotikums in die Bauchhöhle schichtweiser Bauchdeckenverschluß. Ohne Umlagerung folgt nach Abspreizen der Beine der *perineale Akt:*

Verschluß des Anus über einem Sublimattupfer, der mit einer gekreuzten Knopfnaht zirkumanal fixiert wird. Mit den langgelassenen Fäden kann ein Zug auf den Anus ausgeübt werden, was sich für die weitere Präparation als günstig erweist. Zirkuläre Umschneidung des Anus. Nach Inzision der Fascia visceralis vor dem Steißbein gelangt man in die Kreuzbeinhöhle und kann den distalen Darmstumpf herausluxieren (Abb. 231). Unter Zug

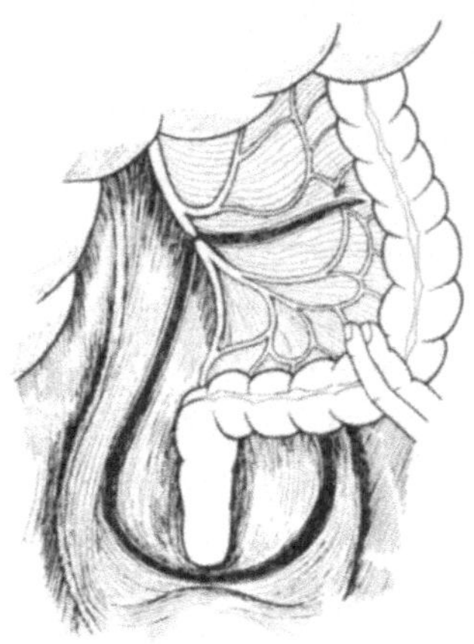

Abb. 229. Unterbindung der A. mes. inf. unter dem Abgang der A. colica sin. bei der Entfernung des Rektumkarzinoms, um einerseits die Radikalität zu gewährleisten und anderseits eine gute Ernährung der Darmschlinge für die Anastomose sicherzustellen

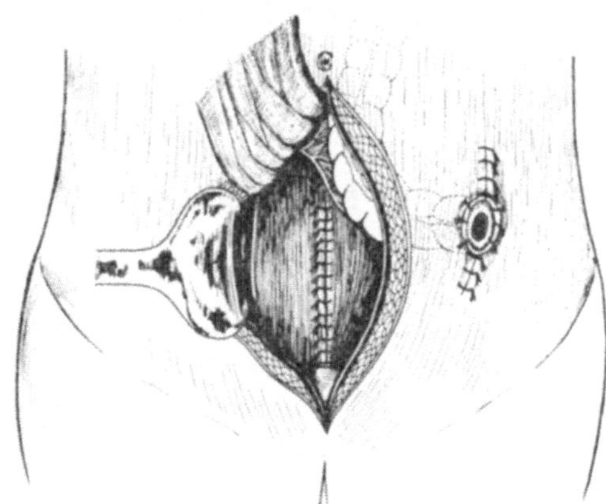

Abb. 230. Abdominoperineale Rektumamputation I. Die endständige Sigmoideostomie ist im li. Unterbauch angelegt das tumortragende distale Rektumstück ist in das kleine Becken versenkt und das Beckenperitoneum darüber mit Seidenknopfnähten verschlossen. Der Dünndarm wird durch ein großes Gazetuch nach oben verlagert

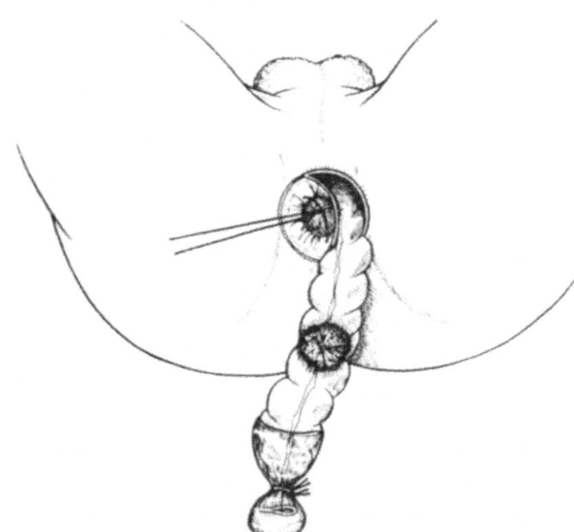

Abb. 231. Abdominoperineale Rektumamputation II. Im perinealen Akt wird der Anus durch eine Naht über einem Tupfer verschlossen und dann zirkulär umschnitten. Links ist die sakrale Wundhöhle bereits eröffnet und der tumortragende Rektumanteil nach außen verlagert. Nach erfolgter gänzlicher Umschneidung des Anus wird er mit dem M. sphinkter exstirpiert

am Darm gelingt die weitere Abtrennung ohne besondere Schwierigkeiten. Der distale Darmstumpf wird schließlich unter Mitnahme des M. sphincter und eines Teiles der äußeren Haut entfernt. Blutstillung, Einlegen eines dicken Gummidrän und zweier Gazestreifen in die Kreuzbeinhöhle, Verkleinerung des Defektes durch einige subkutane und einige Hautnähte.

Im allgemeinen kann diese abdominoperineale Amputation ohne Mitnahme des Steißbeines erfolgen, nur bei Übergreifen auf den Knochen muß es mitentfernt werden.

Die abdominosakrale Amputation (Quenu, König) ist heute weitgehend verlassen (große sakrale Wundhöhle mit langer Heilungsdauer).

### b) Die zweizeitige Rektumamputation

Bei schlechtem Allgemeinzustand kommen auch andere zweizeitige Methoden in Frage, z. B. die *zweizeitige Rektumamputation* nach Guleke (Abb. 232), die in ähnlicher Weise auch Kirschner und Lockhart-Mummery empfehlen: *1. Akt:* Endständiger Sigmaafter und Verschluß des tumortragenden Rektum, *2. Akt:* Sakrale Rektumamputation mit Dränage der Wundhöhle.

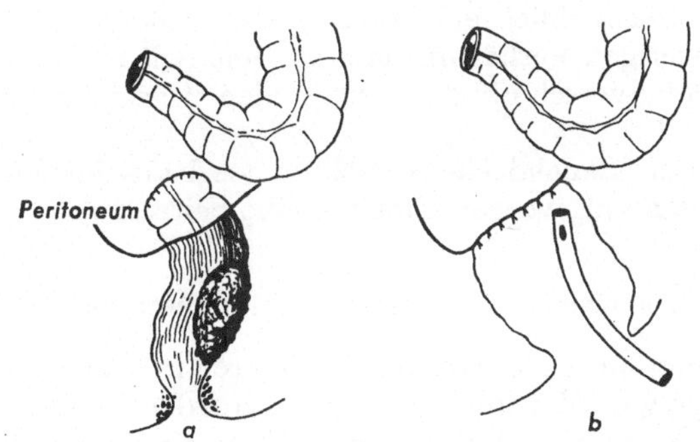


Abb. 232 Zweizeitige Rektumamputation nach Guleke
a) 1. Act: Anusiliacus, b) 2. Akt: Sakralle Rektumamputation

### c) Die abdominelle Rektumresektion

Die Mobilisierung des Sigma und oberen Rektum erfolgt wie bei der Rektumamputation (Abb. 229). Der Darm wird nach proximal zu in einer

Entfernung von mindestens 15 cm und nach distal zu in einer solchen von mindestens 10 cm vom Tumorrand durchtrennt. Zur Anastomose kann je nach Lage des Tumors das proximale Sigma, das Colon descendens oder das Colon transversum verwendet werden. Dementsprechend sind die Gefäßligaturen auszuführen, so daß die Darmstümpfe in sicher ernährtem Gebiet liegen. Wenn der zu entfernende Darmteil entsprechend mobilisiert ist, werden bei noch nicht durchtrenntem Darm zuerst die Serosahinterwandfäden gelegt, ohne sie zu knoten. Erst nachdem alle Fäden liegen, werden sie einzeln geknüpft; dies hat den Vorteil einer wesentlich besseren Übersicht und verläßlicheren Hinterwandnaht. Nur bei sehr tief liegender Anastomose müssen die beiden Darmschenkel nach Anlegen von Haltefäden und von 2 weichen Klemmen vorher durchtrennt und dann durch die Hinterwandnahtreihe aneinandergebracht werden. Vorher wird das Fettgewebe im Bereich der vorgesehenen Anastomose abgetragen. Es folgt die Hinterwandschleimhautnaht fortlaufend umschlungen mit zarter Seide; die Vorderwandschleimhautnaht wird als Einstülpungsknopfnaht nach v. MIKULICZ ausgeführt, so daß die Schleimhaut nach Beendigung dieser Nahtreihe zur Gänze eingestülpt ist. Nach Anlegen der Vorderwandserosaknopfnahtreihe kann als 3. Schicht das Blasenperitoneum bzw. das seitliche Peritoneum darübergesteppt werden. In die Kreuzbeinhöhle wird ein Dränrohr eingelegt, das neben dem M. rectus rechts nach vorne außen geleitet und in das Nebacetinlösung instilliert wird.

Wir legen fast ausschließlich eine End-zu-End-Anastomose an; es kann bei besonders schwierigen Verhältnissen auch eine Seit-zu-End-Anastomose mit vorherigem Blindverschluß des proximalen Dickdarmschenkels ausgeführt werden.

Nach schichtweisen Bauchdeckenverschluß wird abschließend eine vorsichtige Sphinkterdehnung vorgenommen (siehe Seite 220).

### d) Die abdominotransanale Rektumresektion

Während die abdominelle Resektion für Tumoren in Frage kommt, welche höher als etwa 15 cm vom M. sphincter liegen, kann die abdomino-transanale Resektion noch bei einer rektoskopischen Entfernung des Tumors vom Anus bei etwa 10 bis 15 cm ausgeführt werden; andere Autoren gehen noch tiefer hinunter. Diese Operationsmethode kommt besser nicht zur Anwendung, wenn der Patient sehr adipös ist, insbesondere das Gekröse und die Appendices epiploicae, wenn Lymphknotenmetastasen im Mesorektum und Mesosigma nachweisbar sind und wenn trotz ausgiebiger Mobilisierung der Flexur und Unterbindung der Gefäße der Durchzug des proximalen Darmschenkels nur unter Spannung erfolgen kann bzw. die Ernährung dieses Darmschenkels unsicher ist.

Die Laparotomie, Mobilisierung des Sigma, Colon descendens und der Flexur mit Unterbindung der entsprechenden Gefäße und Präparation des Rektums erfolgt in ähnlicher Weise wie bei der abdominellen Resektion, nur in größerer Ausdehnung, um den proximalen Darmschenkel spannungslos nach unten zu bringen. Durchtrennung des Darmes etwa 3 cm oberhalb des Anus, nachdem das proximale Darmstück mit einer weichen Darmklemme verschlossen wurde. Nach weiterer Mobilisierung des proximalen Darmschenkels wird dieser dann an der Grenze der Ernährung durchtrennt und durch Einzelknopfnähte, welche lang gelassen werden, verschlossen. Der tumortragende Darmanteil wird entfernt (Abb. 233a). Nun wird das anale Darmstück mit mehreren langen Fäden armiert, welche mit einer Kornzange durch den Anus nach hinten durchgereicht werden. Durch Zug an diesen Fäden kann dieses anale Darmstück nach außen evertiert werden. Von oben wird dann der verschlossene proximale Darmschenkel nach unten

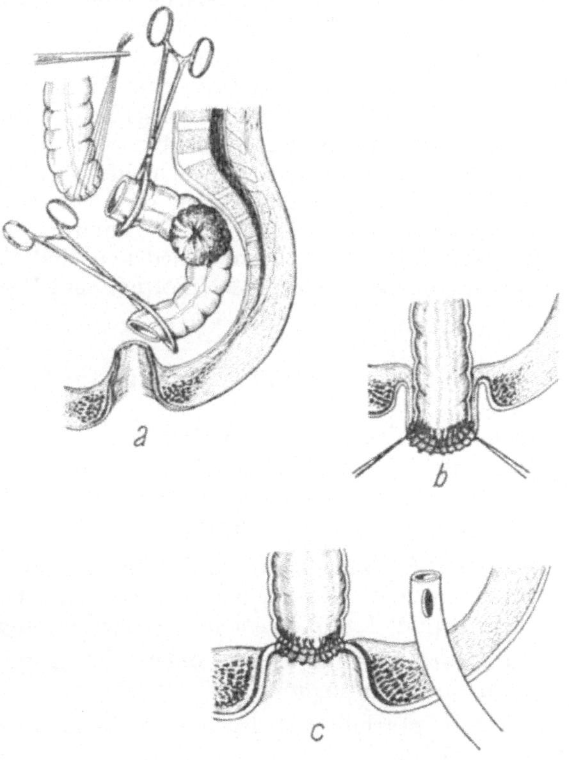


Abb. 233. Abdominotransanale Rektumresektion. a Der tumortragende Rektumanteil ist proximal und distal durchtrennt, das proximale Dickdarmstück ist durch langgelassene Knopfnähte verschlossen. b Der anale Darmanteil ist evertiert und mit dem durchgezogenen proximalen Dickdarmanteil zirkulär zweischichtig anastomosiert, nachdem vorher das distalste Stück des durchgezogenen Darmes abgetragen wurde. c Nach beendeter Anastomose wird der Darm reponiert, daneben die Dränage der sakralen Wundhöhle, welche parakokzygeal rechts nach außen geleitet wird

dirigiert und mit einer Kornzange an den langgelassenen Fäden durch das evertierte anale Darmstück nach außen gezogen.

Wenn das Colon ohne Torsion und ohne Spannung weit genug aus dem Analkanal herausreicht und die Ernährungsgrenze einwandfrei feststeht, wird die Vorderwand des durchgezogenen Darmes durchtrennt, und zwar etwa 3 cm vor dem Anus, so daß der evertierte und der durchgezogene Darmanteil gleich lang sind. Es folgt nun die Seromuskularis-Seidenknopfnahtreihe, zirkulär zuerst an der Vorderwand und nach gänzlicher Durchtrennung des durchgezogenen Darmes auch an der Hinterwand. Mit den langgelassenen Eckfäden werden die beiden Darmenden nach außen gezogen und so die Anastomose erleichtert. Es kann die Durchblutung nochmals kontrolliert werden. Dann werden die Schleimhautränder zirkulär mit durchgreifenden Chromkatgutknopfnähten vereinigt (Abb. 233b). Nach Kürzen der Nähte wird der evertierte Darmanteil reponiert.

Vor Ausführung dieser Anastomose wird der präsakrale Raum nach hinten unten dräniert, wobei das Durchziehen und die Lage des Drän vom Abdomen aus kontrolliert werden kann (Abb. 233c).

In den nun reponierten Darmanteil wird ein weiches dickes Gummidrän bis über die Anastomose reichend eingeführt.

Nun wird die Lage dieser Darmschlinge vom Abdomen aus nochmals inspiziert und das Beckenperitoneum ohne Knickung oder Einschnürung des Darmes exakt verschlossen. Schichtweiser Bauchdeckenverschluß.

Diese Operation kann von einer oder von zwei Operationsgruppen ausgeführt werden, welche dann von oben und unten gleichzeitig vorgehen.

Das Verfahren wurde in verschiedenen Modifikationen von d'Allaines, Babcock, Black, v. Oppolzer, Toupet und Valdoni bekanntgegeben.

## 2. Eingriffe beim Analkarzinom

Da das Analkarzinom nach Stelzner drei Metastasenstraßen aufweist (entlang der Hämorrhoidalgefäße, zur seitlichen Beckenwand hin und in die Inguinalregion) und es sehr frühzeitig zur Metastasierung kommt, ist die Prognose besonders ungünstig.

*Therapie: 1. Chirurgisch:* Abdominoperineale bzw. bei entsprechender Ausdehnung und Übergreifen auf die Nachbarschaft abdominosakrale Amputation mit Lymphadenektomie der Leistengegend bds.

*2. Radio-chirurgisch:* a) Wie oben mit nachfolgender massiver Rö.-Bestrahlung lokal und inguinal.

b) Bei Inoperabilität Anlegen einer Sigmoideostomie und nachfolgende Rö.-Bestrahlung.

*3. Röntgentherapeutisch:* a) Lokale Bestrahlung des Tumors entsprechend seiner Ausdehnung mittels Kurzdistanzbestrahlung oder Röntgen-Halbtiefen- bzw. Tiefentherapie.

b) Strahlenbehandlung der Leistenregion und der Lymphwege im kleinen Becken mittels Telekobaltbestrahlung oder ultraharter Röntgenstrahlung.

c) Umschriebene Lokalbehandlung mit Radiumpunktur.

Wegen der ungünstigen operativen Ergebnisse wird vielfach der Röntgentherapie der Vorzug gegeben, um dem Patient den großen Eingriff und den Kunstafter zu ersparen. Dies ist allerdings nur möglich, wenn keine Gefahr eines Ileus besteht.

## 3. Periproktitischer Abszeß

Bei allen Operationen im Bereiche des Afters ist eine gute Vorbereitung des Patienten (2—3 Tage Abführen, Nahrungskarenz, Einläufe, Sitzbäder und am Abend vorher und morgens Tct. opii 15—20 gtts. zur Ruhigstellung des Darmes) für einen günstigen postoperativen Verlauf mit eine Voraussetzung.

Die häufigsten Eingriffe erfordern *periproktitische* Abszesse (vgl. ORATOR-KÖLE: Spezielle Chirurgie). Sie müssen wegen der starken Schmerzhaftigkeit in Allgemeinanästhesie operiert werden. Oberflächliche (subkutane, submuköse) periproktitische Abszesse werden durch einen *Radiärschnitt* ausreichend eröffnet (cave M. sphinct.). Größere tiefreichende Abszesse (ischio-rektale) erfordern *Bogenschnitte* parallel dem Schließmuskel.

## 4. DOUGLAS-Abszeß

(vgl. Appendix-Peritonitis in ORATOR-KÖLE: Spez. Chirurgie)

Die Feststellung erfolgt durch digitale Mastdarmuntersuchung (zur Vermeidung von Irrtümern vorher Blase entleeren!!!) und Probepunktion. Die pathognomonische Sphinkterschwäche erleichtert die Punktion; oft ist keine Anästhesie erforderlich oder nur eine Kurznarkose. Steinschnittlage: An der Stelle, wo der Zeigefinger der linken Hand die

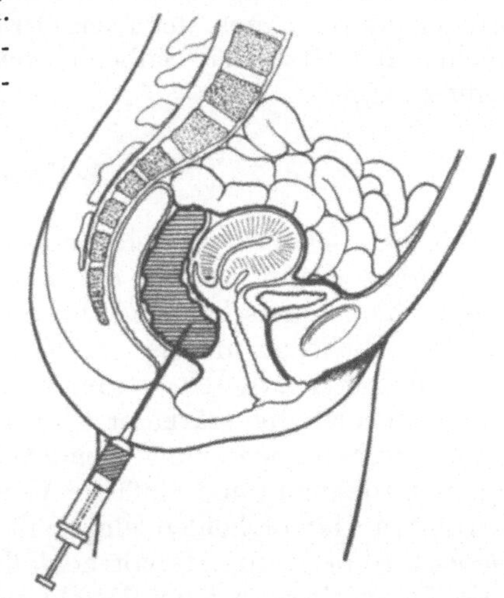

Abb. 234. Punktion eines DOUGLAS-Abszesses vom Mastdarm aus

fluktuierende Verwölbung tastet, wird mit einer langen Nadel punktiert, wie Abb. 234 zeigt. Ist mit der Spritze Eiter angesaugt, wird zur Abszeßeröffnung die ROTTERsche Abszeßzange verwendet (Abb. 1a, D). Sie umfaßt wie eine Kornzange die Punktionsnadel und wird auf ihr wie über einem Mandrin in die Tiefe vorgestoßen. In die durch Spreizen der eingeführten ROTTER-Zange geschaffene Öffnung wird ein Drän eingelegt, das meist nach einigen Tagen abgestoßen wird.

## 5. Fissura ani

Bei erfolgloser Behandlung mit Suppositorien, Eichenrinden- und Kamillensitzbädern sowie Hirudoid-, Scheriproct- oder Thioseptsalbe ist die operative Behandlung erforderlich. Einleitend Durchführung einer *Schließmuskeldehnung* nach RECAMIER. In Allgemeinanästhesie gehen die beiden Zeigefinger in den After ein, die Handrücken des Operierenden bleiben in Berührung (!), während die Fingerspitzen die Schließmuskeldehnung erst der Quere nach, dann von oben nach unten vornehmen. *Bei der Dehnung darf es zu keinen Muskeleinrissen kommen.* Zuletzt gehen zweiter und dritter Finger beider Hände ein und dehnen den Schließmuskel, wobei wiederum die Handrücken in Berührung bleiben sollen. Dann entweder Kauterisierung oder Exzision der Fissur unter Mitnahme eines kleinen dreieckigen Hautlappens zur Dränage des Wundsekretes. Einlegen eines Hirudoidsalbenstreifens in den Anus, der nach etwa 48 Stunden entfernt wird. Als Nachbehandlung Sitzbäder, Salbenfleckchen oder feuchte Umschläge (Tanninlösung 1%).

## 6. Hämorrhoiden

Wie bei Behandlung der Fissur wird zuerst die *Schließmuskeldehnung* ausgeführt. Dann werden die Knoten gefaßt, mit einer LANGENBECK-Hämorrhoidalquetschzange abgequetscht, wobei die Quetschzange in radiärer Richtung an die varikösen Knoten angelegt werden muß. Die abgequetschten Knoten werden mit dem elektrischen Messer abgetragen und verschorft. Bei stärkerer Blutung müssen einige Katgutumstechungen gesetzt werden. Manchmal genügt bei geringgradigen Hämorrhoiden die Sphinkterdehnung und einfache Verschorfung mit feinster Nadel. Bei ausgedehnten Hämorrhoiden empfiehlt sich die Methode nach WHITEHEAD. Dabei wird der ganze Hämorrhoidalkranz mit der anorektalen Schleimhaut zirkulär exzidiert und der Defekt nach Blutstillung durch zirkuläre Naht des Schleimhautrandes mit der äußeren Haut überbrückt. Bei allen Methoden wird im Anschluß an die Operation ein Salbenstreifen (Hirudoid-,

Anästhesin-, kombiniert mit Nebacetin- oder Baneocinsalbe) in den Anus eingelegt, der nach 48 Stunden entfernt wird. Vom Einlegen eines Stopfrohres sind wir wegen der wesentlich stärkeren Schmerzen abgegangen. Darmruhigstellung für 48 Stunden (Tct. opii 3 × 15 gtts.), dann ein mildes Purgans.

## 7. Analfisteln

*Intrasphinktere* Analfisteln werden über einer Hohlsonde mit dem elektrischen Messer breit gespalten (Abb. 235). *Extrasphinktere* Fisteln werden mit dem mehrzeitigen Ligaturverfahren nach Hippokrates versorgt. In Allgemeinanästhesie wird die Fistel mit einer gebogenen Hohlsonde sondiert, während ein kontrollierender Finger in der Pars ampullaris recti tastet. Die ins Rektum eingedrungene Hohlsondenspitze wird beim Anus herausgeleitet (ähnlich wie auf Abb. 235). Nun werden auf der Hohlsonde mittels einer Dechamps-Nadel mehrere dicke Seidenfäden durch die Fistel geführt, einer von ihnen wird mit beträchtlicher Spannung geknotet, die anderen bleiben lose. Wenn der geknotete Faden nach einigen Tagen den M. sphincter zum Teil durchschnitten hat und locker geworden ist, wird der Faden entfernt und ein weiterer Faden ebenso geknotet, bis die bestehende Gewebslücke durchtrennt und der Fistelgang in einen offenen Wundkanal umgewandelt ist.

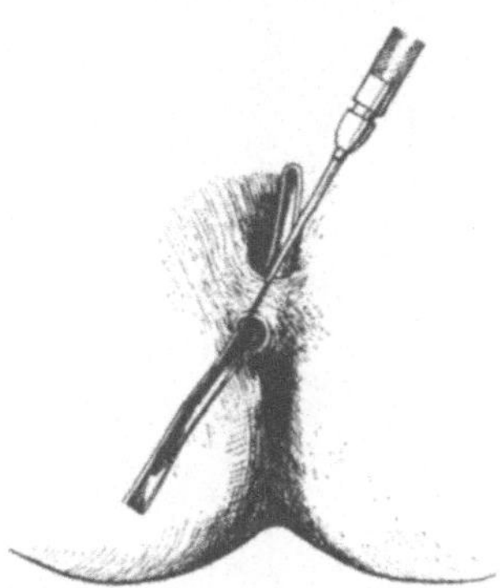

Abb. 235. Spaltung einer intrasphinkteren Analfistel auf der Hohlsonde mit dem elektrischen Messer

Während so die Ligaturen durch Drucknekrose eine langsame Durchtrennung des M. sphincter zustande bringen, kommt es gleichzeitig zu einer Verankerung der Muskelfasern an der Narbe, so daß die Kontinenz dabei keinen Schaden leidet. Auch bei spezifischen Fisteln (neben Röntgentherapie und Tuberkulostatika) anwendbar.

## 8. Prolapsus ani et recti

1. Bei Kindern *Rektopexie* nach Ekehorn (siehe Orator-Köle: Spezielle Chirurgie).

2. *Schleimhautexzision* und *Raffung der Muskularis* des prolabierten Darmanteiles nach Rehn-Delorme: In Steinschnittlage Injektion von

0,5%iger Novocainlösung mit Adrenalinzusatz, um eine bessere Abgrenzung zwischen Mukosa und Muskularis zu erzielen und die Blutung zu vermindern. Zirkuläre Inzision der Mukosa an der Hautschleimhautgrenze unter Schonung des M. sphincter (Abb. 236a). Vorsichtige zirkuläre Präparation der Mukosa bis zur Prolapsspitze mit exakter Blutstillung, Raffung der Muskularis durch Katgutknopfnähte vorne, hinten und je eine seitlich (Abb. 236b). Entfernung des Schleimhautzylinders und nach Knoten der Katgutraffnähte zirkuläre Naht des Mukosarandes mit der Analhaut (Abb. 236 c).

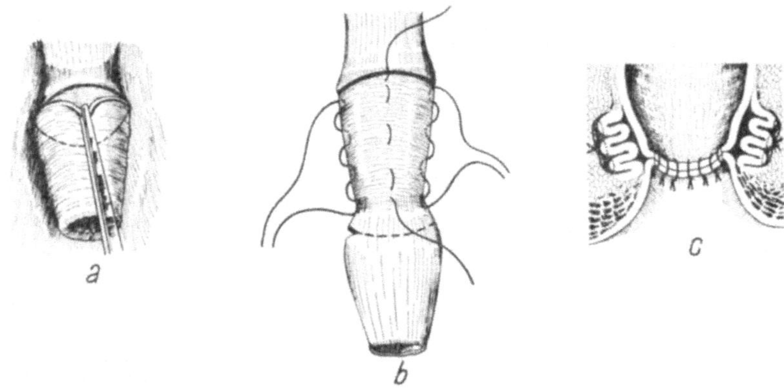


Abb. 236. Operation des Rektumprolapses nach REHN-DELORME. a Zirkuläre Inzision der Mukosa an der Haut-Schleimhautgrenze. b Nach Exzision des äußeren Schleimhautrohres wird die Muskulatur durch Katgutnähte gerafft. c Der ganze Mukosazylinder ist bis zur Haut exzidiert und die rektale Mukosa zirkulär an die äußere Haut genäht

3. *Resektion des vorgefallenen Darmes nach* v. MIKULICZ: Fassen des Prolapses an den vier Quadranten mit Klemmen und nach Vorziehen halbzirkuläre Inzision der Vorderwand des prolabierten Rektumaußenrohres durch alle Schichten, Blutstillung. Anlegen innerer Seidenknopfnähte (Innenseite des Außenrohres an die Serosa des noch nicht durchtrennten Innenrohres). Nach Abschluß dieser Nahtreihe wird auch die Schleimhaut des Innenrohres an der Vorderwand durchtrennt und sofort mit durchgreifenden Chromkatgutnähten vereinigt (Abb. 237a). Dann wird in analoger Weise das Außenrohr der hinteren Zirkumferenz durchtrennt und seine Innenseite mit der Muskularis des Innenrohres vernäht. Sollte der Peritonealsack offen sein, wird er nach Präparation verschlossen, prolabiertes Mesorektum bzw. Mesosigma wird nach Unterbindungen durchtrennt und der Prolaps abgetragen. Zum Abschluß werden die Schleimhautränder der

hinteren Zirkumferenz zirkulär vereinigt, so daß eine zweischichtige End-zu-End-Anastomose resultiert (Abb. 237b). Reposition der Anastomose in den Analkanal und Einlegen eines Hirudoid-Anästhesin-Salbenstreifens.

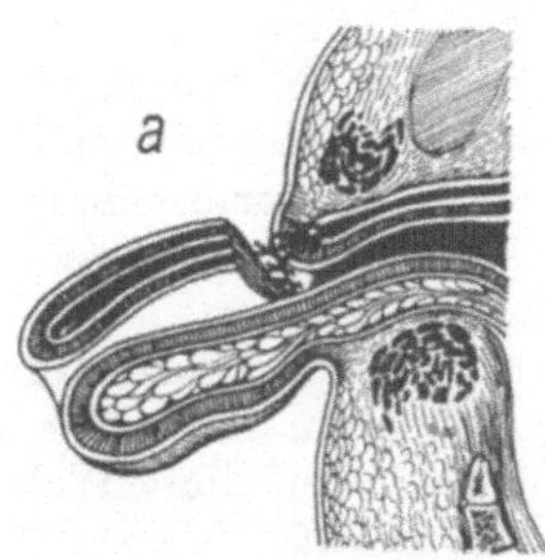


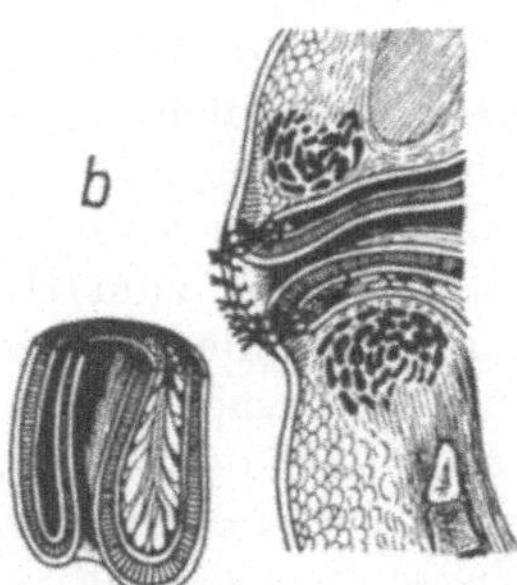


Abb. 237. Resektion des Rektumprolapses nach v. MIKULICZ (Sagittalschnitt von der linken Seite gesehen). a Der Rektumprolaps in seiner ganzen Ausdehnung sichtbar, wobei mit der hinteren Darmwand auch Mesenterium in die Serosatasche mitausgestülpt ist. Die vordere Hälfte des Prolapses ist durchtrennt und zweischichtig vernäht (innere Seromuskularisknopfnähte und äußere durchgreifende Schleimhautknopfnähte). b Der Rektumprolaps ist zur Gänze abgetragen und zirkulär die Verbindung der Darmwand durch Knopfnähte hergestellt. Das Mesenterium wurde nach Unterbindungen mitreseziert

### 9. Sphinkterinkontinenz

Neben verschiedenen Verfahren, die den M. sphincter durch einen Drahtring oder durch Muskelverpflanzung ersetzen sollen, hat sich uns die verbesserte Modifikation der Sphinkterplastik nach WREDEN-STONE bewährt. Dabei werden 2 etwa 20 cm lange Faszienstreifen aus der Fascia lata des Oberschenkels von je einem Schnitt beiderseits des Anus aus subkutan um den Anus geschlungen und jeweils an der Gegenseite im M. glut. max. verankert. Damit wird anfangs eine willkürliche und später eine unwillkürliche Sphinkterwirkung im Analring erzielt, welche auch für flüssigen Stuhl und Winde eine zufriedenstellende Kontinenz bewirkt.

## J) Eingriffe beim Ileus

Über die Lehre vom Darmverschluß mit seinen klinischen Hauptformen, über Diagnose, prä- und postoperative Behandlung usw. vgl. ORATOR-KÖLE: Spezielle Chirurgie.

Steht die Diagnose eines *mechanischen Ileus* fest, ist die Anzeige zum sofortigen Eingriff gegeben.

Ist der Sitz des Hindernisses nicht bekannt, eröffnen wir die Bauchhöhle durch eine mediane Unterbauchlaparotomie. Ist das Zökum kollabiert, befindet sich das Hindernis im Dünndarm bzw. am Ileozökalwinkel, ist das Zökum stark gebläht, liegt ein Dickdarmhindernis vor.

1. Ist der *Dünndarm stark gebläht*, das *Zökum* jedoch *unauffällig* und sitzt das Hindernis nicht am Ileozökalwinkel, suchen wir systematisch den Dünndarm nach dem Sitz des Verschlusses ab. Wenn möglich, stellen wir die kollabierten, unterhalb der Stenose liegenden Dünndarmschlingen dar, um sie als Leitband zum Hindernis zu benützen. Außerdem werden die Bruchpforten und die Nabelgegend untersucht.

Läßt sich die Ursache nicht feststellen, wird der geblähte Darm vorsichtig vor die Bauchhöhle gelagert und mit feuchten Tüchern, die immer wieder mit warmer NaCl-Lösung berieselt werden, bedeckt. Auf diese Weise läßt sich bei besserer Übersicht das Hindernis leichter finden.

Liegt ein *Strangulationsileus* vor, wird der Strang durchtrennt und reseziert, die Ausgangspunkte werden peritonealisiert. *Flächenhafte Adhäsionen* werden im akuten Stadium nur soweit gelöst, um Knickungsstellen freizulegen und die Durchgängigkeit wieder herzustellen.

Bei Vorliegen eines *Volvulus* wird die betroffene Schlinge in der Gegenrichtung aufgedreht.

Ein *obturierender Gallenstein* wird durch eine Enterotomie, nach Möglichkeit unterhalb des Steinsitzes, entfernt.

Bei einer *Invagination* gelingt die Desinvagination durch vorsichtiges Ausstreichen des invaginierten Darmstückes, wenn die Invagination nicht länger als etwa 15 Stunden zurückliegt. Ein Herausziehen des Invaginates ist wegen der Gefahr von Einrissen nicht angezeigt. An der Spitze des Darminvaginates findet sich der die Invagination auslösende Tumor; er wird durch Resektion entfernt, bei hochgradigem Ileus vorgelagert und zweizeitig reseziert.

Bei Vorliegen einer *inkarzerierten inneren Hernie* wird der einschneidende Bruchring gespalten (TREITZsche Hernie, cave A. und V. mesenterica sup., Hernie des Foramen WINSLOWI, cave Duct. choledochus, A. hep. und V. portae).

Bei *Abknickung* der *Flexura duodenojejunalis*, die nicht durch einen überfüllten Magen hervorgerufen wird, kann die Stenose durch eine Duodenojejunostomie umgangen werden.

Finden wir nur geblähte und infarzierte Schlingen ohne mechanisches Hindernis, liegt ein *Verschluß der Mesenterialgefäße* entweder infolge Thrombose der Mesenterialvenen oder Embolie in die A. mesenterica sup. vor. Ist eine Resektion noch möglich, muß sie so ausgedehnt wie möglich durchgeführt werden, da der Gefäßverschluß meist weitergreift.

Liegt die *Stenose* am *Ileozökalwinkel* (Tumor, Invagination, stenosierende

Ileitis termin., Tbc, Aktinomykose), ist beim akuten Ileus die Enterostomie (Abb. 223) angezeigt; bei gutem Allgemeinzustand und noch nicht hochgradigem Ileus kommt als erste Maßnahme die Ileotransversostomie mit Umgehung des Hindernisses in Frage. Nach Erholung wird dann die Resektion des Hindernisses (Hemikolektomie rechts, vgl. Abb. 225) angeschlossen.

2. Ist das *Zoekum* stark *gebläht*, wird der Dickdarm vom Colon ascendens bis zum Rektum systematisch abgesucht, um Sitz und Ursache des Ileus festzustellen. Liegt der stenosierende Tumor an der rechten Kolonhälfte, legen wir eine Zökostomie (Abb. 227) an. Befindet er sich in der linken Kolonhälfte, ist eine Transversostomie angezeigt. Handelt es sich um ein *inoperables tiefsitzendes Rektumkarzinom*, wird als endgültige Maßnahme eine *axiale Sigmoideostomie* angelegt (Abb. 228).

Findet sich ein *Volvulus* des Sigma, wird die Darmschlinge zurückgedreht. Ist der Darm nicht oder nur wenig verändert, wird er mit einigen Nähten an das Peritoneum parietale fixiert, um ein Rezidiv zu vermeiden. Erholt sich der Darm nicht, wird die zweizeitige Resektion nach v. MIKULICZ (1. Akt Vorlagerung und Abtragung, 2. Akt Anastomose) durchgeführt.

Liegt ein *akuter Dünndarmileus* mit starker Überblähung vor, ist eine *Enterotomie* mit Absaugen des toxischen Darminhaltes angezeigt; ist der Darm nicht sehr überbläht und überfüllt, verzichten wir darauf.

Wesentlich für den Erfolg einer Ileusoperation ist neben der Beseitigung oder Umgehung des Hindernisses eine *gezielte Nachbehandlung*, welche das ganze therapeutische Rüstzeug einschließt, mitentscheidend: Elektrolytersatz, Flüssigkeitszufuhr, Bluttransfusionen, Herz-Kreislaufstützung, peristaltikanregende Maßnahmen, Magen- und Duodenalsonde bzw. MILLER-ABBOTT-Sonde u. a.

## IV. Eingriffe an den Harnwegen

### 1. Allgemeines

Zur Freilegung der Niere, des Ureters und der Blase sind außer der Kenntnis ihrer Lage zu den benachbarten Organen besonders ihre Beziehungen zum Peritoneum wichtig. So ist die Blase nur teilweise von Peritoneum bedeckt.

Während die entleerte Blase hinter der Symphyse verschwindet, steigt sie mit zunehmender Füllung nach oben und drängt dabei das Peritoneum hoch; die Blasenwand liegt dann der vorderen Bauchwand an und kann extraperitoneal erreicht werden (Blasenpunktion, vgl. Abb. 238). Vor der extraperitonealen Eröffnung der Blase wird diese mit Hilfe eines Katheters mit etwa 200—300 $cm^3$ 2‰ Rivanol aufgefüllt, so daß die Blasenkuppe weit nach oben steigt und den Peritonealsack vor sich her von der Bauchwand wegschiebt.

Der Verschluß der Blasenwand erfolgt mit Katgut-Nähten, wobei die Schleimhaut nicht mitgefaßt und durchstochen werden darf, da an den in das Lumen ragenden Fäden die Gefahr der Inkrustation besteht (Abb. 239).

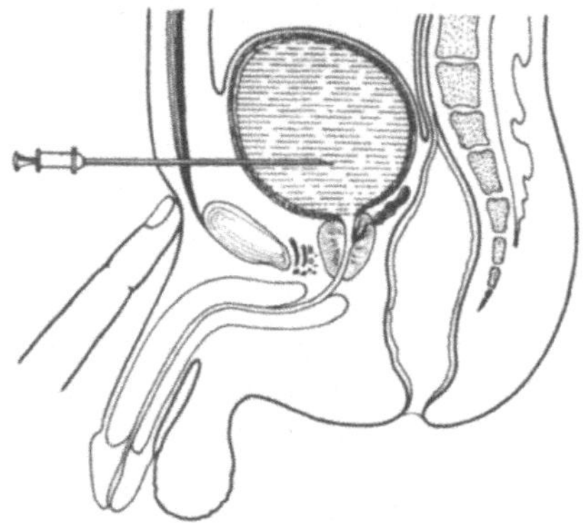

Abb. 238. Blasenpunktion. Lage der Nadel zu Symphyse, Prostata und Peritoneum. Der linke Zeigefinger markiert die Symphyse

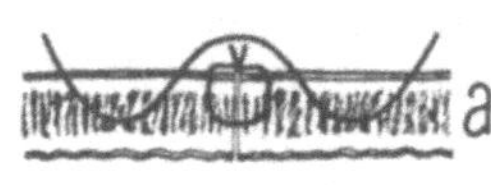


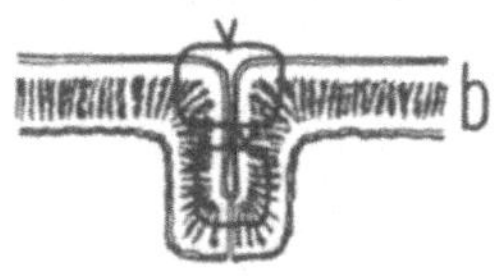


Abb. 239. Zweischichtige Blasennaht ohne Mitfassen der Schleimhaut. a die innere Naht ist geknotet, die äußere gelegt; b die zweite Nahtreihe stülpt die erste ein. Die Nähte werden mit Katgut oder Chromkatgut ausgeführt

Alle Eingriffe am Harntrakt werden durch eine zweckmäßige Lagerung wesentlich erleichtert. Bei der Operation in der Blase und an der Prostata steht der Operateur an der linken Seite des Patienten, weil er von hier aus seine rechte Hand am besten gebrauchen kann. Für das Vorgehen an der Niere und den ableitenden Harnwegen müssen die Instrumente entsprechend der Tiefe des Operationsfeldes länger als gewöhnlich sein.

Instrumente:

- 1 kurzes Skalpell
- 1 langes Skalpell
- 1 kurze gerade Schere
- 1 lange gerade Schere
- 1 kurze gebogene Schere
- 1 lange gebogene Schere
- 2 Blasenspatelhaken
- 1 Blasenspezialspatel
- 2 Rinnensonden
- 2 Unterführungsinstrumente
- 1 langer Nadelhalter
- 1 Bumerangnadelhalter (HARRIS)

3 chirurgische kurze Pinzetten
3 chirurgische lange Pinzetten
2 anatomische kurze Pinzetten
2 anatomische lange Pinzetten
2 scharfe Haken
2 breite stumpfe Haken
3 Stieltupfer
mehrere scharfe Nadeln
mehrere Rundnadeln
Seide
Katgut
Katheter verschiedener Dicke
Blasenspritze
Uretersteinsonden
Kathetergleitmittel

## 2. Technik der wichtigsten Eingriffe

### A. Männliches äußeres Genitale

#### 1. Phimose und Paraphimose

Bei der *Phimose* wird bei hypertrophem Präputium am besten von der Zirkumzision Gebrauch gemacht. Die engste Stelle der Vorhaut wird mit zwei feinen Klemmen gefaßt und das äußere Blatt der Vorhaut zur Achse des Gliedes zirkulär umschnitten. Den Schnitt am inneren Blatt legt man

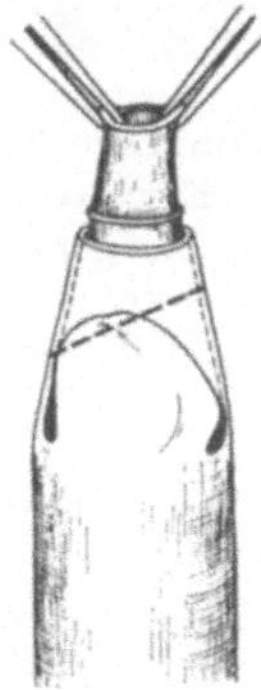

Abb. 240. Zirkumzision I. Anspannen des Präputiums mittels zweier die Vorhautöffnung fassender Klemmen. Zirkuläre Umschneidung des äußeren Blattes, das innere Blatt wird von oben proximal nach unten distal durchtrennt (gestrichelte Linie)

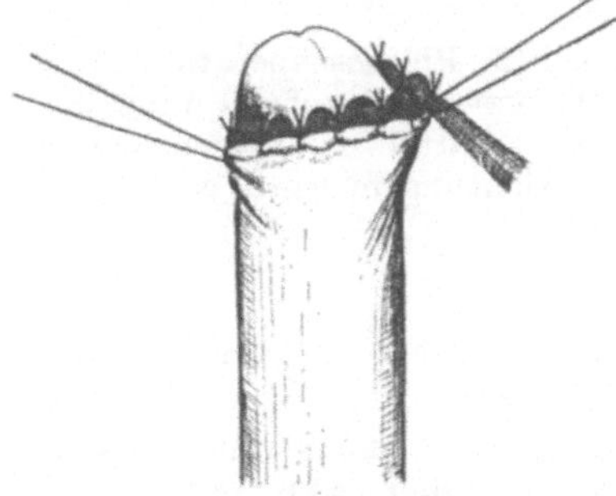

Abb. 241. Zirkumzision II. Katgutknopfnähte vereinigen die beiden Vorhautblätter; in die langgelassenen Fäden wird locker ein Jodoform- oder Silberchloridgazestreifen eingeknüpft

hingegen schräg, u. zw. soll er an der Unterseite außerhalb des Frenulums, an der Oberseite jedoch um ½ bis 1 cm körperwärts liegen (Abb. 240). Dadurch erzielt man am inneren Blatt eine größere Öffnung, welche durch einen Scherenschlag am Dorsum mit Glättung der beiden Zipfel erweitert werden kann. Die beiden Blätter werden dann mit Katgut-Knopfnähten adaptiert, wobei zuerst ventral und dorsal je ein Faden gelegt wird, mit dem die Haut gespannt werden kann. In die Nahtreihe wird ein zarter Mullstreifen eingeknüpft (Abb. 241). Die Wunde wird für 24 Stunden mit einem Verband bedeckt und bleibt dann offen.

Bei reiner Vorhautverengung ohne Hypertrophie wird plastisch vorgegangen, z. B. nach der Methode von SCHLOFFER. Von einer 2 mm langen Einschnittstelle an der Dorsalseite der Vorhautumschlagstelle werden die

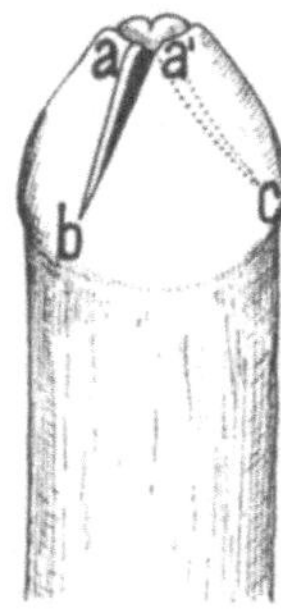


Abb. 242. Phimoseoperation nach SCHLOFFER I. Durchtrennung der beiden Blätter in verschiedenen Richtungen: a—b, a′—c

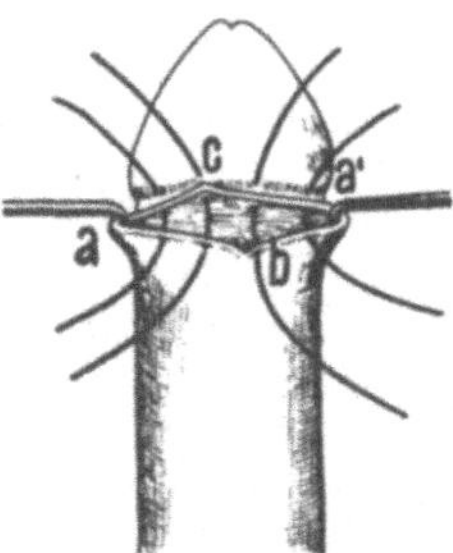


Abb. 243. Phimoseoperation nach SCHLOFFER II. Erweiterung der Vorhautöffnung durch gegenseitige Verschiebung mit Häkchen bei a und a' und anschließende Naht

beiden Blätter in verschiedenen Richtungen mit einer geraden spitzen Schere gespalten (Abb. 242) und durch gegenseitige Verschiebung infolge Auseinanderziehens mit 2 feinen Häkchen die plastische Erweiterung der Öffnung erzielt (Abb. 243).

Bei der *Paraphimose* gelingt meist die unblutige Reposition; nach Abklingen des Ödems ist die Zirkumzision angezeigt. Nur ausnahmsweise ist die Inzision des einschnürenden Vorhautringes durch dorsale Längsspaltung erforderlich.

## 2. Versorgung von Harnröhrenverletzungen

Gelingt bei einer Harnverhaltung nach Dammquetschung oder Harnröhrenzerreißung der Katheterismus nicht, muß wegen der Gefahr einer Urinphlegmone *die Harnröhre perineal* freigelegt werden. Nach Möglichkeit vorher Urethrographie.

Durch einen bogenförmigen Schnitt am Damm wird der Bulbus und die Pars membranacea der Harnröhre freigelegt. Die Blutkoagula werden ausgeräumt und die Harnröhrenzerreißung aufgesucht. Hat man das zentrale Harnröhrenende aufgefunden, gelingt es meist, den Gummikatheter, der von der Urethramündung eingeschoben wird, auch in das zentrale Harnröhrenstück vorzuschieben und regelrecht in die Harnblase zu bringen.

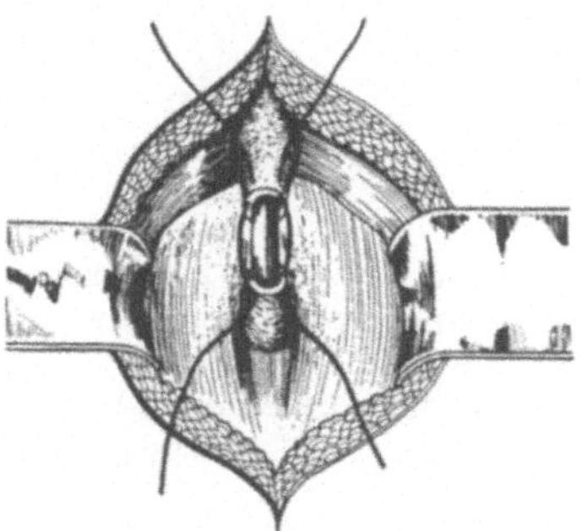

Abb. 244. Ruptur der perinealen Harnröhre. Nach Freilegung der durchtrennten Harnröhre vom Damm aus Vereinigung der Harnröhrenstümpfe durch einige Situationsnähte über einem liegenden Katheter (z. T. nach BOEMINGHAUS)

Wenn die Verletzung im Bereich der Pars membranacea frisch ist und das Gewebe keine starken Quetschungen aufweist, ist der Versuch einer primären Harnröhrennaht mit chromiertem Katgut über einem Katheter angezeigt (Abb. 244). Der Katheter bleibt entweder 10—12 Tage liegen oder er wird entfernt und eine suprapubische Harnableitung angelegt.

Im übrigen kommt es bei inkompletter Ruptur zur Ausheilung per granulationem. Im Bereiche der Pars prostatica ist eine Naht der Ruptur nicht möglich und auch nicht erforderlich; die Urethra ist hier so fixiert, daß es genügt, die beiden Enden über einem eingelegten Dauerkatheter aufeinander einzustellen. Regelmäßige Blasenspülung, Katheterwechsel nach 2 Wochen. In der Nachbehandlung ist eine regelmäßige Bougierung zur Vermeidung einer Harnröhrenstriktur angezeigt.

Gelingt es von perineal her nicht, den Katheter in die Blase zu bringen, ist eine *Sectio alta* erforderlich. Retrograd wird dann von der Blase aus ein Katheter oder eine gebogene Sonde durch die Urethra in das Verletzungsgebiet geschoben und an diesem Leitrohr der Dauerkatheter fixiert und in die Blase hineingezogen (Abb. 245). Die Blase kann günstigenfalls wieder verschlossen werden. Bei großen Verletzungen und unsicherer Prognose ist es besser, zusätzlich eine suprapubische Harnableitung zu belassen.

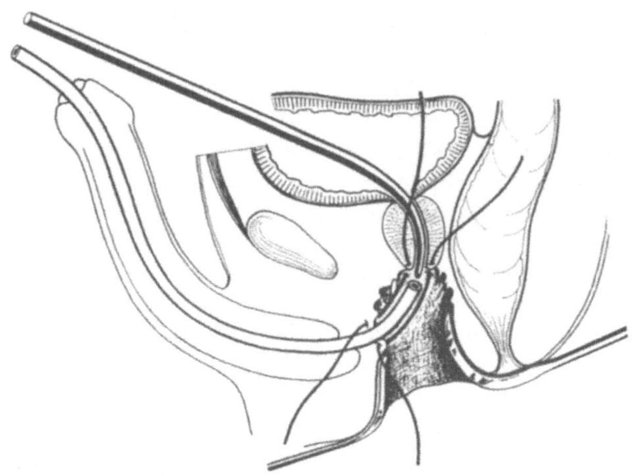

Abb. 245. Naht der rupturierten Harnröhre, wobei eine Sectio alta mit Einführen einer gebogenen Sonde das Auffinden des proximalen Harnröhrenendes erleichtert. Mit Hilfe der Sonde kann der Katheter dann in die Harnblase hineingezogen und die Naht bei liegendem Katheter ausgeführt werden (z. T. nach BOEMINGHAUS)

### 3. Hydrozele

*Punktion* nur bei ganz alten Patienten oder zur Differentialdiagnose zwischen Hodentumor und Epididymitis, da das Tastvermögen nach Punktion und Entleerung der Flüssigkeit beide Organe subtiler unterscheiden kann: Hydrozele von oben mit dem Finger der linken Hand umfassen und fixieren. Einstich durch Novocainquaddel von unten vorne her, um die Gefahr einer Hodenläsion auszuschließen.

*Operation* in Allgemeinanästhesie: Der nach vorne unten in das Skrotum vorgedrängte Hydrozelensack wird von einem vorderen Längsschnitt aus freigelegt, herausluxiert und gespalten. Genaue Inspektion des Hodens, um keinen Tumor zu übersehen.

Nach dem älteren Vorgehen von BERGMANN wird dann der gespaltene Hydrozelensack nahe dem Übergang auf Hoden und Nebenhoden abgetragen. Sorgsame Blutstillung!

WINKELMANN klappt den vorne längsgespaltenen Hydrozelensack nach hinten, kürzt den überschüssigen Teil und vernäht seine Ränder hinter dem Nebenhoden mit Katgut-Knopfnähten.

KIRSCHNER schneidet in den Sack ein Fenster, um so eine Dauerdränage in das subkutane Gewebe des Hodens zu erzielen.

Bei allen Eingriffen zur Vermeidung von Hämatomen Glasdrän am tiefsten Punkt für 24 Stunden.

## 4. Varikozele

Da sehr häufig die Beschwerden von Neurasthenikern überbetont werden, *möglichste Zurückhaltung* in der Operationsanzeige. Suspensorium! Nur bei schwerem Befund (Gefahr der Testisatrophie) Operation. Der Samenstrang wird von einem Leistenschnitt aus freigelegt und unter Schonung der A. testicularis ein großer Teil der Venenkonvolute reseziert. Die proximalen und distalen Ligaturstümpfe werden aneinander geknüpft.

## 5. Resektion des Ductus deferens

*Indikation:* Voroperation bei Prostatahypertrophie, ferner bei Dauerkatheterträgern zur Verhinderung einer rückläufigen Infektion mit Epididymitis und als Sterilisierungsoperation.

a) *Inguinal:* Vor dem Anulus inguinalis superficialis; sie wird meist vor der Prostatektomie durchgeführt.

b) *Skrotal:* Die linke Hand des Operateurs tastet am Skrotalansatz den Samenstrang und fixiert den Ductus, der sich als ein derber Strang anfühlt, zwischen Daumen und Zeigefinger in einer hochgehobenen Hautfalte. Eine

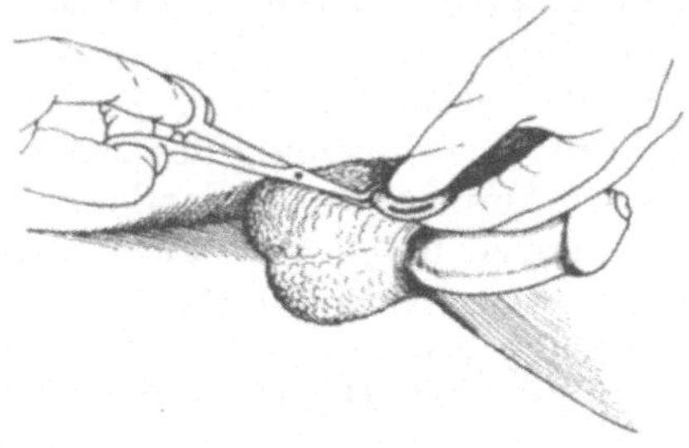

Abb. 246. Resektion des Ductus deferens. Die linke Hand fixiert mit Daumen und Zeigefinger den Samenstrang am Skrotalansatz, eine BACKHAUS-Klemme hält ihn in dieser Lage. Die verstärkte Linie zeigt die Stelle des Hautschnittes

BACKHAUS-Klemme hält den Ductus in seiner Lage fest. Nach Setzen der Lokalanästhesie erfolgt die Inzision der Haut, wobei die linke Hand den Samenstrang weiter festhält (Abb. 246). Er wird an seiner weißen Farbe und derben Beschaffenheit erkannt. Nach Unterführung einer KOCHER-

Sonde Unterbindung zentral und peripher mit Katgut in einem Abstand von etwa 1 cm und Resektion des dazwischenliegenden Abschnittes. Hautnaht. Die Resektion wird stets beidseitig durchgeführt.

### 6. Semikastration

Sie beginnt mit der Unterbindung des Ductus deferens; dann schrittweise Ligatur der Gefäße des Samenstranges. Die weitere Auslösung und Wegnahme des Hodens gelingt meist ohne Schwierigkeit. Wegen der Sickerblutung ist eine Dränage am unteren Skrotalpol für 1—2 Tage erforderlich.

### 7. Intrakapsuläre Orchidektomie nach Higgins

Beim Prostatakarzinom wird die Tunica vaginalis testis der Länge nach gespalten und umgestülpt. Nach Entfernung des Hodengewebes mit der Schere wird die Kapsel in sich vernäht. Diese Operation ist weniger eingreifend als die Kastration und psychisch schonender.

### 8. Epididymektomie

a) *Von proximal her:* Unterbindung und Durchtrennung des Ductus deferens; dann Präparation des Nebenhodens von proximal her unter Zug am peripheren Samenleiterstumpf. Bei der Lösung des Caput vom Hoden ist besondere Vorsicht geboten: *Cave A. testicularis,* die erhalten werden muß! Exakte Blutstillung, Dränage nach unten, subkutane Katgut-Nähte, Hautnähte.

b) *Von distal her:* Nach Freilegung des Hodens Spaltung der Tunica vaginalis und Trennung des Nebenhodens vom Hoden im mittleren Teil. Bei der Abtrennung der Cauda oft scharfes Vorgehen zwischen Hoden und Nebenhoden nötig. Hier die Gefahr einer Verletzung der A. testicularis größer als bei a). Dann Aufsuchen des Ductus deferens am Samenstrang, Freilegung bis zum oberen Wundwinkel, Unterbindung mit Katgut und Durchtrennung. Danach vollkommene Auslösung des Nebenhodens.

## B. Prostata

Die *Prostatektomie* wird bei zufriedenstellendem Ausfall der Herz- (EKG), Nieren- (i. v.-Pyelogramm, RN usw.) und Kreislaufuntersuchung auch im höchsten Alter vorgenommen.

*Zugangswege* (Abb. 247)

1. Suprapubisch — transvesikal (FREYER, HARRIS, HRYNTSCHAK)
2. Retropubisch — extravesikal (van STOCKUM, MILLIN)
3. Transurethral (Elektroresektion)
4. Perineal
5. Ischiorektal bzw. sakral

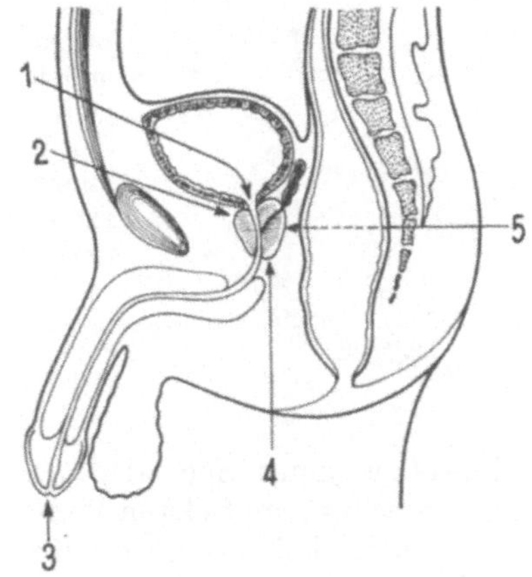


Abb. 247. Die verschiedenen Zugangswege zur Prostata. 1. Suprapubisch — transvesikal, 2. retropubisch — extravesikal, 3. transurethral, 4. perineal, 5. ischiorektal bzw. sakral

## 1. Suprapubische transvesikale Prostatektomie

(FREYER, HARRIS, HRYNTSCHAK)

Lagerung bei gespreizten Beinen mit leichter Beugung in Hüft- und Kniegelenk. Schulterstützen. Vor dem Eingriff Anlegen eines Katheters und Auffüllung der Blase mit $2^0/_{00}$ Rivanol. Freilegung der Blase siehe bei Sectio alta, Seite 238. Nach Anlegen von 2 Haltefäden wird die vorher gefüllte Blase mit der MAYO-Schere eröffnet und abgesaugt. Verlängerung des Schnittes, der dann durch Einsetzen von stumpfen Haken schonend soweit gedehnt wird, daß die Blase in allen Teilen besichtigt werden kann. Nun folgt die Enukleation des Adenoms mit dem Finger intrakapsulär in der „richtigen Schicht", wobei man entweder die Schleimhaut rings um den Blasenausgang inzidiert oder mit dem Finger in die Harnröhre eingeht und die Schleimhaut oberhalb des Colliculus seminalis an der vorderen Kommissur in Richtung gegen die Symphyse eindrückt (Abb. 248). Von hier aus wird das Adenom rechts- wie linksherum allseitig ausgelöst und nach Vorziehen mit einer Krallenzange die Harnröhre dicht am Adenom mit der Schere durchtrennt. Dann kann das Adenom aus seiner Loge in der Blase entfernt werden.

Die früher der transvesikalen Methode nach FREYER anhaftenden Mängel — Nachblutungsgefahr mit ausgiebiger Tamponade, langwieriger Dauerkatheter, Steigrohr mit Gefahr der Blasenfistel — sind durch die Verbesserungen von HARRIS und HRYNTSCHAK behoben:

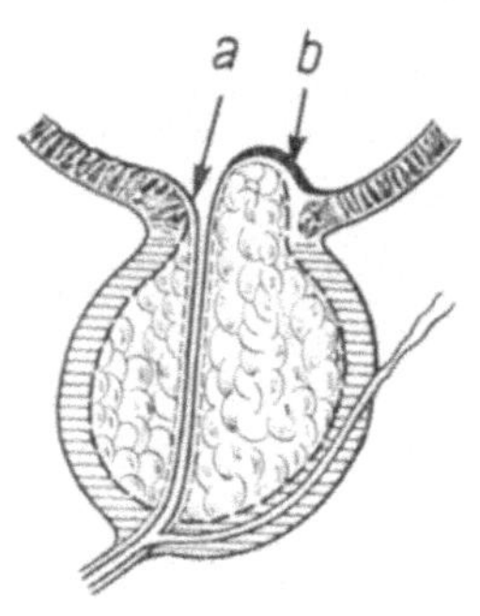


Abb. 248. Sagittalschema einer Prostatahypertrophie. Die Pfeile zeigen das Vorgehen bei der suprapubischen transvesikalen Prostatektomie: a Eingehen mit dem Finger in die Harnröhre; man gelangt in die „richtige“ Schicht durch Eindrücken der Schleimhaut an der vorderen Kommissur in Richtung gegen die Symphyse oder b durch Inzision der Schleimhaut rings um den Blasenausgang und Enukleation des Adenoms mit dem Finger intrakapsulär

Einsetzen eines Spezialspatels und zur besseren Sicht Einlegen eines Saugrohres bis zum tiefsten Punkt des Prostatawundbettes; links und rechts am Logenrand Anlegen von Katgut-Haltefäden, welche Schleimhautrand und Prostatakapsel mitfassen. Aus der dorsalen Zirkumferenz des Blasenausganges folgt dann zur besseren Lagerung des Dauerkatheters eine keilförmige Exzision mit anschließender tiefer Umstechung; mit den Enden dieser medianen Umstechung wird die Trigonumschleimhaut weiter nach links und rechts abgesteppt. Nun folgen *quere* Nähte für die Blutstillung aus der Tiefe der Prostataloge; die erste Naht wird mit dem Bumerang-Nadelhalter nach HARRIS (Abb. 16) symphysenwärts angelegt, wobei etwa je 1 cm der beiden Wundränder mitgefaßt wird. Vor dem Knüpfen wird der Katheter eingelegt. Manchmal sind 2—3 Nähte erforderlich, die parallel zur ersten und zur Eintrittsstelle des Katheters hin, aber immer *ventral vom Katheter* angelegt werden (Abb. 249).

Nach richtiger Lagerung des Dauerkatheters primärer Verschluß der Blase in der üblichen Weise. Oftmalige Spülung des Katheters, um ein Verstopfen durch Koagula zu verhindern; Entfernung meist nach 4—6 Tagen.

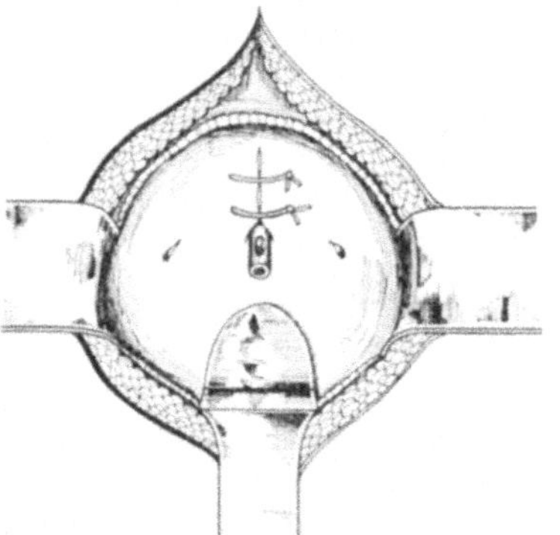

Abb. 249. Suprapubische Prostatektomie. Blick auf den Blasenboden mit den Ureterostien und die mit queren Nähten (Bumerangnadelhalter) verschlossene Prostaloge; die Nähte liegen vor dem Katheter, die Spitze des Katheters reicht in die Blase (z. T. nach BOEMINGHAUS)

## 2. Retropubische extravesikale Prostatektomie

(VAN STOCKUM, MILLIN)

Nach Entleerung der Blase und Einlegen eines Katheters Medianschnitt; nach Beiseiteziehen der Mm. recti durch Wundhaken, Eröffnung des retropubischen Raumes und Darstellung der Prostata durch Abschieben des Fettgewebes. Elektrokoagulation der auf der Vorderwand der Prostatakapsel laufenden Venen und quere Inzision der Prostatakapsel etwa 1 cm unterhalb der Blase (Abb. 250); sofortige Elektrokoagulation oder Umstechung blutender Kapselgefäße. Dann Eingehen mit dem Zeigefinger in den Kapselschnitt und Enukleation des Adenoms, welche kaudal beginnt und sich seitlich und dorsal fortsetzt, bis es mit Krallenzangen gefaßt werden kann. Durch Gegendruck vom Mastdarm aus kann dieses Vorgehen erleichtert werden. Nun Durchtrennung der Urethra am unteren Pol des Adenoms proximal vom Colliculus seminalis. Vorziehen des unteren Poles vor die Kapselwunde und weitere Ausschälung, bis der Übergang zum Blasenhals freiliegt; dort zirkuläre Abtragung des Adenoms. Blutstillung durch je eine U-förmige Umstechungs-Katgut-Naht. Keilexzision der vorspringenden hinteren Kommissur am Blasenhals (Abb. 251). Einführen eines Nélatonkatheters durch die Urethra in die Prostataloge und von hier in

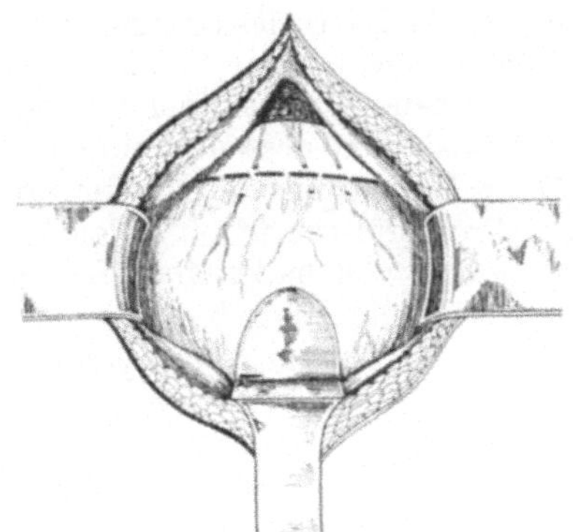

Abb. 250. Retropubische Prostatektomie I. Blick in den retropubischen Raum, zarte Kapselvenen werden im Bereiche der queren Inzision der Prostatakapsel elektrokoaguliert; die gestrichelte Linie zeigt die Inzision etwas distal vom Übergang zur Blase (z. T. nach BOEMINGHAUS)

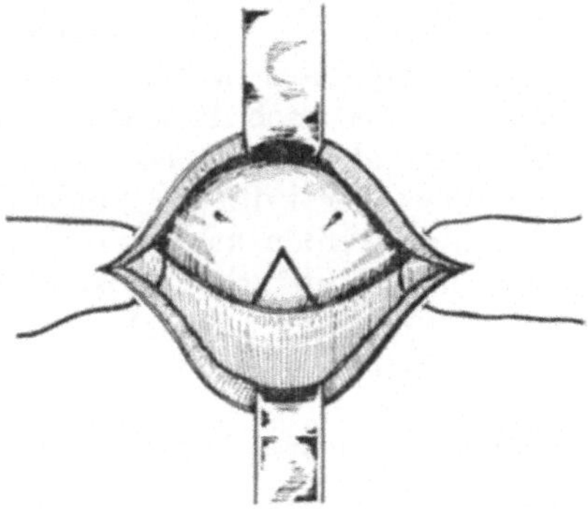

Abb. 251. Retropubische Prostatektomie II. Nach Entfernung des Adenoms Blutstillung durch je eine U-förmige Umstechungskatgutnaht an den seitlichen Nischen des Adenombettes und Keilexzision aus der dorsalen Zirkumferenz des Blasenausganges (z. T. nach BOEMINGHAUS)

die Blase, so daß die Spitze etwa 5 cm in die Blase vorsteht. Verschluß der Kapsel durch fortlaufende Naht oder Einzelnähte. Dränrohr in das Cavum Retzii, Wundverschluß.

Bei Prostatektomie ist das Frühaufstehen besonders wichtig!

3. Bei der *transurethralen Resektion* wird das Prostataadenom endovesikal durch geeignete Resektionsinstrumente (Spülzystoskop in Verbindung mit einem Elektrotom) schrittweise elektrochirurgisch abgetragen. Schwieriger Eingriff, der nur dem Erfahrenen überlassen werden darf!

4. u. 5. Die *perineale* und *ischiorektale* bzw. *sakrale Prostatektomie* wird selten ausgeführt; die ischiorektale bzw. sakrale Prostatektomie kommt vorwiegend beim Prostatakarzinom zur Anwendung. Dabei wird die Prostata extrakapsulär einschließlich der Samenblasen entfernt.

## C. Blase

### 1. Katheterismus

Der Katheterismus, welcher bei Harnverhaltung (Prostatahypertrophie, Urethrastriktur, Verletzung der Harnröhre, Rückenmarksläsion usw.) oder zum Zweck einer Blasenspülung zur Anwendung kommt, muß *streng aseptisch* ausgeführt werden. Beim Mann verwendet man einen dünnen Gummikatheter nach TIEMANN von 16—20 Charrière, dessen Ende leicht abgebogen und verjüngt ist, so daß die Doppelkrümmung der Harnröhre, insbesonders der kritische Punkt bei der Prostatahypertrophie, leichter überwunden werden kann. Von der Verwendung von halbsteifen Seiden- oder steifen Metallkathetern ist wegen der Gefahr eines falschen Weges — fausse route — abzuraten! Neuerdings werden in immer größerem Ausmaß Plastikkatheter verwendet.

*Katheterismus beim Mann:*

Reinigung des Orificium externum der Harnröhre mit Sublimat. Mit sterilen Gummihandschuhen wird der sterile Katheter gefaßt und das innere Ende in eine Gleitflüssigkeit eingetaucht (steriles Glyzerin oder Xylocain-Gel [Gleitmittel und Anästhetikum]). Das äußere Ende wird zwischen rechtem Ring- und Kleinfinger festgehalten, während Zeigefinger und Daumen den Katheter nahe dem blasenseitigen Ende fassen. Wenn man ohne Handschuhe auskommen will, darf der Katheter nur am äußeren Ende mit den Fingern berührt werden, das andere Ende wird mit einer

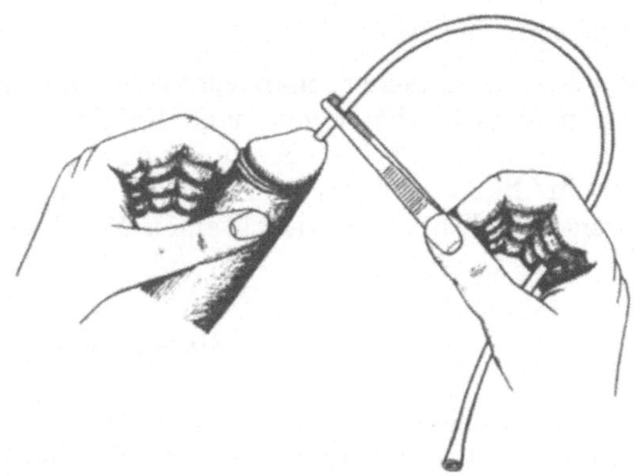

Abb. 252. Katheterismus beim Mann I. Die linke Hand hält den Penis. Die rechte Hand führt den Katheter mit einer sterilen Pinzette ein, wobei das hintere Ende des Katheters zwischen Ring- und Kleinfinger gehalten wird

sterilen anatomischen Pinzette gefaßt (Abb. 252). Die linke Hand umgreift den Penis und hebt ihn hoch. Nach Einführen des Katheters wird dieser ohne Gewalt vorgeschoben. Stößt man auf ein Hindernis, wird der Katheter etwas zurückgezogen und dann neuerlich vorgeschoben. Gelingt der Katheterismus nicht, kann ein dünnerer Tiemann-Katheter (12—14 Charrière) versucht werden. Bleibt auch dies erfolglos, darf der Katheterismus nicht erzwungen werden. In diesen seltenen Fällen wird entweder die Blasenpunktion oder eine Sectio alta ausgeführt. Die Entleerung der prall gefüllten Blase soll langsam erfolgen, damit keine Blutung ex vacuo auftritt (nicht mehr als 1—1 ½ Liter!) Muß der Katheter in der Blase belassen werden *(Dauerkatheter)*, wird er am besten auf folgende Weise befestigt: Knoten eines Seidenfadens mit langen Enden um den Katheter knapp vor dem Orificium externum. Dann wird über den Katheter ein gelochter Heftpflasterstreifen von etwa 15 cm Länge gestreift und an der ventralen und dorsalen Seite des Penis befestigt. Darüber wird ein weiterer kurzer Heftpflasterstreifen spiralig angelegt. Abschließend wird der Faden vor dem Heftpflasterstreifen ligiert (Abb. 253). Diese Fixation ist zuverlässig.

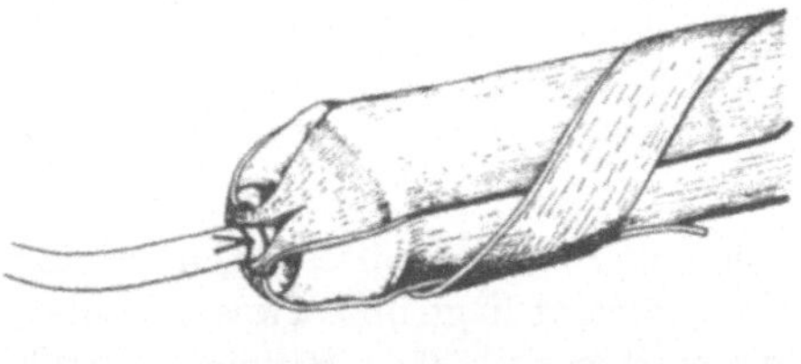

Abb. 253. Katheterismus beim Mann II. Fixation des Dauerkatheters. Nähere Erklärung siehe im Text.

Ein *Dauerkatheter* muß wegen der Gefahr von Inkrustation und Infektion *nach spätestens 14 Tagen wieder gewechselt werden!*

Eine äußere Fixation erübrigt sich bei dem Ballonkatheter (Foley), der durch einen aufgeblasenen Ballon im Blaseninneren gehalten wird.

*Katheterismus bei der Frau:*

Wesentlich einfacher; man verwendet hier einen am Ende etwas aufgebogenen Metallkatheter, der nach Reinigung des Orificium externum eingeschoben wird. Als Dauerkatheter wird ein Gummikatheter nach CASPER oder ein Ballonkatheter verwendet. Der Katheter nach CASPER muß während des Einführens durch einen Mandrin gestreckt werden.

## 2. Blasenpunktion

Gelingt der Katheterismus nicht, wird im Notfall die Blasenpunktion ausgeführt, entweder als einmaliger Noteingriff mit einer langen dünnen Hohlnadel knapp oberhalb der Symphyse oder, viel seltener, mit einem nicht zu dicken gebogenen Blasentrokar.

Nach Rasieren der Schamhaare und Desinfektion der Haut tastet man mit dem linken Zeigefinger die Symphyse und anästhesiert 1—2 cm die oberhalb davon gelegene Punktionsstelle. Eine etwa 8—10 cm lange dünne Hohlnadel wird in der Mittellinie senkrecht eingestochen, bis die Spitze etwa 5—8 cm tief im Blasenhohlraum liegt (Abb. 238). Bei sehr fettreichen Bauchdecken muß unter Umständen noch tiefer eingestochen werden. Der Harn entleert sich dann in einem feinen Strahl aus der Nadel und wird über einen Schlauch in einem Gefäß aufgefangen.

Manchmal ist es notwendig (schlechter Allgemeinzustand bei hohem Alter, stark erhöhter Rest-N, schwere eitrig-fibrinöse Zystitis) die Blasenpunktion mit dem *Blasentrokar* vorzunehmen; er wird nach Anlegen einer Stichinzision in Lokalanästhesie an derselben Stelle wie bei der einfachen Punktion in die Blase eingestochen. Nach Entfernung des Stachels wird ein der Trokarhülse entsprechend dicker CASPER-Katheter eingeführt und die Trokarhülse über den Katheter zurückgezogen.

## 3. Sectio alta

Sie gehört zu den ältesten, überhaupt bekannten Operationen.

Der Patient liegt mit etwas erhöhtem Becken auf dem Rücken. Die Blase wird vorher mit $2^0/_{00}$ Rivanol mittels eingelegten Katheters gefüllt. Der Operateur steht links. Etwa 10 cm langer Hautschnitt in der Mittellinie bis zur Symphyse. Spaltung der Linea alba. Die Mm. recti und Mm. pyramidales werden mit stumpfen Haken auseinandergezogen. Dicht an der Symphyse Durchtrennung der Fascia transversalis und Abschieben des prävesikalen Fettgewebes mit dem Stieltupfer nach oben (Abb. 254). Mit einem stumpfen gebogenen Haken werden Fettgewebe und peritoneale Umschlagsfalte nach oben gehalten; nach extraperitonealer Freilegung einer entsprechend großen Fläche der Blasenvorderwand und Anlegen je eines Haltefadens beiderseits der Mittellinie wird die Blase mit der MAYO-Schere zwischen den angehobenen Fäden eröffnet (Abb. 255). Erweiterung des Schnittes in der Mittellinie, so daß stumpfe Haken zur Entfaltung der Blase eingeführt werden können.

Nach Beendigung des Eingriffes (Entfernung von Steinen, Papillomen usw.) wird der Verschluß der Blasenwunde entweder mit einer Katgut-Tabaksbeutelnaht oder mit Katgut-Knopfnähten, welche die Schleimhaut nicht mitfassen, ausgeführt. Darüber folgt eine Reihe von einstülpenden Einzelknopfnähten mit chromiertem Katgut wobei die beiden Ecken durch Halbtabaksbeutel-Nähte sicher versorgt werden (Abb. 256). Verschluß der Bauchwunde in Schichten mit Einlegen eines Dränrohres in das Cavum

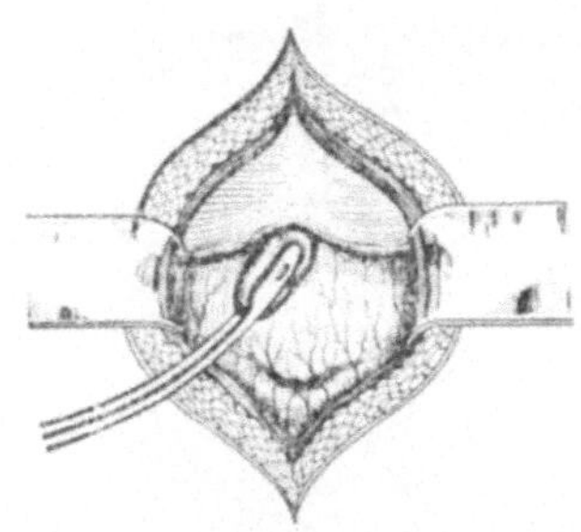

Abb. 254. Sectio alta I. Auseinanderziehen der beiden Mm. recti mit stumpfen Haken und Abschieben des prävesikalen Fettgewebes mit einem Stieltupfer nach oben; durch Abdrängen der peritonealen Umschlagsfalte nach kranial zu ist die Vorderwand der gefüllten Blase gut dargestellt

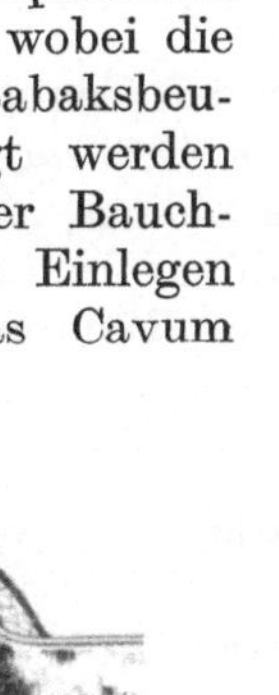

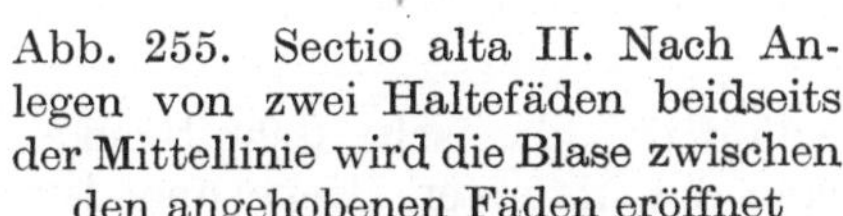

Abb. 255. Sectio alta II. Nach Anlegen von zwei Haltefäden beidseits der Mittellinie wird die Blase zwischen den angehobenen Fäden eröffnet

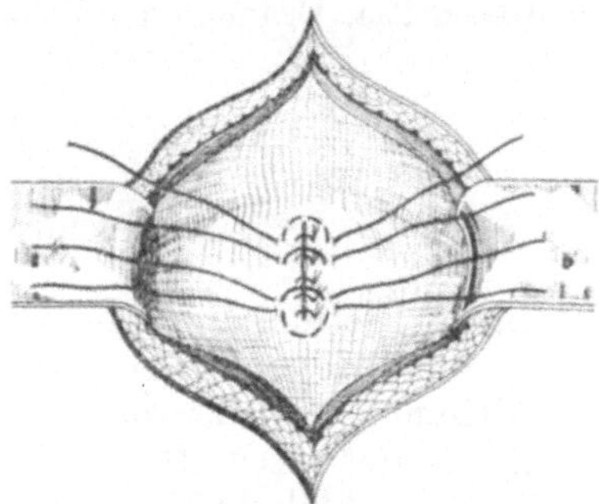

Abb. 256. Sectio alta III. Verschluß der Blasenwunde mit chromiertem Katgut zweischichtig. 1. Nahtreihe: Die Schleimhaut nicht mitfassende Katgutknopfnähte, 2. Nahtreihe: Einstülpende Einzelknopfnähte, wobei die beiden Ecken durch Halbtabaksbeutelnähte sicher versorgt werden

Retzii. Soll eine Blasenfistel angelegt werden, wird ein CASPER-Katheter vor dem Verschluß in die Blase eingelegt und in eine Tabaksbeutelnaht eingeknüpft (Abb. 257).

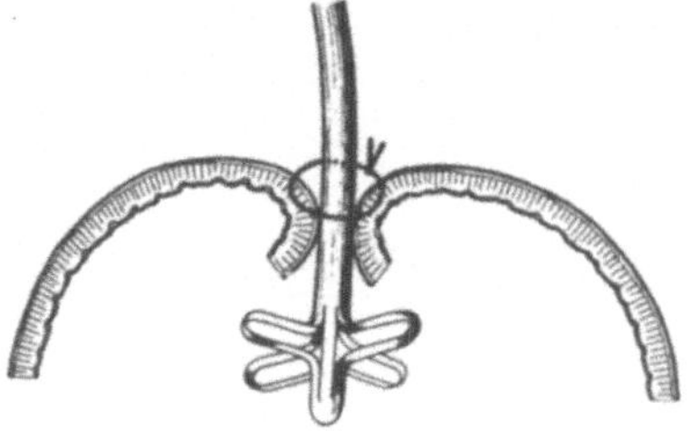

Abb. 257. Sectio alta IV. Zur Anlegung einer Blasenfistel wird ein CASPER-Katheter vor dem Verschluß in der Blasenwunde durch eine einstülpende Tabaksbeutelnaht fixiert (schematisch)

## D. Ureter

### 1. Ureterotomie

Am häufigsten bei Harnleitersteinen.

Freilegung durch einen entsprechenden Schnitt und Anschlingung des Ureters ober- und unterhalb des Steines. Eröffnung des Ureters durch einen kleinen Längsschnitt, Entfernung des Steines, Sondierung nach oben und unten, um festzustellen, ob der Harnablauf frei ist. Naht des Ureters durch einige feine Katgut-Nähte mit kleinster Rundnadel durch die Muskularis und Adventitia. Dränage der Wunde.

## E. Niere

### 1. Nierenfreilegung (Abb. 258)

a) Lumbal-retroperitoneal (häufigster Zugangsweg)
b) Latero-abdominell paraperitoneal
c) Abdomino-transperitoneal
   α) Pararektalschnitt mit Eingehen lateral vom Kolon
   β) Pararektalschnitt mit Eingehen medial vom Kolon
   γ) Medianschnitt

a) Beim *retroperitonealen Zugang* beginnt der klassische Schnitt nach v. BERGMANN-ISRAEL im Winkel zwischen der untersten Rippe und dem lateralen Rand der Rückenstreckmuskulatur, zieht unter der 12. Rippe schräg von hinten oben nach vorne unten (Abb. 259) und wird je nach Notwendigkeit nach oben oder unten verlängert (Fettreichtum, Stärke der Rumpfmuskulatur). Nach Eröffnung der Fascia transversalis bis an die vordere Umschlagsfalte des Peritoneums wird nach Einsetzen von großen stumpfen Haken die Fettkapsel der Niere nach vorne abgeschoben, zwischen zwei Pinzetten gefaßt und gespalten (Abb. 260). Der rechte Zeigefinger schiebt sich zwischen Fett- und Bindegewebskapsel der Niere und macht zunächst den unteren und dann den oberen Pol frei. Die Niere läßt sich nun aus ihrem Lager herausheben.

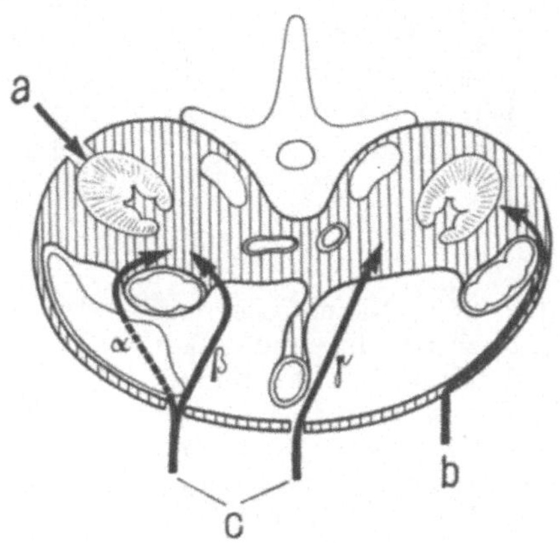


Abb. 258. Schematische Darstellung der Zugangswege zur Niere (horizontaler Querschnitt). a lumbal-retroperitoneal. b latero-abdominell paraperitoneal. c abdomino-transperitoneal. α Pararektalschnitt mit Eingehen lateral vom Kolon. β Pararektalschnitt mit Eingehen medial vom Kolon. γ Medianschnitt (z. T. nach BOEMINGHAUS)

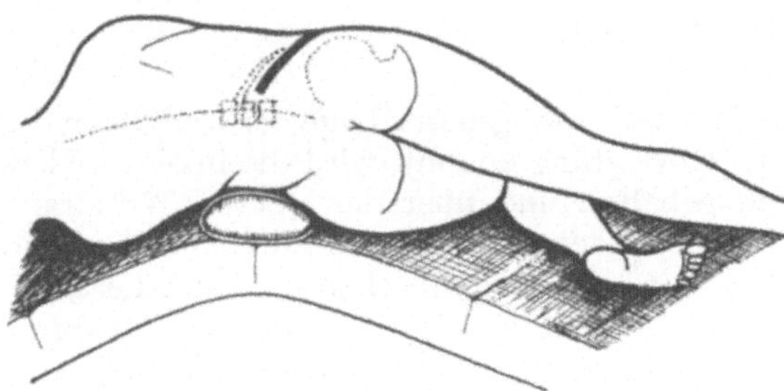

Abb. 259. Lagerung zur Nierenfreilegung rechts I. In Seitenlage mit Überstreckung durch ein Kissen und den Op.-Tisch bei im Hüft- und Kniegelenk gebeugter li. und gestreckter re. unterer Extremität Schnitt unter der 12. Rippe von schräg hinten oben nach vorne unten

b) *Latero-abdominell paraperitoneal*

*Vorteil:* Kombiniertes extra- und notfalls transperitoneales Vorgehen mit breitem Zugang möglich. Meist Pararektalschnitt mit vorsichtiger Durchtrennung des tiefen Faszienblattes. Ohne Verletzung des Peritoneums wird dieses stumpf nach medial abgeschoben, bis man die großen Gefäße erreicht hat. Spaltung der Fettkapsel der Niere und Präparation der Nierenstielgefäße.

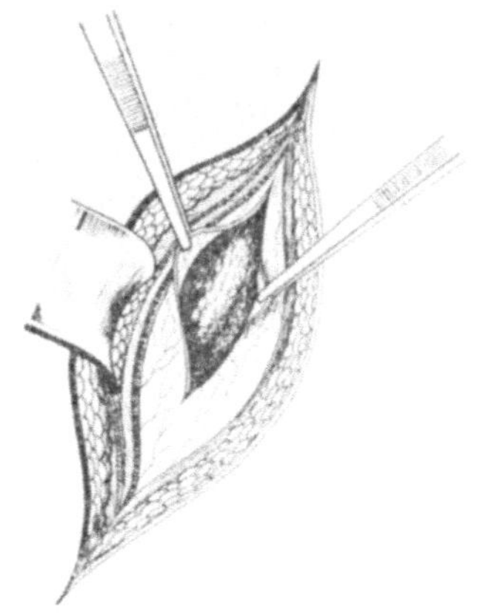

Abb. 260. Nierenfreilegung II. Nach Durchtrennung der Muskulatur und Eröffnung der Fascia transversalis wird die Fettkapsel der Niere angehoben und gespalten, dahinter die Niere

c) *Abdomino-transperitoneal*

*Anwendung:* Bei unklaren Verletzungen (intraperitoneal und Niere), besonders großen Tumoren und dystopen Nieren. Eröffnung des Abdomens durch Transrektal- oder Pararektalschnitt. Inzision des Peritoneums meist lateral vom Colon ascendens oder descendens (Abb. 258α), Mobilisierung des Kolon und Mesokolon nach medial und kaudal, bis retroperitoneal Niere und Nierenstiel zugänglich sind. Man kann auch mit diesem Schnitt medial vom Kolon (Abb. 258β) eingehen oder überhaupt einen Medianschnitt anlegen (Abb. 258γ).

## 2. Pyelotomie

*Indikation:* Zur Entfernung eines Nierensteines, zur Anlegung einer Nierenfistel, zur Sondierung der Ureterabgangsstelle bei unklaren Entleerungsstörungen. Wir unterscheiden:

a) *Pyelotomia posterior*
b) *Pyelotomia anterior*
c) *Pyelotomia inferior*

a) Bei der *Pyelotomia posterior*, welche wegen der Lage der Gefäße an der Vorderseite am häufigsten zur Anwendung kommt, wird die luxierte Niere mit Gazestreifen oder Gurten gehalten und über den oberen Wundrand gekantet. Nach sauberer Darstellung der rückwärtigen Nierenbeckenwand und Anlegen von 2 Haltefäden, wird das Nierenbecken quer inzidiert, um den Abgang des Harnleiters zu schonen (Abb. 261). Die Naht erfolgt durch mehrere, die Schleimhaut nicht mitfassende, feinste Katgut-Knopfnähte. Dränage.

b) Manchmal macht bei größerem ampullären Becken trotz des Gefäßstieles auch die Eröffnung auf der *vorderen Seite* keine Schwierigkeiten.

c) Die *Pyelotomia inferior* erfolgt nach schrittweiser Mobilisierung des unteren Nierenpoles, wobei die Niere über die Längsachse nach oben gekippt wird. Das Nierenbecken wird an der Kante zwischen Vorder- und Hinterwand inzidiert.

Die Pyelotomie dient ferner zur *transrenalen Fistelung*, z. B. bei doppelseitigen Hydronephrosen, infizierten Steinnieren mit drohender Nieren-

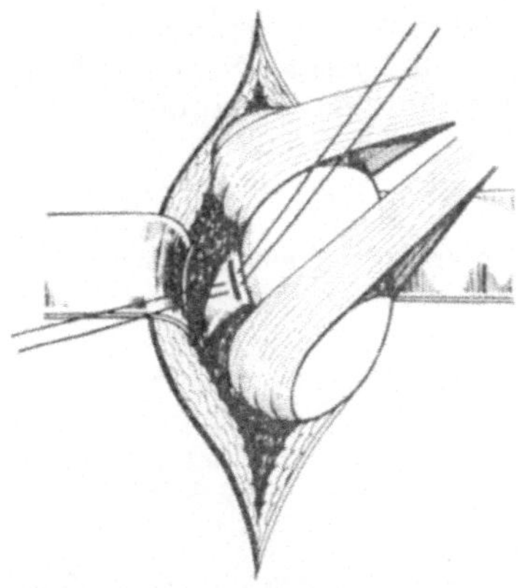

Abb. 261. Pyelotomia posterior. Die re. Niere wird mit Gazestreifen über den Wundrand gekantet und nach Anlegen von Haltefäden das Nierenbekken quer inzidiert

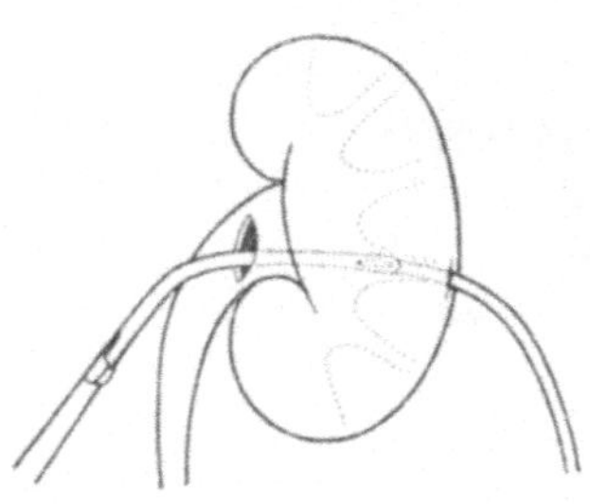

Abb. 262. Transrenale Fistel. Von der Pyelotomie aus Einführen einer zarten Kornzange durch einen Nierenkelch nach außen und Hineinziehen eines Dränrohres in das Nierenbecken. Verschluß der Pyelotomie

insuffizienz, sowie bei jeder Art von Verschlußanurie oberhalb der Blase bei schlechtem Allgemeinzustand. Von der Pyelotomie aus wird eine stumpfe, schlanke und entsprechend gebogene Kornzange in einen der unteren Nierenkelche durch das Nierenparenchym nach außen geführt und auf diese Weise ein Dränrohr von durchschnittlich 16—18 Charrière-Dicke in das Nierenbecken hineingezogen (Abb. 262); das äußere Ende wird durch die Wunde oder eine eigene Inzision herausgeleitet.

### 3. Nephrektomie

Nach Freilegung der Niere (siehe Seite 240), beiderseitiger Unterbindung von Kapselsträngen und Befreiung des Hilus vom Fettgewebe werden die Gefäße des Nierenstieles isoliert und nach Möglichkeit einzeln mit der Kocher-Sonde unterfahren und mit kräftiger Seide ligiert, wobei zentral eine doppelte Ligatur angelegt wird (Abb. 263). Sind die Gefäße durchtrennt, hängt das Organ nur mehr am Ureter. Zieht man nun die Niere nach oben, spannt sich dieser an und kann vom Peritoneum und anhaftendem Fett mit einem Stieltupfer befreit werden. Er soll nach Anlegen einer Klemme möglichst tief mit einer Katgut-Ligatur unterbunden und dann durchtrennt werden; dabei muß der Peritonealsack mit langen Blasenspateln weggehalten werden. Einlegen eines Dränrohres und schichtweiser Wundverschluß.

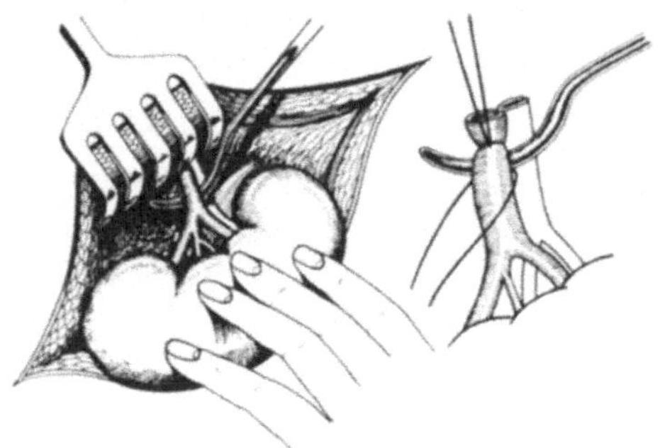

Abb. 263. Nephrektomie. Die allseits freigelegte Niere wird gegen den hinteren Wundrand gedrängt, die Gefäße sind dargestellt, die Arterie liegt auf einer KOCHER-Sonde. Rechts wird gerade die A. renalis mit einem kräftigen Faden ligiert

Bei kurzgestielter, hochsitzender Niere sowie bei schwierigem Zugang (großer Tumor) ist es manchmal von Vorteil, den Gefäßstiel mit einer kräftigen *Nierenstielzange* zu fassen und nach Entfernung der Niere zuerst eine Massenligatur mit kräftiger Seide zentral der Klemme anzulegen, wobei die Klemme vorsichtig gelöst wird; nach Abnahme der Klemme werden die vorstehenden Arterien- und Venenstümpfe gefaßt und nochmals einzeln mit Seide ligiert. Bei Verwendung der Nierenstielzange ist darauf zu achten, daß bei großen Tumoren rechts die V. cava und links die Aorta seitlich nicht mitgefaßt wird.

Auch *Nierenverletzungen* durch Schuß oder stumpfe Gewalt mit ernster Blutung erfordern die Freilegung. Bei grober Zerreißung ist die *Nephrektomie* als Notoperation erforderlich, manchmal gelingt die *Teilresektion* des zerstörten Nierenanteils (nach Möglichkeit vorher Angiographie wegen des Verhaltens der Gefäße).

## 4. Partielle Nierenresektion

Sie wird heute als konservativer Eingriff häufiger ausgeführt, besonders *bei isolierten tuberkulösen Herden*. Bei der Entfernung des erkrankten Parenchyms keilförmige Gestaltung des zurückbleibenden Nierenteiles mit exakter Blutstillung und Naht des eröffneten Nierenbeckens. Dann innere Nierennaht und schließlich durchgreifende äußere U-Nähte. Die Gefäßversorgung und der Harnabfluß müssen gewährleistet sein.

# Schrifttum


## I. Lehrbücher der Operationslehre

1. BECKER, TH.: Kurzgefaßter Operationskurs, 3. Aufl. Leipzig 1963.
2. BOEMINGHAUS, H.: Urologie, operative Therapie - Klinik - Indikation, 3. erw. Auflage, München-Gräfelfing 1960.
3. BUNNELL, ST.: Surgery of the hand, 3. Aufl. 1956; übersetzt von J. BÖHLER, Wien 1958.
4. KINGREEN, O.: Chirurgische Operationslehre, seinerzeit von PELS-LEUSDEN, München 1952.
5. KLEINSCHMIDT, O.: Operative Chirurgie, 3. Aufl. Berlin 1949.
6. LANGE, M.: Orthopädisch-chirurgische Operationslehre, München 1951.
7. SAEGESSER, M.: Spezielle chirurgische Therapie, 7. erw. Aufl. Bern-Stuttgart 1963.

## II. Handbücher der Operationslehre

1. BIER-BRAUN-KÜMMELL: Chirurgische Operationslehre, hrsg. von A.W. FISCHER, E. GOHRBANDT und F. SAUERBRUCH, 7. Aufl. Leipzig 1952.
2. BREITNER, B.: Chirurgische Operationslehre, weitergeführt von L. ZUKSCHWERDT und H. KRAUS, Wien — Innsbruck 1955.
3. KIRSCHNER, M.: Allgemeine und spezielle chirurgische Operationslehre, neu hrsg. von N. GULEKE und R. ZENKER, 2. Aufl. Berlin 1950.

## III. Dringliche Operationen

1. BAILEY, H.: Die chirurgische Krankenuntersuchung, übersetzt von J. KASTERT, 4. Aufl. Leipzig u. München 1965.
2. RITTER, A.: Notfallchirurgie, 2. Aufl. Stuttgart 1949.

## IV. Kleine Chirurgie

1. DOMANIG, E.: Assistenzarzt in der chirurgischen Abteilung in: „Der Assistenzarzt" von W. HIRSCH, München 1961.
2. FEHR, A. M.: Die Chirurgie des praktischen Arztes, Wien 1948.
3. HÜBNER, A.: Notoperationen und dringliche Maßnahmen des praktischen Arztes, 4. Aufl. Berlin 1949.
4. KITZEROW, G.: Kleine Chirurgie, Berlin 1956.
5. KURTZAHN, H.: Kleine Chirurgie, bearb. von W. HEYN, 13. Aufl. Berlin 1949.

## V. Chirurgische Anatomie

1. HAFFERL, A.: Lehrbuch der topographischen Anatomie, 2. Aufl. Berlin 1957.
2. v. LANZ, T. und W. WACHSMUTH: Praktische Anatomie, 2 Bände, Berlin 1955.
3. PERNKOPF, E.: Topographische Anatomie des Menschen (stratigraphisch), 2. Aufl. Wien 1952.
4. THOREK, PHIL.: Anatomy in surgery, Philadelphia, Chicago, London, Montreal 1951.
5. TÖNDURY, G.: Angewandte und topographische Anatomie, Stuttgart 1951.

# Sach- und Namenverzeichnis